関係図①（骨格）

手の甲側は体の骨格に対応しています

手指のどの部分が体のどこに対応しているかをあらわす図です。手の甲側はおもに体の骨や関節に対応しています。そのため整形外科系のお悩みには、手の甲側を刺激します。

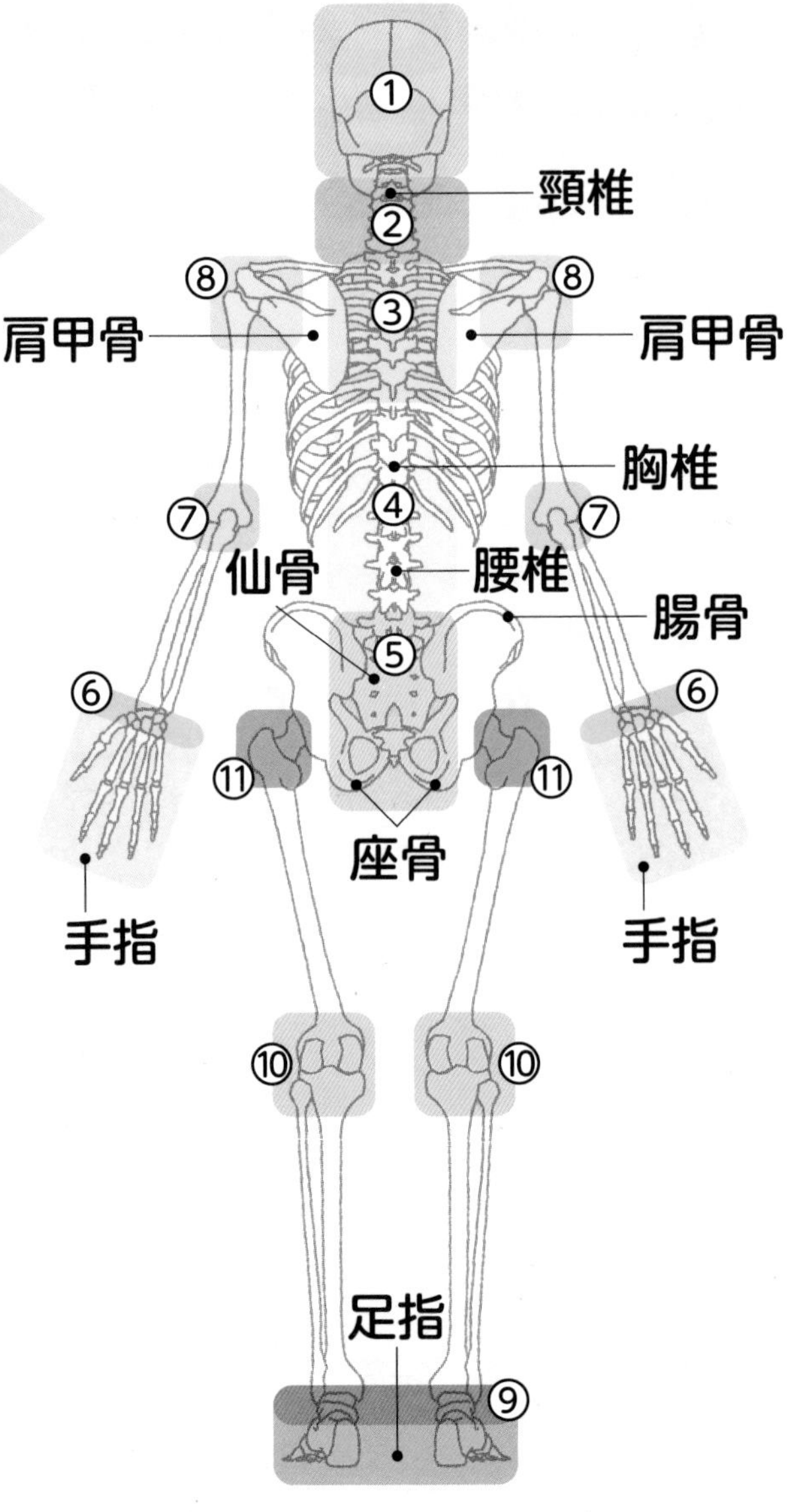

図解でよくわかる！

手指と全身の

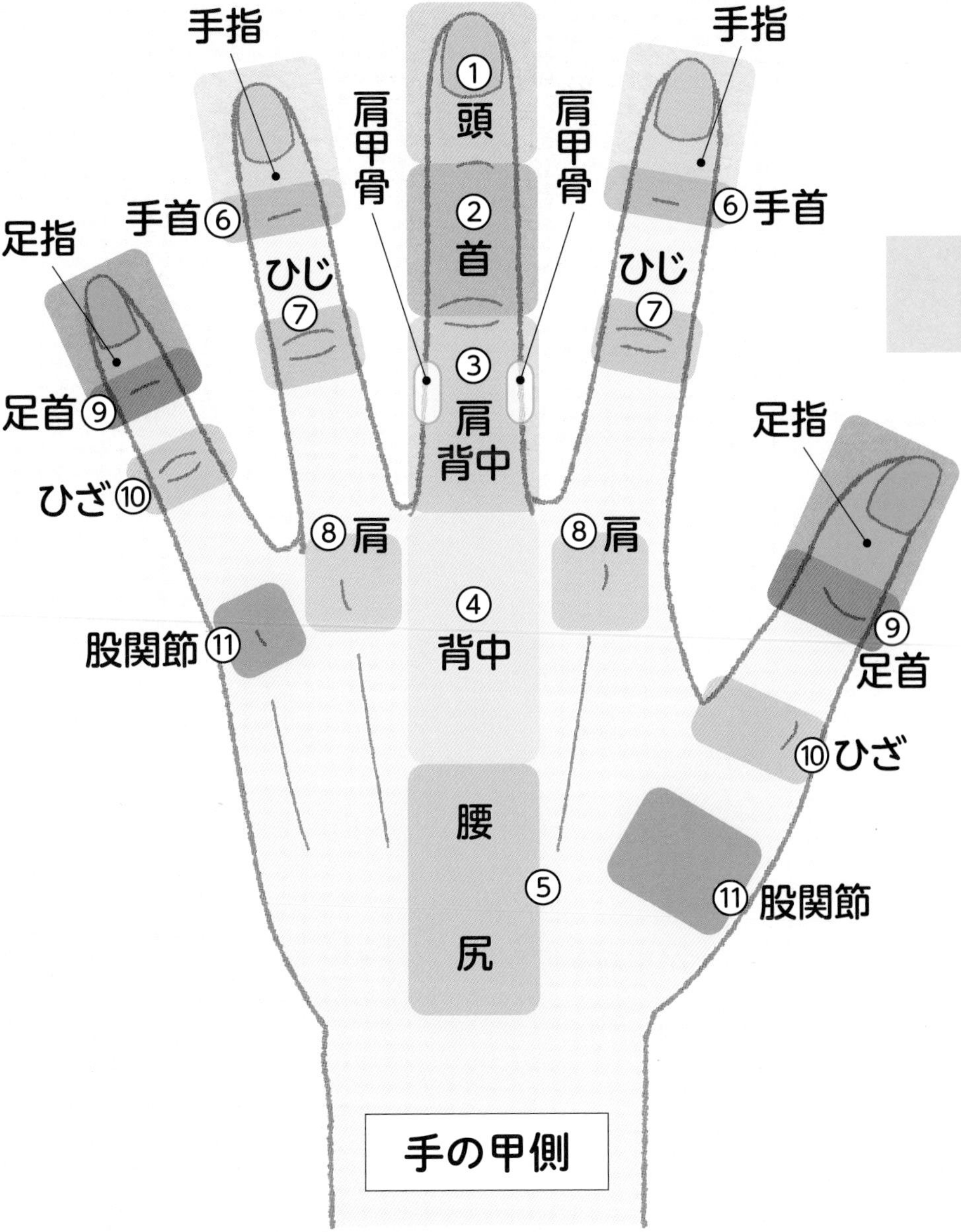

関係図②（内臓）

手のひら側は内臓に対応しています

手のひら側はおもに内臓に対応しています。そのため内科系のお悩みには、手のひら側を刺激します。おおよその位置を頭に入れておくといいでしょう。

※本書での例は左手を基本にしていますが、重要な臓器である肝臓の対応が右手になるため、ここでは右手でご紹介しています。他は左右は同じです。

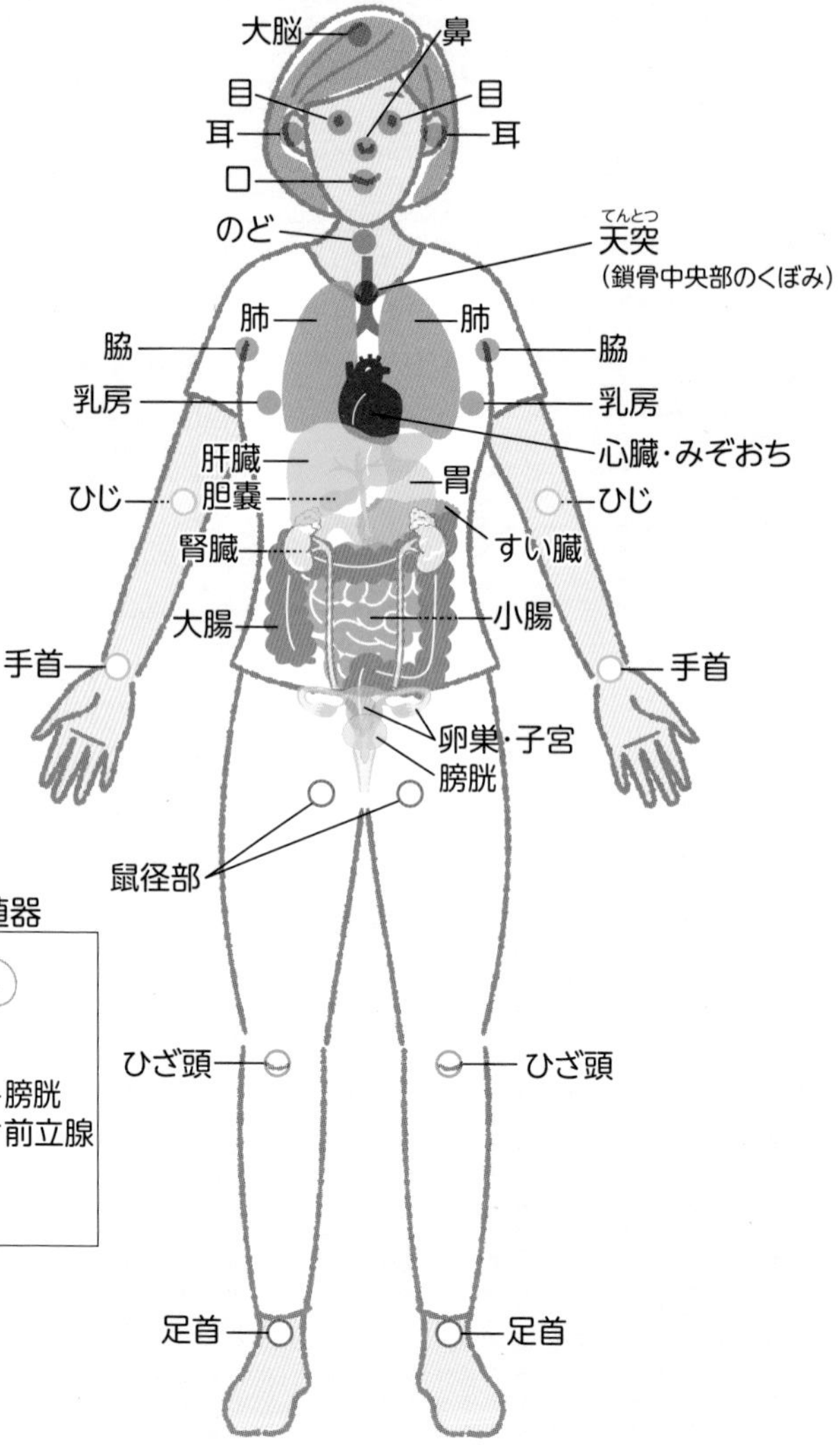

男性生殖器

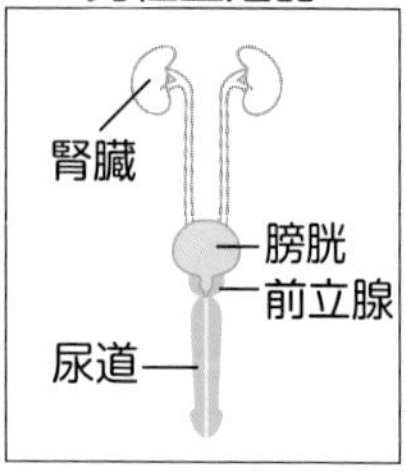

図解でよくわかる!

手指と全身の

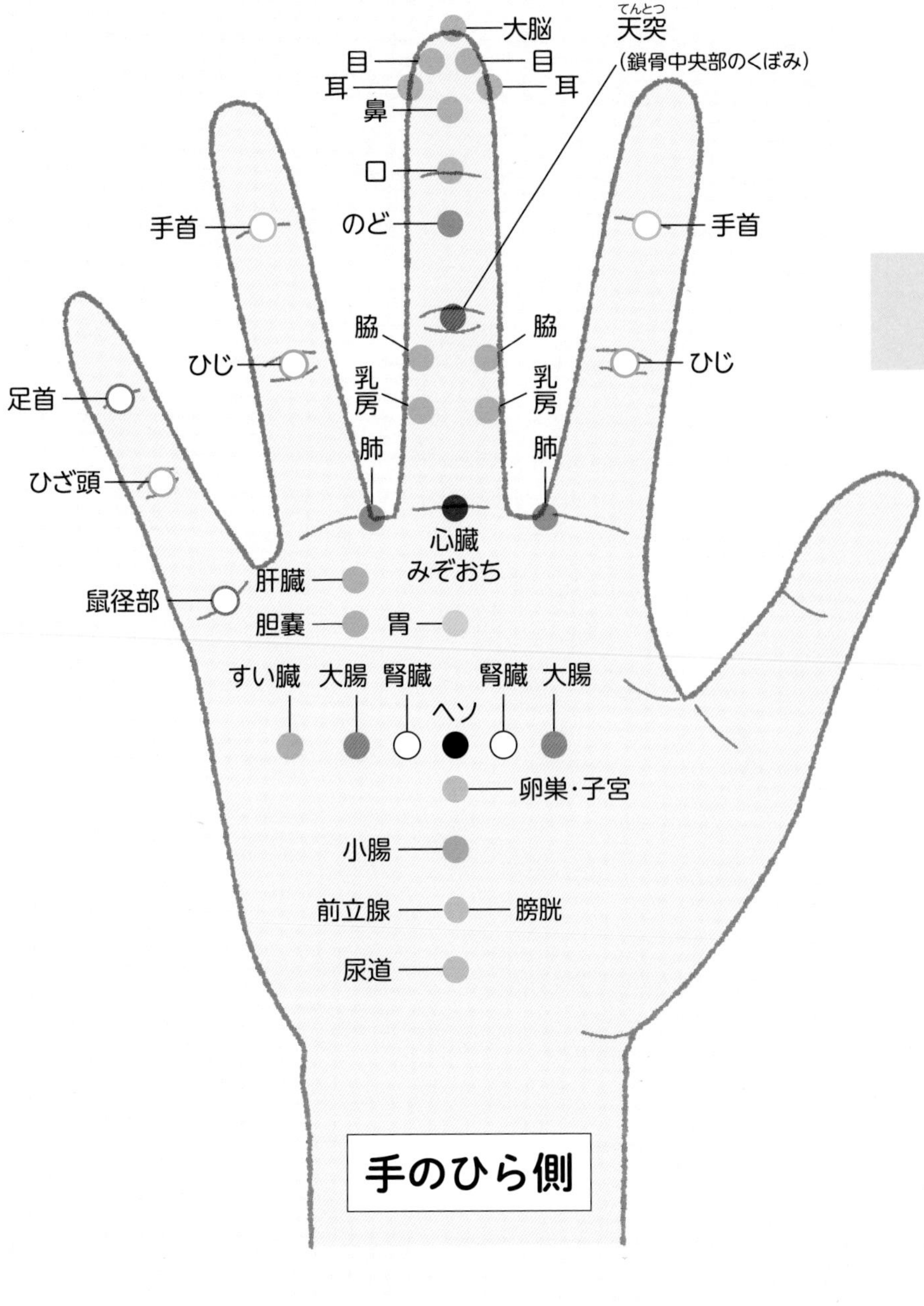

四肢痛症の対応図

手には健康状態があらわれます。シワが増えたり、色が青くなったり、黒っぽくなったり。『手指ほぐし』を行う際によく手を観察しておけば、手の変化から体の不調に気づくことができます。

※本書での例は左手を基本にしていますが、重要な臓器である肝臓の対応が右手になるため、ここでは右手でご紹介しています。他は左右は同じです。

①肝臓・胆のう	肝機能が弱ると体の解毒作用が低下する。胆のう機能が低下している場合もある。
②心肺機能・気管	心臓・肺・気管が機能低下している。食道が不調の場合もある。
③肝臓(肺)	右手の場合は肝臓、左手の場合は肺の機能が低下している。慢性的な関節炎もここにあらわれる。
④泌尿器(腎臓含む)・生殖器	泌尿器や生殖器の機能が低下している。足の不調もここにあらわれる。
⑤胃腸	むくみがある人、小ジワが多い人は、慢性的に胃腸が弱っている可能性がある。
⑥胃・腎臓・大腸(横行結腸)	縦横のはっきり見えるシワか、十字の模様があれば胃の不調のサイン。
⑦大腸・すい臓	すい液など消化液の分泌不足、大腸の不調もここにあらわれる。
⑧大腸	大腸が悪い人は静脈(血管)がふくれてこのエリアが青く見える。
⑨足腰・大腸・泌尿器	慢性的な腰痛やひざの痛みなどの足腰全般。
⑩心肺機能・腎臓・下半身	特に体力が弱っているときにサインが出やすい。健康な人の手首のシワは3本。

松岡考案 手と五臓六腑、諸疾患、

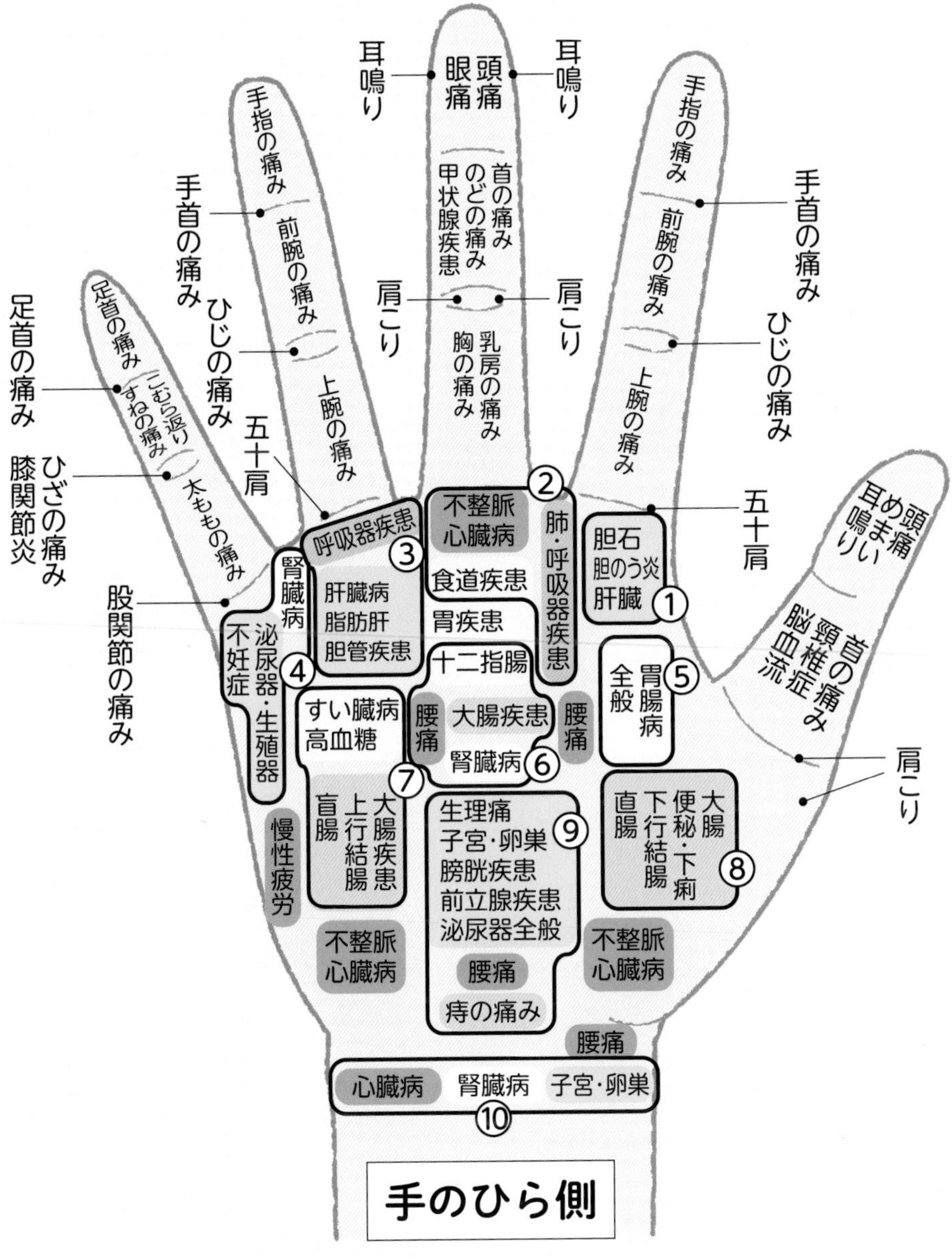

はじめに

2022年に上梓した『即効！ 耳ほぐし』が好評で、姉妹編ともいえるこの『即効！ 手指ほぐし』を世に出せることになりました。**私の本業は「手指鍼」であり、ハンドセラピー**ですから、いよいよこれまでの集大成をみなさんにお届けできると喜んでいます。

手の皮膚は厚いので、少々の刺激ではこれといった副作用はまずありません。自分ではなかなか見えにくい耳とは違って、**手は自分の目の前に常にむき出しの状態で存在**しています。**セルフケアにこれほど適したパーツはない**といえるでしょう。

鍼灸師である私が「手指鍼」専門に転向したのは、『てのひらツボ療法』という一冊の書物がきっかけでした。**手ですから、自分で**鍼を打って**試してみる**ことができます。すると、持病がウソのように消えていきました。

以来、この効果を多くの人に何とか伝えたいと思い、**改良を重ねたのが本**

書の「手指ほぐし」です。

従来のツボ療法的なものは、内科系のトラブルに対処するメソッドが多かったように思いますが、本書では、**骨にも関わる整形外科系のトラブルにも対応**しています。ひざや股関節が痛いといったお悩みは、体を動かすことや歩行の支障にもつながり、著しく生活の質を下げてしまうからです。

手を使ったさまざまな運動が、加齢による脳機能の低下を防ぐことは、世界各地の研究機関でも立証されています。本書の「手指ほぐし」は、いろいろな症状の改善に役立つだけでなく、**脳の老化予防も見据えた〝ローリスク・ハイリターン〟のとても効率の良いセルフケア**だと自負しています。症状のあるなしにかかわらず、すべての人に毎日の習慣にしていただけることを願っています。

アジアン・ハンドセラピー協会代表、鍼灸師　**松岡佳余子**

本書の特長

本書の最大の特長は、全身の筋力をアップさせ骨格を整えながら、心身の不調緩和に役立つメソッドである点です。手をぎゅっと握る「手指ほぐし」と「呼吸法」の4つの組み合わせに、押す、さする、つまむ、引っ張るなどのピンポイント刺激もプラス。気になる症状の徹底改善を目指しながら、リラクゼーションや脳の老化予防、若見えにも期待できる、毎日の習慣にしたいエイジングケアです。

Point 1

道具いらずで、いつでも簡単。覚えやすく続けやすい快適セルフケア

使うのは自分の手指だけ。場所を選ばず、いつでも行えます。意識するのは、息をゆっくり長く吐くこと。簡単で覚えやすく、体全体がラクになるから快適。無理なく続けられます。

Point 2

血流を良くし肺活にも。リラクゼーションや脳の老化予防、若見えにも期待

「深い呼吸」で全身の筋肉に酸素を行き渡らせ、血管が多く集まる「手指をほぐす」組み合わせは、血流を抜群に良くする最強のセルフケアです。酸素を体内にたっぷり取り込むから、頭はスッキリ。肺が広がることで背筋がシャンとし、猫背も改善。脳の老化予防に加え、見た目もぐんと若々しい印象に。

Point 3

症状別に実証済みの効果的なメソッドを紹介

よくあるお悩みに応じて、効果的なメソッドを紹介しています。さまざまな原因に対応するよう、数種類のほぐし技を掲載。紹介しているものは、実際にたくさんの人に行ってもらい、症状緩和の実証を得たものばかり。

症状に応じた指ほぐし方法を、**ほぐす箇所とともにわかりやすく解説**しています。手指のどこにアプローチするのかが一目瞭然。ここで、**どこに何をするのかをしっかり学習**できるので、理解しながらメソッドを実践できます。

わかりやすい

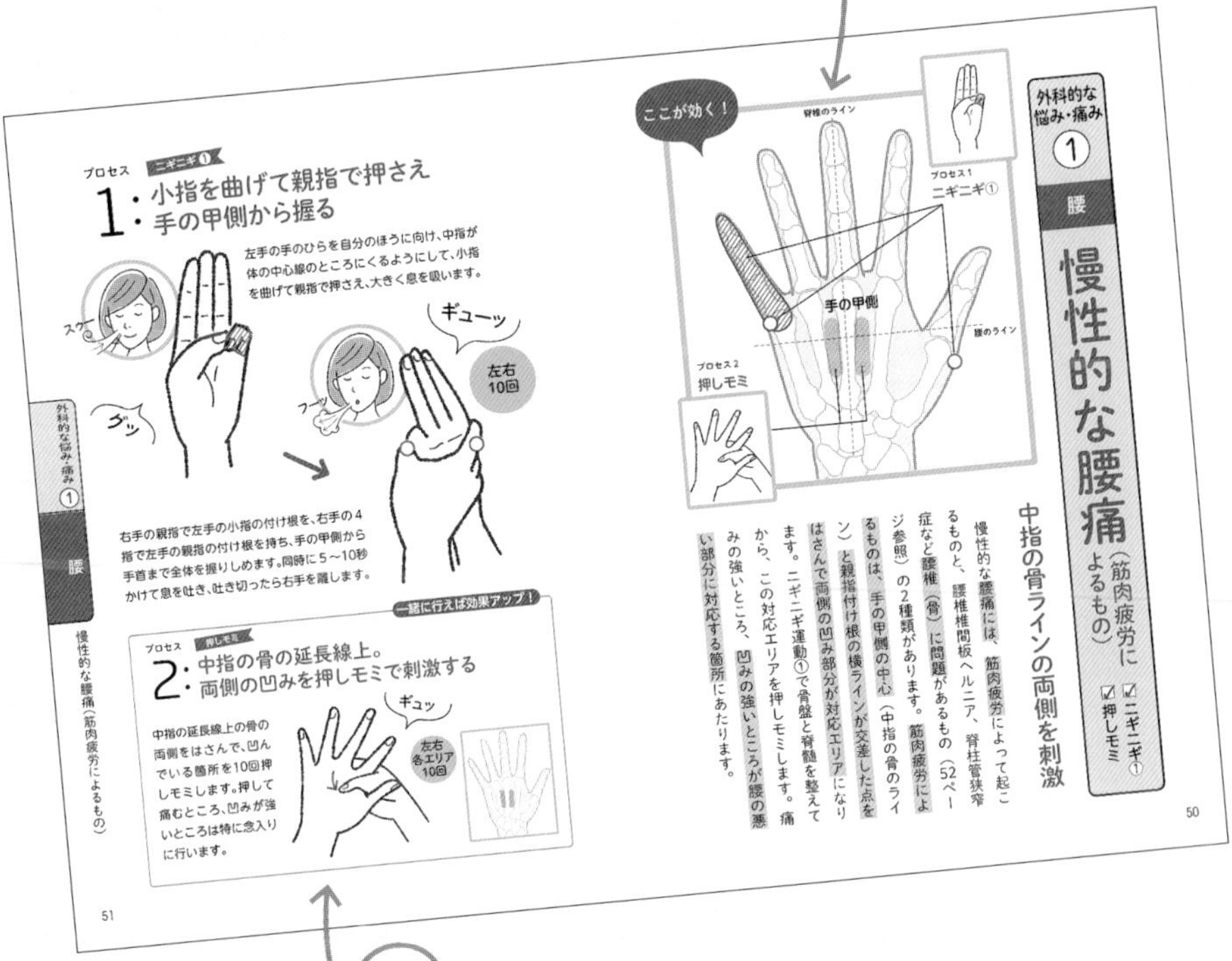
外科的な悩み・痛み ①
腰

慢性的な腰痛（筋肉疲労によるもの）

☑ニギニギ①
☑押しモミ

ここが効く！
脊椎のライン
プロセス1
ニギニギ①
手の甲側
腰のライン
プロセス2
押しモミ

中指の骨ラインの両側を刺激

慢性的な腰痛には、筋肉疲労によって起こるものと、腰椎椎間板ヘルニア、脊柱管狭窄症など腰椎（骨）に問題があるもの（52ページ参照）の2種類があります。筋肉疲労によるものは、手の甲側の中心（中指の骨のライン）と親指付け根の横ラインが交差した点をはさんで両側の凹み部分が対応エリアになります。ニギニギ運動①で骨盤と脊髄を整えてから、この対応エリアを押しモミします。痛みの強いところ、凹みの強いところが腰の悪い部分に対応する箇所にあたります。

50

プロセス　ニギニギ①
1：小指を曲げて親指で押さえ手の甲側から握る

左手の手のひらを自分のほうに向け、中指が体の中心線のところにくるようにして、小指を曲げて親指で押さえ、大きく息を吸います。

スゥー
グッ
フーッ
ギューッ
左右10回

右手の親指で左手の小指の付け根を、右手の4指で左手の親指の付け根を持ち、手の甲側から手首まで全体を握りしめます。同時に5～10秒かけて息を吐き、吐き切ったら右手を離します。

一緒に行えば効果アップ！

プロセス　押しモミ
2：中指の骨の延長線上。両側の凹みを押しモミで刺激する

中指の延長線上の骨の両側をはさんで、凹んでいる箇所を10回押しモミします。押して痛むところ、凹みが強いところは特に念入りに行います。

ギュッ
左右各エリア10回

外科的な悩み・痛み ①
腰
慢性的な腰痛（筋肉疲労によるもの）

51

効果を実感してもらうために、**鍼灸師ならではのスペシャルメソッド**をご紹介します。プロセス1では**呼吸法と一緒に行うニギニギ運動**、プロセス2では**ピンポイントでの手指の刺激法**を紹介しています。

さらなる刺激で不調の改善を徹底的に！

CONTENTS

第2章

CONTENTS

第3章 お悩み別！ 手指ほぐし

CONTENTS

第1章

手指ほぐしが全身の不調に効く理由

「手指ほぐし」はいつでもどこでも簡単にできるセルフケアです。その効果に驚く人は多いのですが、なかには「本当?」という人も。そこで第1章では「手指ほぐしがどうして全身の不調に効くのか」、その理由をご紹介します。

手は、骨格や内臓の状態を教えてくれるセンサー

医療機関では、体の一部である血液や尿を採取し、その成分を分析することで、病気の診断や治療の効果測定などに利用しています。同様に、**体のある部分をチェックすることで、病気の有無を判断したり、治療に役立てたりする**ことがあります。みなさんもよくご存じの「**足裏**」や「**耳**」がその代表格です。

足裏や耳ほど知られていないかもしれませんが、実は「**手**」でも**全身の状態を知ることができます**。それを体系化したのが韓国の鍼灸研究家である柳泰佑《ユーテーウ》氏です。柳氏は全身と手の関係を明らかにした「手のツボ地図」を完成させました。

柳氏の研究では、手の甲と手のひらには「十四

経絡」と呼ばれる14本の経絡（生命エネルギーの流れ）があり、その流れに沿って、直径1ミリほどの小さなツボが345個も存在している

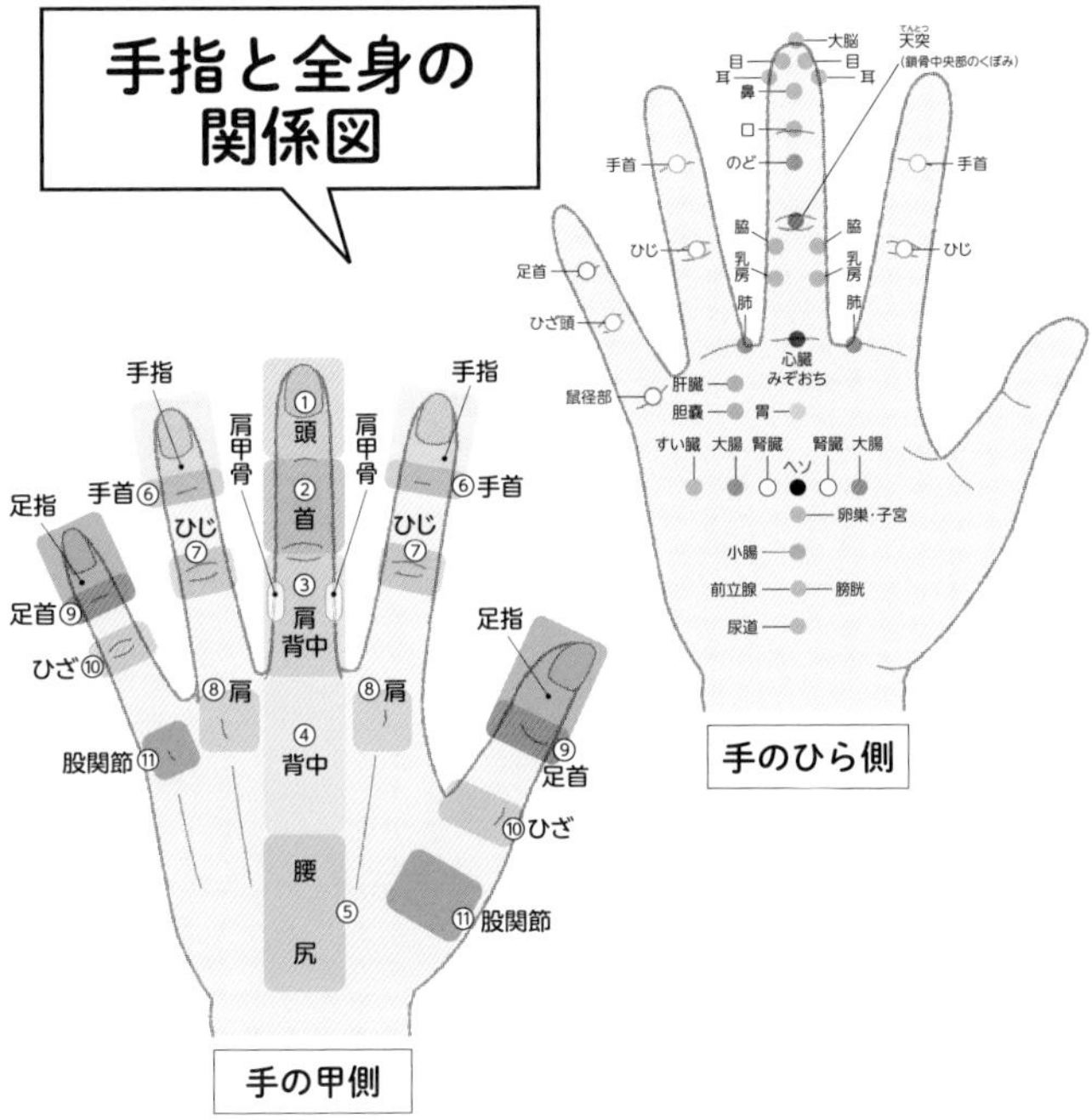

ことが明らかにされました。この生命エネルギーの流れやツボは、無秩序にあるわけではなく、**人の体のカタチに対応して、規則正しく並んでいます**。それを図式化したのが2〜5ページの「**手指と全身の関係図**」です。

これを見ると、**手の甲側にはおもに骨格に関わるポイント**が、**手のひら側には内臓に関わるポイント**が存在していることがわかります。

このように、手は全身の縮図であり、手をていねいに刺激して痛いところを探せば、体のどこが不調なのかを知ることができます。つまり「手」は“**全身の状態を教えてくれるセンサー**”なのです。

手指は〝第2の脳〟。手指ほぐしで脳も活性化

手首まで含めると、**手には29個の骨と25ヶ所以上の関節、30以上の筋肉があり、1万7000個の神経受容体が通っている**そうです。これらが複雑に組み合わされて、複雑な手の動きや触感を可能にしています。特に**手に通っている神経は、大脳の触感情報を受け取るところ**（体性感覚野）や、**体を動かす指令を出す運動野などにつながって**います。運動野にいたっては、その3分の1ほどが手の動きをつかさどる領域です。**体の中でこれほど多くの神経が集まっている場所は手以外にはありません。**だからこそ、手は体のどの部分よりも敏感で、ちょっとした刺激にも反応し、それを逃さず脳に伝えることができるのです。手が〝**第2の脳**〟と呼ばれるの

はそのためです。

脳は体のすべてをコントロールしています。**手への刺激が、対応する骨格や内臓に伝わるのも、**刺激を受けたポイントからの信号を脳が受け取り、受け取った**脳は対応するところに「修復しなさい」という指令を送る**からです。

人類の進化において、四足歩行から二足歩行に変わったことで、それまでの前足が手になり、細かな作業を可能にしました。するとさらに手と脳の関係は密接になり、そのことによって大脳は発達してきました。ならば、**手は脳に情報を伝えるだけでなく、脳の機能を変化させることもできる**わけで、**離れた場所から操作可能な**

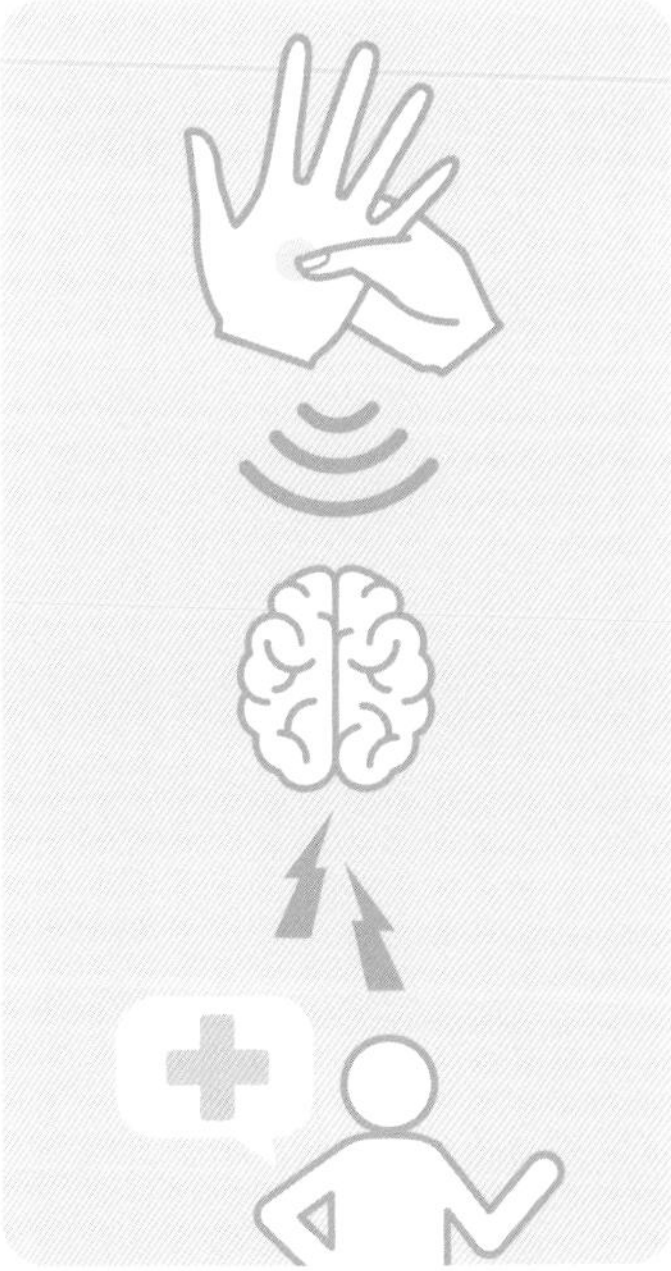

〝リモコン〟にもなり得るということです。このリモコンを使って、**脳と体をメンテナンスするのが本書の「手指ほぐし」**というわけです。

脳の専門家や医療関係者のあいだでも、手と脳の関係は注目されています。今後さらに研究が進めば、手指ほぐしの効果はもっと証明されていくと思います。

「手指ほぐし」+「呼吸」メソッドが最強の理由

本書がこれまでにない画期的なものになったのは、**「手指ほぐし」に「呼吸」の要素を取り入れたこと**です。34ページからの「**3・2・1フィンガーストレッチ**」にしても、**4種類の「ニギニギ運動**（41〜45ページ）」にしても、**力を入れると同時に、息を長く吐くメソッド**として考案しました。

呼吸は普段、無意識に行っていて、自分ではコントロールできない自律神経と深い関係にあります。呼吸は「**吸うときは交感神経**（緊張時や活動時に働く）が優位に、**吐くときは副交感神経**（交感神経とは反対に、リラックス時に働く）に支配される」ものです。そのため、**意識的に自律神経をコントロールしようとするなら**

ば、呼吸のしかたを変えればいいのです。

吸うときよりも吐くときの息の長さを何倍にも延ばすことで、副交感神経は優位になります。そもそも現代人の病の多くは、交感神経の興奮、緊張によって発症するとされています。**息をゆっくり長く吐いて、副交感神経を優位にできれば、自ずと病気から遠ざかる**ことになります。

その大きな理由は、副交感神経が優位になれば**「免疫力をアップさせるリンパ球の比率が上昇」**するからです。リンパ球は抗体をつくって抗原を攻撃したり、汚染された細胞を処理したりする白血球の一種で、ナチュラルキラー細胞などは強い免疫力を持つことで有名です。また、**副交感神経は**気持ちを穏やかにする神経でもあるので、**精神状態の安定にも効果**があります。

整理すると、

吸う息より吐く息を長くする
▼
副交感神経が優位になる
▼
血液中のリンパ球比率が上昇
▼
免疫力アップ
▼
自然治癒力がアップ
▼
感染や病気の発症機会が遠のき、精神状態も安定

という好循環が生まれます。従来の手指ほぐしだけでも効果はありますが、**意識的な呼吸を組み合わせることで、さらに効果のアップ**が期待できます。

深い呼吸が強い筋肉をつくる

私は鍼灸師ですから、痛みが出そうな部位に鍼を打つときは、患者さんの呼吸を観察しながら、患者さんが**息を吐いているときに鍼を打って**います。それは「**筋肉は息を吸うときに硬くなり、吐くときにゆるむ**」という特徴があるからです。しっかりゆるんだ皮膚に鍼を打っても、痛みはほとんど感じません。

大きく一気に息を吐くことを「ため息をつく」と言いますが、**大きな息を吐くと同時に、肩や体からも力がどっと抜ける**感じは、誰もが経験しているのではないでしょうか。

息が十分に吐けているということは、二酸化炭素をしっかり吐き出していますから、吸うときには肺が広がり、たくさんのきれいな酸素を体内に取り入れることができます。血中酸素濃度が保たれると、**全身の筋肉にも酸素が十分行き渡り、本来あるべき健康な筋肉が得られます。**

まとめると、左記のように考えられます。

手には多くの血管があり、**手指ほぐしで手を刺激すれば、血流を改善することが**できます。

血流が改善し、酸素が体に十分行き渡ることは、不調からの回復や健康維持の第一歩です。

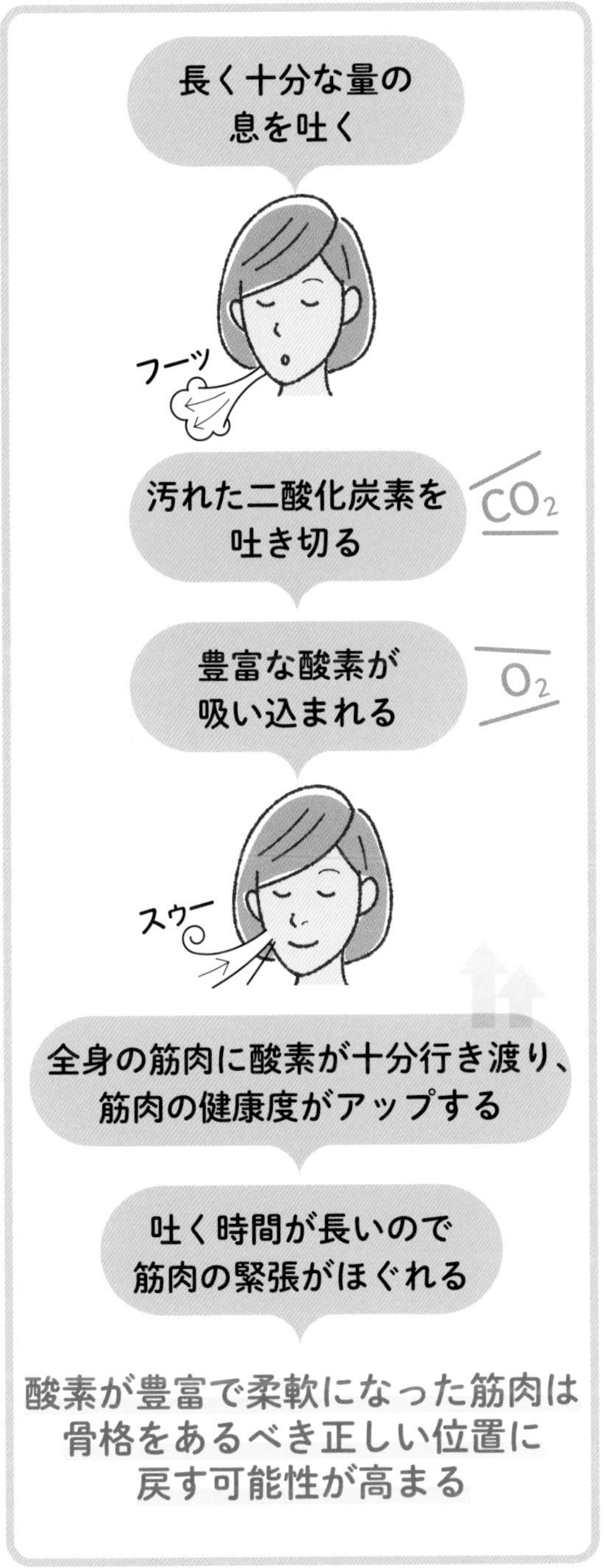

手指ほぐしが骨格を整える理由

「**手指ほぐし**」は、手とは一見関連のなさそうな骨格系の痛み、たとえばひざや股関節といった**整形外科的なお悩みにも対応**しています。そのため、逆に「本当?」と半信半疑の人もいらっしゃるかもしれません。

本書で紹介している「**ニギニギ運動①②**」は、骨格の中枢である**骨盤と骨盤の周囲の筋肉にリンクしたエリアである手の甲の骨を、握りしめることで刺激を与え、対応するところの変化を促すメソッド**です。ゆっくり息を吐きながら手の甲を握りしめることで、交感神経の緊張が通常モードになっている生活から、副交感神経を優位に導き、心と体の緊張をゆるめます。

骨盤の歪みを発生させるのは筋肉です。全身にあるどの骨も、勝手に動いたりしません。筋肉の動かし方のクセや左右のバランスの悪さなどから、じょじょに骨盤も歪んでいくのです。

ニギニギ運動は、長く息を吐きながら、骨盤に対応する手の甲を握りしめます。これは二酸化炭素を吐き切って酸素を十分取り込むことで、骨盤周囲の筋肉を強めると同時に柔軟性を高めて、**骨盤を正しい位置に戻すための起動力を筋肉に与えるもの**です。骨を正しい姿、形、位置に戻すためには、その骨に影響を与えている筋肉を健康な筋肉に戻すしかありません。

骨格は手足を備え、内臓を収納するケースであり、いれものだと考えてください。いれものが歪んだり、縮んだり、傾いていたりしたら、内臓は正しい位置に納まらず、その働きにも悪い影響が出てきます。

人間には体を「**あるべき本来の姿**」に戻し、**その状態を維持しようとする本能**「**ホメオスタシス」が備わっています**。日本語では生命の「恒常性」と訳されます。手とは関わりのなさそうな**整形外科的な痛みであっても、あっけないほど簡単に改善していくのは**、この機能のおかげだと思います。そして、そのきっかけとなるのが、**呼吸をプラスした本書の「手指ほぐし」**なのです。

コラム

一命をとりとめた手指ほぐし

お正月に「餅をのどにつまらせて亡くなる人」のニュースがよく流れます。「食べ物をのどにつまらせたときに手指ほぐしで助かった」という声がいくつかあり、実は私自身も経験したことがあります。緊急時に救急車を呼んでも、到着までには少し時間がかかります。もしもの場合、役に立つかもしれないと思い、ここに紹介します。③は私自身の体験です。

①27歳の男性が自宅で食事中にステーキ肉をのどにつまらせてしまい呼吸困難に。母親が掃除機まで取り出して吸い出そうとしたが、どうしても取れず、救急車もなかなか着かなかった。そのとき、母親はのどの対応ポイントは中指にあることを思い出し、力いっぱい指先に向けて押し上げたら、その瞬間、ポロッと肉が口から飛び出すように出てきた。

②高齢の母親が夕食後に食べていたリンゴをのどにつまらせ、目を白黒させて苦しみだした。すぐに中指を押し上げたら、リンゴが口から飛び出してきた。

③家の庭に実ったビワを採って食べたところ、種をのどにつめてしまい、息が苦しくなってきた。そこで①の男性の話を思い出し、左手の中指の第１関節の横筋の下を、指先に向けてグイッと押し上げてみた。瞬間、「吐き気」のような強い勢いが上腹部から上がってきて、「おえっ！」となったと同時に、種がコロンと出てきた。

第2章

松岡式 手指ほぐし 準備と実践編

手指ほぐしには、基本となるメソッドや刺激のしかたがあります。
ここではそのやり方を詳しく説明します。
また、始める前の準備運動や効果的なやり方もご紹介します。

手指ほぐしを行う前に

普段、あまり動かさない指や、伸ばす動作の少ない手は、急に刺激するとつったり痛んだりすることも。まずは準備運動で手をしっかりほぐしておきましょう。

手振り運動

普段はあまり行わない手首と連動した運動をすることで、手への血流を促進します。姿勢を正し、肩を落として行います。

1 バイバイ

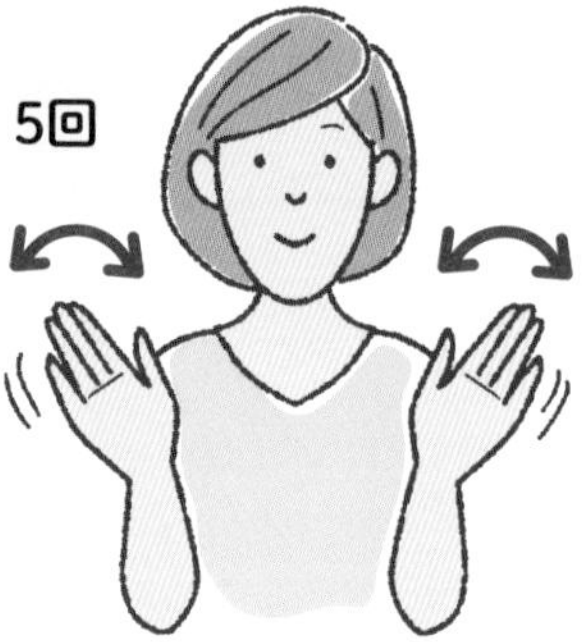

左右の手を前に出し、手のひらを前に向けます。「バイバイ」と手を振るように、脇をしめて、両手を左右に大きく5回振ります。

2 うらめしや

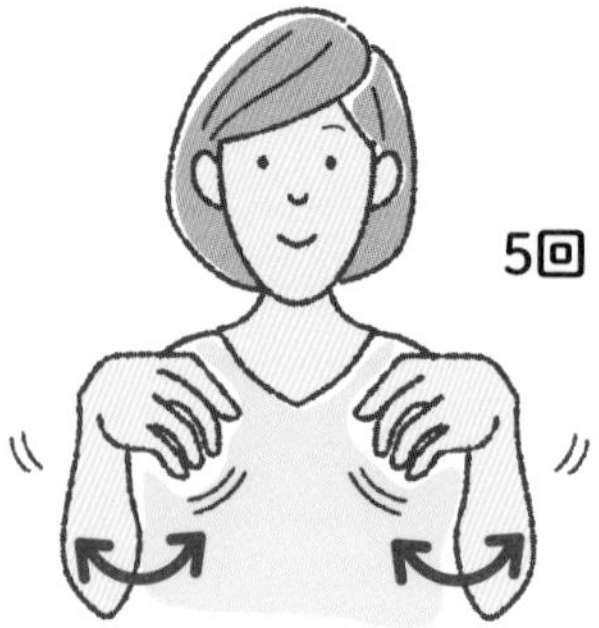

手首の力を抜いて両手をダラリと前に下げ「うらめしや」のカタチにします。そのまま両手を左右に大きく5回振ります。

3 おいでおいで

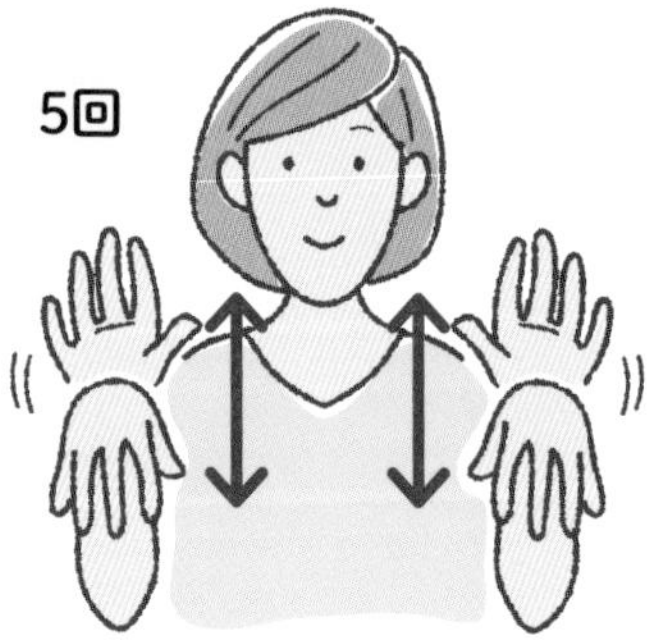

手のひらを前に向けて「おいでおいで」をするように、両手を上下に5回動かします。

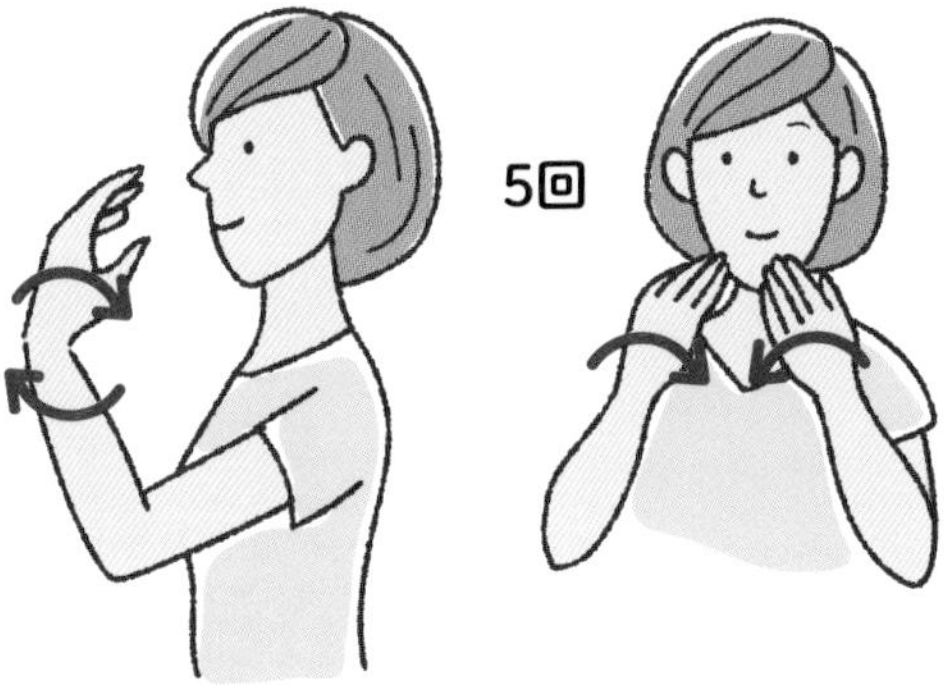

4 ジャバジャバ

手のひらでお水をすくって顔を洗うように、指先を顔から下、前、上の順で内まわしに手首をまわします。5回。

手こすり運動

手の甲、手のひら、指先を刺激します。指先への血流が良くなって、指が動かしやすくなります。

1 手のひら合わせ

両手の手のひらを合わせて、指先までまんべんなく5回、こすり合わせます。

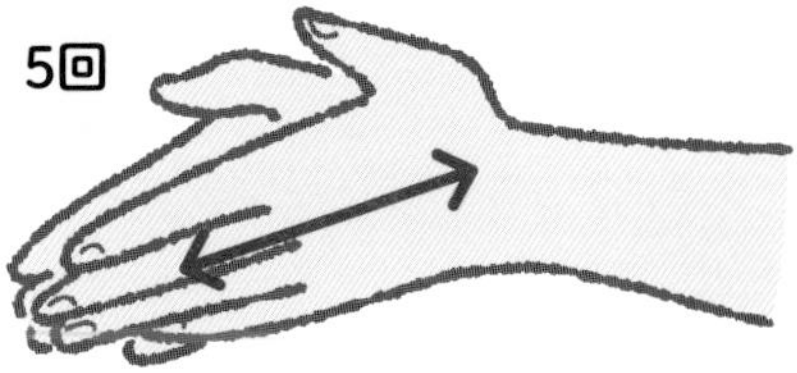

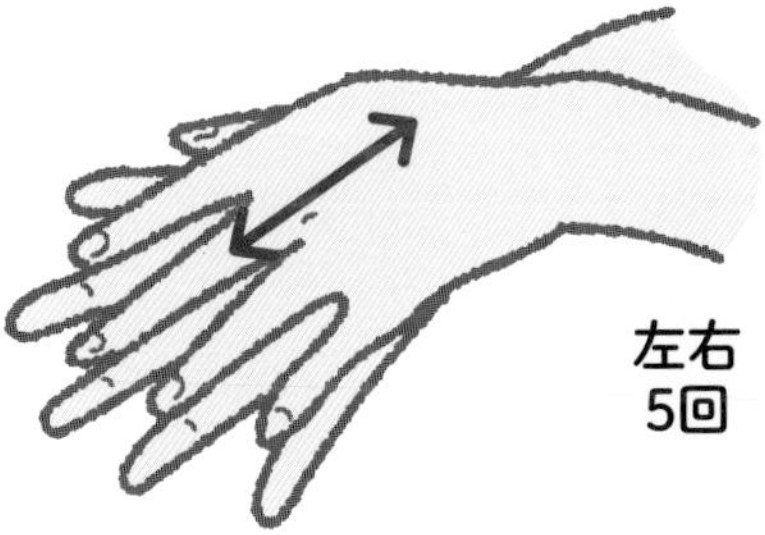

2 指またこすり

左手の手のひらを上にして、指のあいだに右手の指先を入れて、指のまたを軽く5回こすります。手をかえて右手のまたも同様に5回こすります。

3 指また甲こすり

左手の手の甲の上に右手を重ねます。指のまたと手の甲を5回、こすります。手をかえて右手の甲と指またも同様に5回こすります。

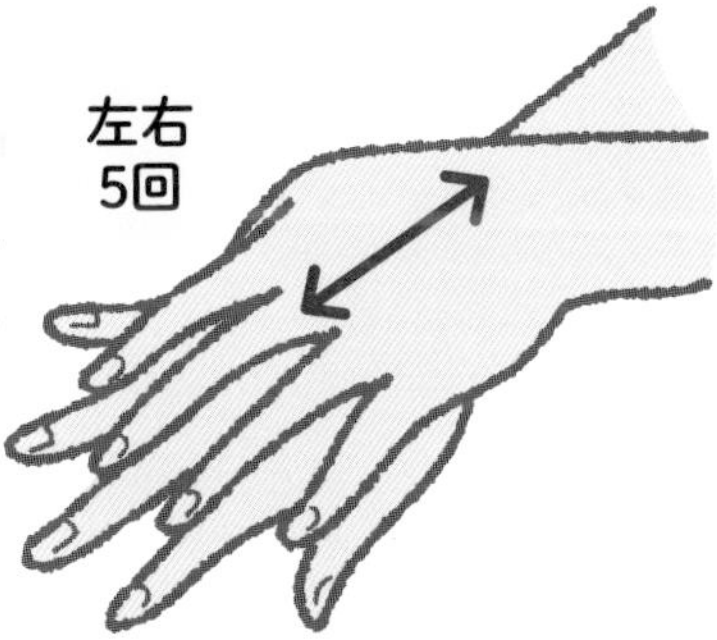

手指ほぐしの効果的なやり方

せっかく手指ほぐしにチャレンジするなら、より早く効果が出るように正しくやりたいもの。そのためのルールをご紹介します。

やり方1 爪を切り、乾燥していたらクリームを塗る

爪が伸びたまま手指ほぐしをすると、指や皮膚を傷つける可能性があります。まずは爪を短く切って、できればヤスリをかけ、爪の先がなだらかになるように整えておきます。健康な手のひらは少し湿り気があるので、クリームを塗る必要はありません。ただし、手荒れやアレルギーによるしっしんなどで手の皮膚が乾燥している場合は、クリームやオイルを。

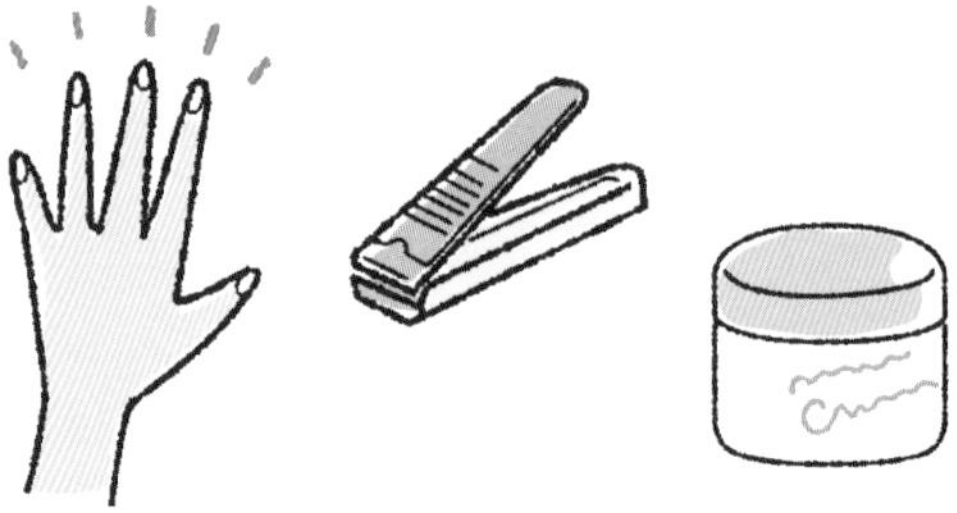

やり方2 まずは準備運動と「3・2・1フィンガーストレッチ」を！

手指ほぐしでは、普段の生活ではあまり使わない指も刺激します。そのため、最初に30〜31ページの準備運動を行い、手指を柔軟にしておきます。そのうえで、最初に行うのは37ページの「3・2・1フィンガーストレッチ」。曲げてばかりの手指を伸ばし、体の筋力の強化にもつながるメソッドです。特に体の不調を感じていない人でも、これだけ行っておけば体調を維持でき、老化予防にもなります。

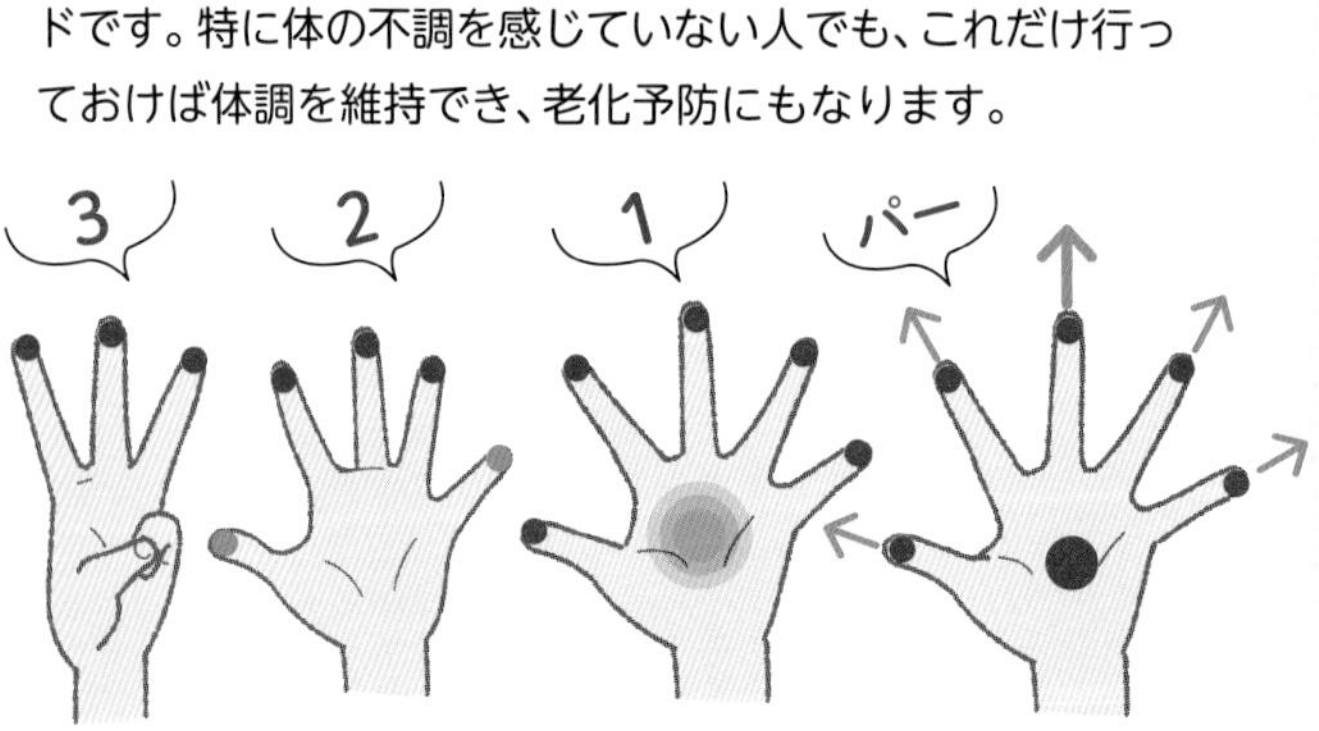

やり方

3 症状が出ているほう、利き手の反対側から

先に刺激するのは右利きの人の場合は左手。普段、右手ほど使っていないので、刺激を感じやすいからです。同じ理由で左利きの人は右手から行いましょう。また「右ひざが痛い」とか「左肩が痛い」というように、左右のどちらかに症状が出ている場合は、右ひざなら右手、左肩なら左手と、痛む側の手を刺激します。

右利きの人は左手から

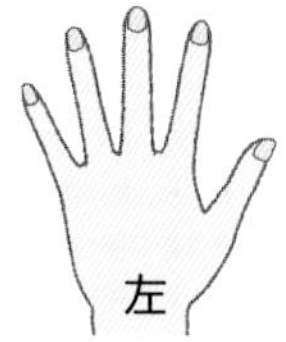

左利きの人は右手から

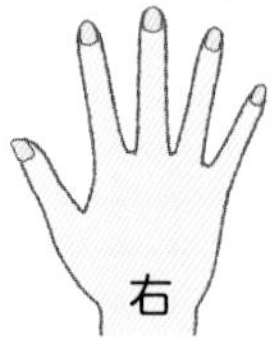

右側が痛む人は右手

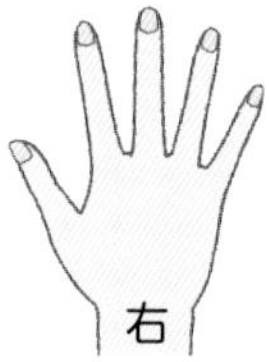

左側が痛む人は左手

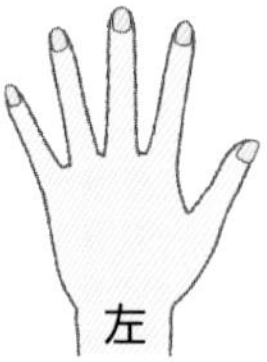

やり方

4 姿勢に注意し、リラックスして肩を落とす

左右の骨盤のバランスを整える「ニギニギ運動」など、骨格を整えるメソッドがある手指ほぐしは、姿勢を正して行います。また、一所懸命刺激しようとして力みすぎると、肩に力が入ってしまい、かえって肩がこることも。行うときは肩を落とし、リラックスして。

やり方

5 机にひじをついてもOK

指を動かしにくかったり、腕や肩が痛む人、安定しにくい人は、机にひじをついて行ってもかまいません。ただし、前屈みにならないように注意を。

やり方

6 続けることが大事。毎日の習慣に

手指ほぐしは即効性のあるメソッドもありますが、個々の症状の程度、やり方によっては、効果を実感するまでに時間がかかる場合もあります。本書に記載している回数は目安なので、ご自身の無理のないように、毎日続けることが大切です。

簡単だけど筋力アップに効果大！

「3・2・1フィンガーストレッチ」を毎日の習慣に

↑先生の解説動画はこちらから（二次元コードを読み取ると動画に飛びます）

指の筋トレで新しい刺激を

手指ほぐしには、さまざまな方法や効果があります。いろいろな痛みや症状に悩まされている方はもちろんのこと、「特に体に不調は感じていない」という人にも、ぜひ実行していただきたいのがこの「**3・2・1フィンガーストレッチ**」です。

人は目がさめた瞬間から夜、寝るまで、ほぼ手を動かして生活しています。布団から出るとき、顔を洗うとき、歯を磨くとき……。すべての行動は手指を使っていて、**手指が動かないとできないことは山のようにあります。**

手はモノをさわったり、つかんだりするときに動かし、そのときは手のひらも指先も必ず内側に折り曲げています。逆にいえば、手の甲側に手のひらや指をそらす動作はほぼありません。

「3・2・1フィンガーストレッチ」は、**指を伸ばして手をそらす非日常的な手指筋の筋トレ**です。普段の手の動きとは正反対の方向に動かす手指筋運動ですから、毎日くり返していると、指先がしっかり伸び、**血流も改善し、手指が動きやすく**なります。

握力は筋肉量に比例する

年齢を重ねると、骨密度が下がったり、筋肉量が減ったりして、体の動きが遅くなったり、疲労を感じやすくなったりします。これはしかたのないことですが、近年、興味深い研究結果が発表されています。それは握力と筋肉量の関係です。実は、握力は全身の筋肉量を反映する指標になっているというのです。

九州大学が研究拠点を置いている福岡県糟屋《かすや》郡久山町《ぐんひさやままち》で、1960年代から行われている研究調査では、**握力の強さが寿命と関係**していて、握力が低下するとさまざまな病気による死亡リスクが増加してしまうという報告があります。

「**ペットボトルや容器のフタが開けにくくなった**」という方は握力が低下している、つまり**全身の筋肉量が低下している**というシグナルです。

この「**3・2・1フィンガーストレッチ**」を毎日行ったところ、**背筋が伸び、歩幅が広がり、**

歩行速度が速くなったという声をたくさんいただいています。また、疲労感が減り、姿勢も若返ったという方もいます。息を吐きながら行うのもポイントで、深い呼吸が心身に良い影響を及ぼします。

正確なメカニズムについては研究の余地がありますが、**「3・2・1フィンガーストレッチ」**を始めてから握力が上がったという人は多く、**全身の筋肉量の低下を防ぐ効果が期待**できます。リスクもほとんどありませんから、簡単な割にリターンが多いセルフケア・メソッドだと密かに自負しています。

やり方は簡単。「**息を吐きながら、両手を広げて指先を伸ばす**」だけです。よりやりやすいように「**3・2・1フィンガーストレッチ**」と名付けていますので、**「3」「2」「1」と声を出しながらリズミカルに**やっていただくといいでしょう。

試しに、軽く足踏みをして、その後「**3・2・1フィンガーストレッチ**」を10回ほど行ってみてください。その後、再度足踏みをすると、最初よりも地面をける足の力が増して、力強く足踏みができることがわかると思います。

ローリスク・ハイリターンの「**3・2・1フィンガーストレッチ**」を毎日続け、握力も全身の筋肉量も保ち、しっかり動ける体を維持しましょう。

\\「3・2・1フィンガーストレッチ」のやり方//

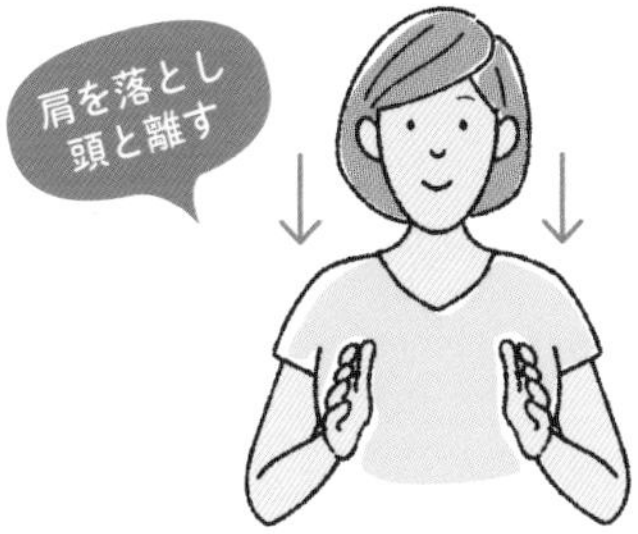

① 肩を落とし、頭と離して姿勢を正します。両腕のひじを曲げて両脇に近づけ、拍手するときのように、両手を向き合わせます。座って行うときは、足を組まないようにしましょう。

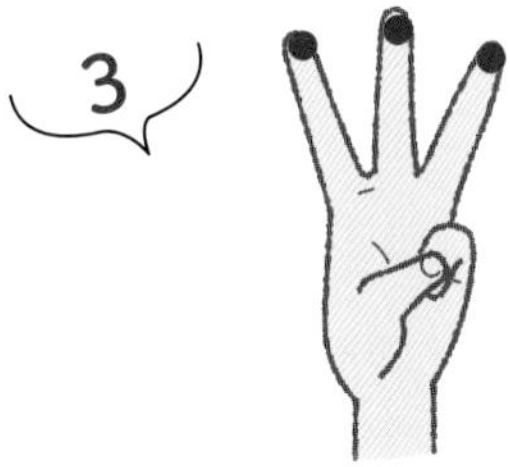

② 中指を中心にして、薬指と人差し指を立てて「3ピース」のカタチにします。3本の指のあいだ（指また）を広げ、3本の指が手の甲側にそるくらいにしっかり指先を上に向けて伸ばします。

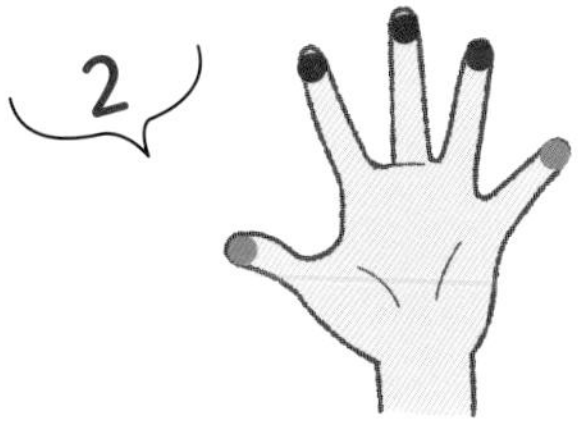

③ 3本の指を伸ばしたまま、親指と小指も指またを広げながら、同じように上に向けて伸ばします。

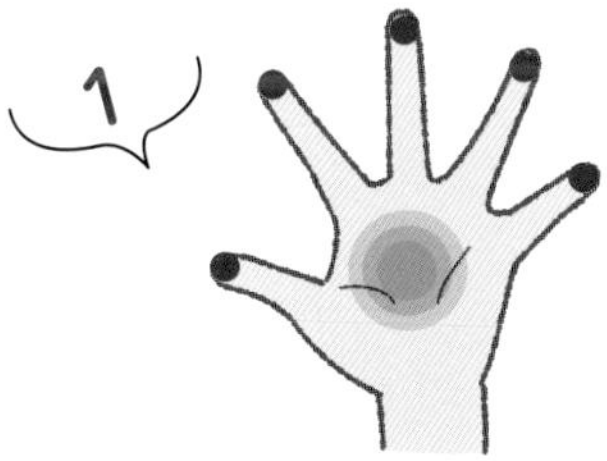

④ 5本の指を伸ばした状態のまま、手のひらの真ん中の凹んだ部分を思いきり広げます。

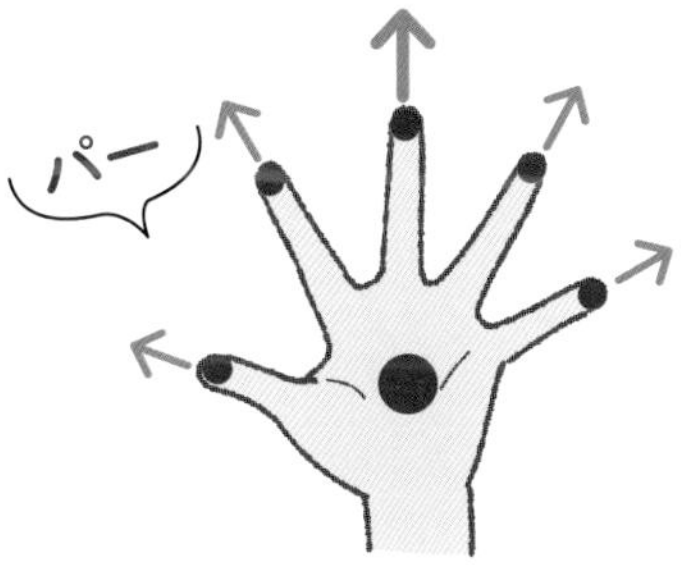

⑤ 深く息を吸い、両手の指先をさらに大きく広げて、少しずつゆっくり息を吐きます。息を吐き切ったら、体の力を抜いて②〜⑤をくり返します。合計5〜10回行いましょう。

※②の「3」の指（3ピース）がやりにくい方は、③から始めてもOKです。

手指ほぐしを始める前に

ビフォー&アフターチェックで効果を実感

手指ほぐしを続けていくと、心身ともに嬉しい変化が起こります。しかし、**すぐに効果があらわれることもあれば、気長に続けることで少しずつ改善する症状**もあります。そのため、即効性を求める人の中には、すぐにあきらめてやめてしまう人もいるかもしれません。

そこでおすすめしているのが、**ビフォー&アフターのセルフチェック**です。手指ほぐしを始める前と後に同じ姿勢・動きをすることで、**手指ほぐしの効果が実感**でき、毎日続けるはりあいが出てきます。

ここでご紹介するのは、症状別の手指ほぐしで基本となるメソッド「**ニギニギ運動**」（41ページ〜）の効果が実感できるセルフチェックです。

ニギニギ運動を始める前と、ニギニギ運動をした後に行って、その効果を実感してみてください。

セルフチェック①

＼＼ 骨盤バランスチェック //

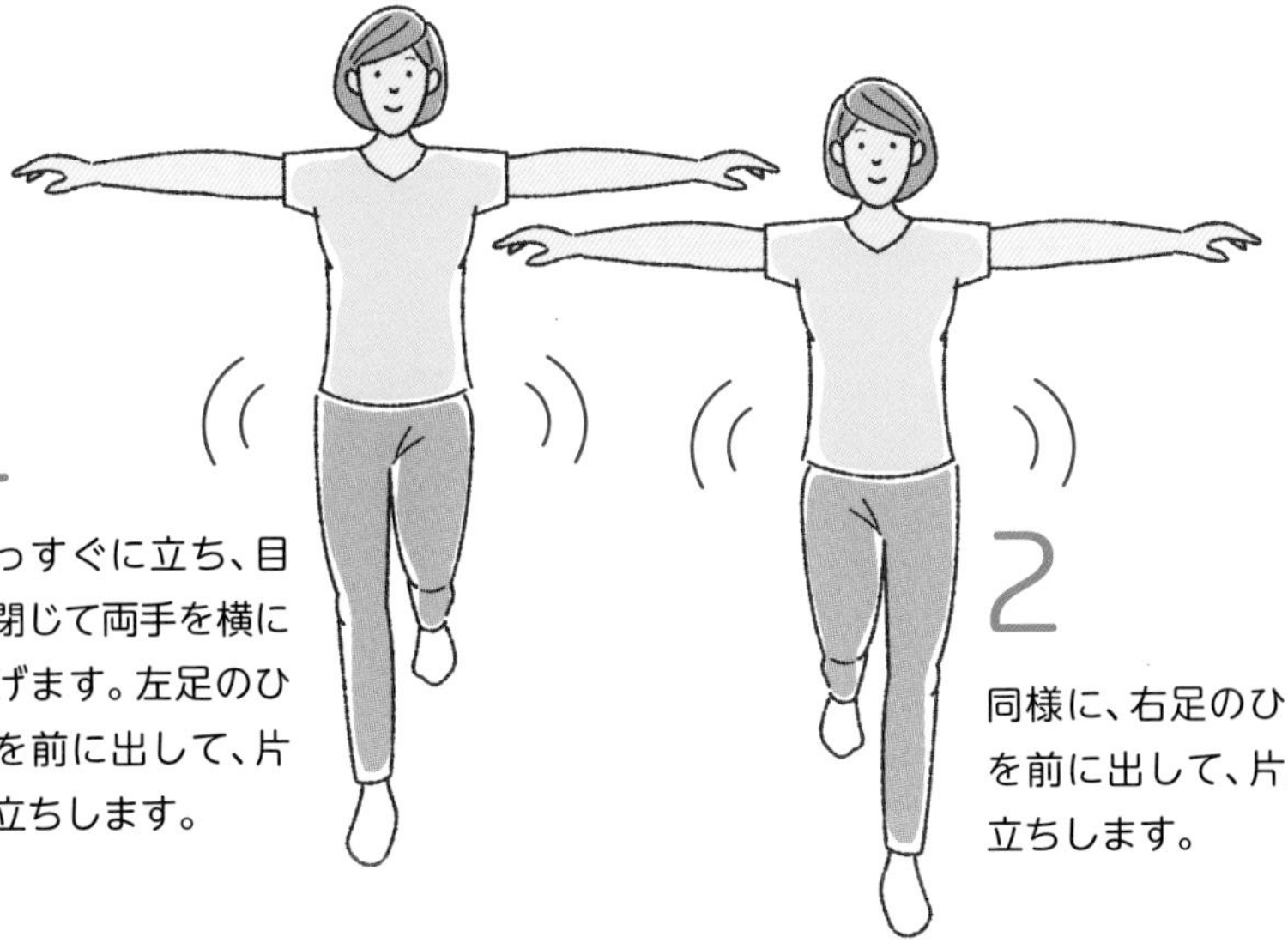

1

まっすぐに立ち、目を閉じて両手を横に広げます。左足のひざを前に出して、片足立ちします。

2

同様に、右足のひざを前に出して、片足立ちします。

あなたはどちらの足を上げたときのほうが体が不安定になりましたか？

↓

左足を上げたときのほうが不安定なら、骨盤は左側に下がっています。

↓

左手の「ニギニギ運動①」を5回行います。

↓

右足を上げたときのほうが不安定なら、骨盤は右側に下がっています。

↓

右手の「ニギニギ運動①」を5回行います。

↓

もう一度、左足（右足）を上げて、ニギニギ運動を始める前と比較してください。体が安定しやすくなっていませんか？

※片足立ちが難しい場合は、目を開けたまま、壁などに軽く手をついて、体を支えながら行ってください。転倒する危険性のある方は、無理に行わないでください。

セルフチェック②

上半身のバランスチェック

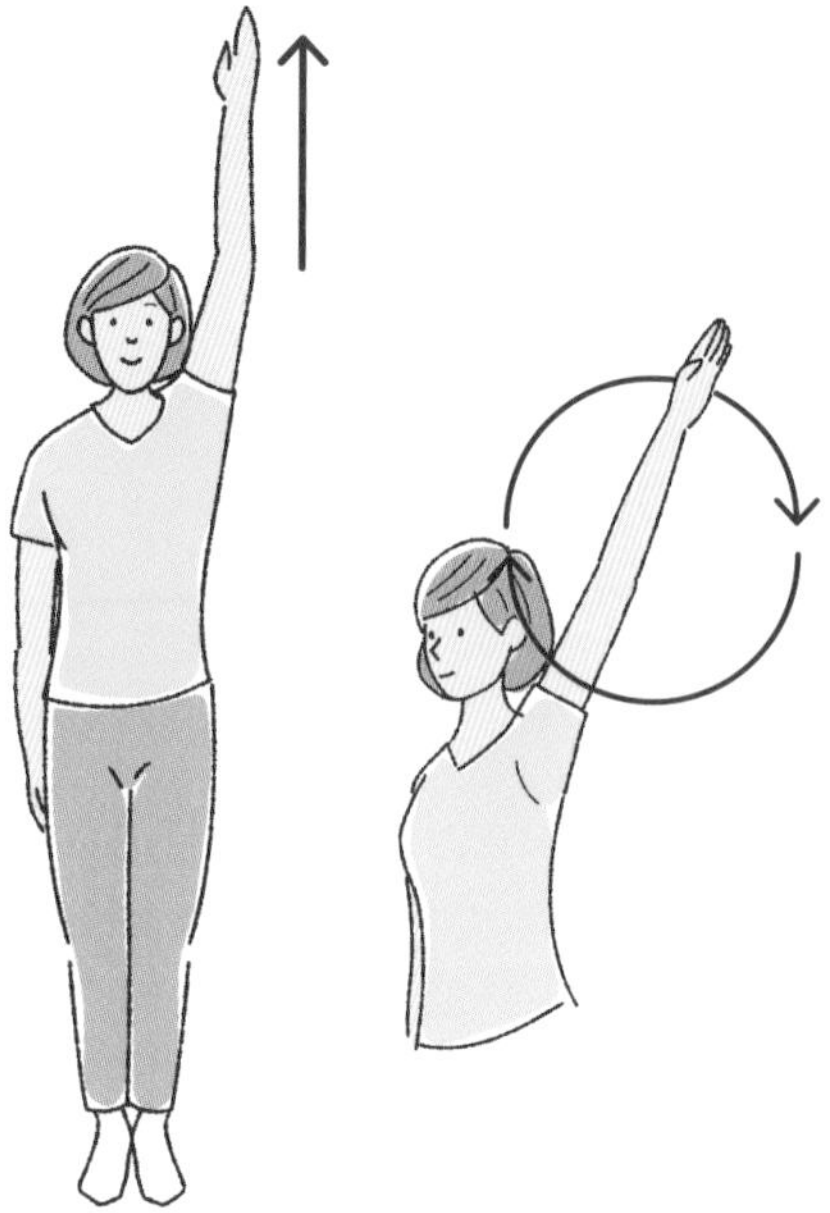

1

まっすぐに立ち、
左手をまっすぐ
上にあげます。

2

腕をうしろに数回
まわします。

3

1と**2**を右手でも
同様に行います。

あなたは**どちらの腕**がまわしにくいですか？

左手のほうがまわしにくい人は
左肩の関節が不調です。

↓

左手の「ニギニギ運動②」を
5回行います。

右手のほうがまわしにくい人は
右肩の関節が不調です。

↓

右手の「ニギニギ運動②」を
5回行います。

↓

もう一度、左手(右手)をうしろにまわして、
ニギニギ運動を始める前と比較してください。
肩がまわりやすくなっていませんか？

※四十肩、五十肩などで「手をまわせない」「痛みがある」という場合は、
無理に行わず、できるところまででOKです。

手指ほぐしの方法 1

↓先生の解説動画はこちらから（二次元コードを読み取ると動画に飛びます）

刺激の基本は「ニギニギ運動」から！

痛みや症状に応じて行う手指ほぐしの方法は、いくつかあります。本書では、まず「**ニギニギ運動**」を行い、その後に手や指を刺激するという流れで各症状に対応しています。ここでは「**ニギニギ運動**」のやり方をご紹介します。

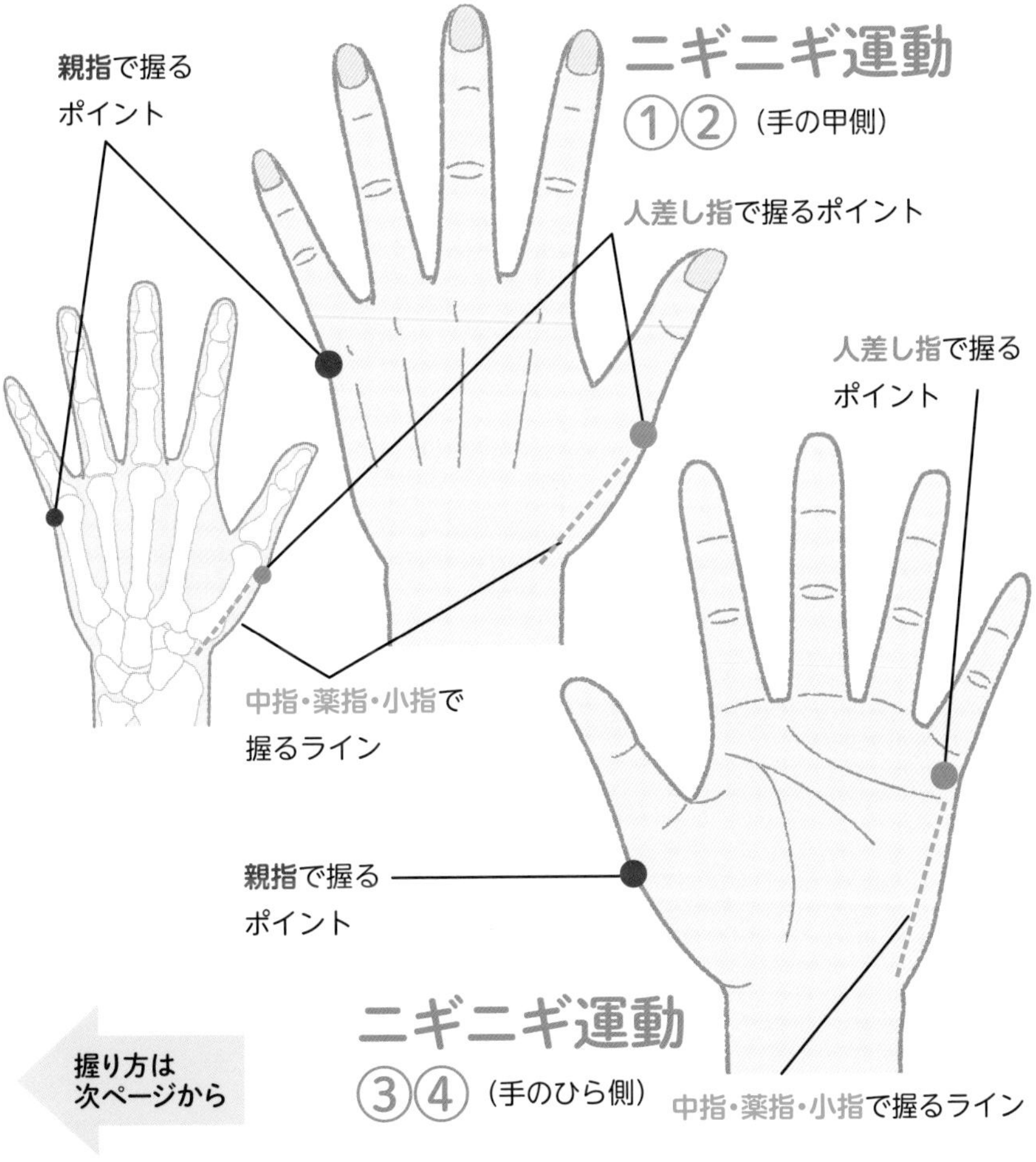

握り方は次ページから

ニギニギ運動①

親指と小指の付け根を押さえて、足に対応する小指を曲げて手の甲側を握ります。おもに下肢や股関節の不調に効果がある運動です。不調のあるほうの手を握ります。

ニギニギ運動①と②は、基本的に症状がある側の手を握ります。ただし、症状が体の中央ラインあたりで起きている場合や、左右で差がない場合は、左右両手とも行ってください。

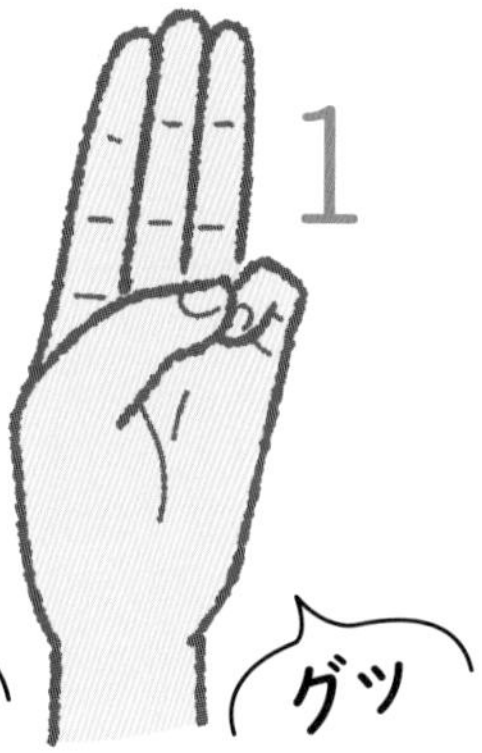

体の正面に左手を出し、中指が自分の体の中心線のところにくるようにして、手のひらを自分のほうに向けます。小指を曲げて、親指で上から押さえます。肩が上がらないように注意しましょう。

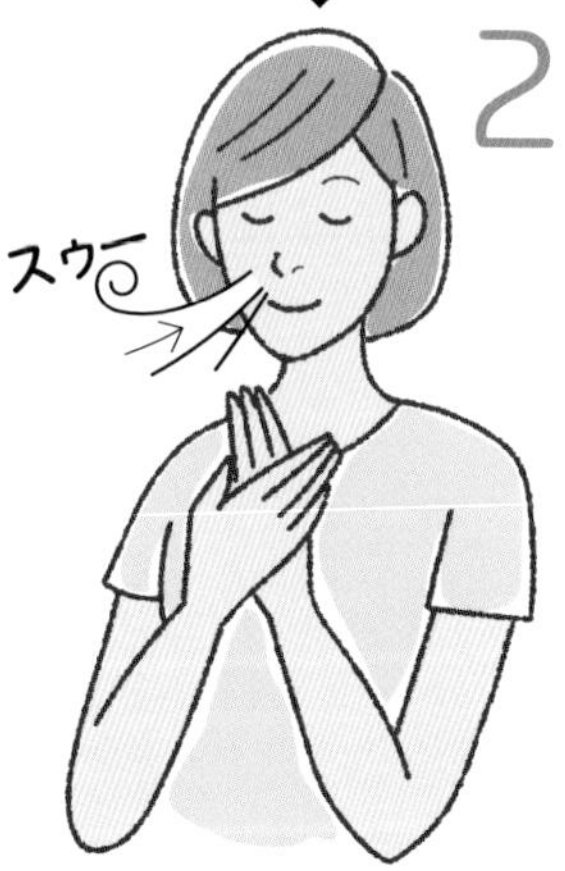

1の姿勢でいったん大きく息を吸います。※

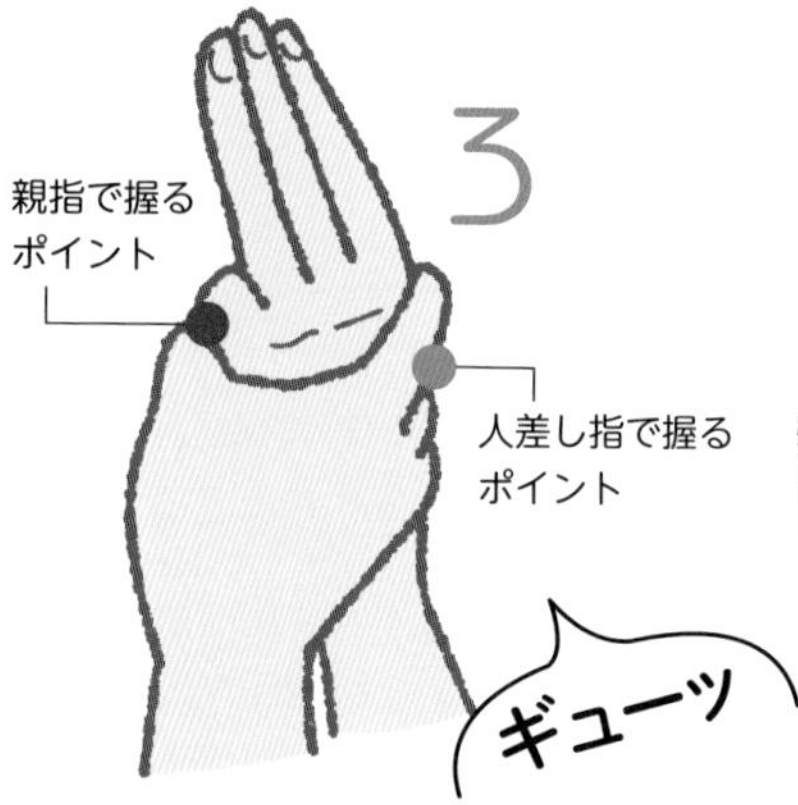

右手の親指で左手の小指の付け根を、右手の４指で左手の親指の付け根を持ち、手の甲と甲から下の手首全体を握りしめます。

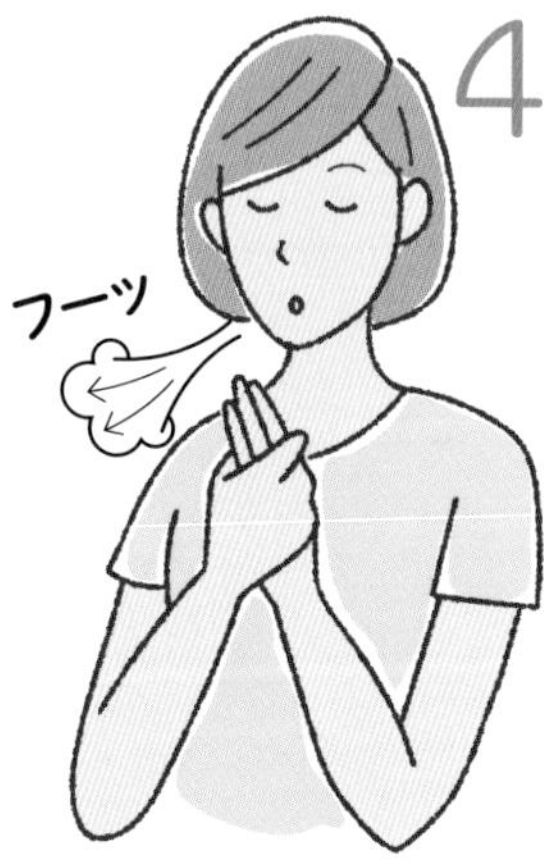

握りしめると同時に、５～10秒かけて息を吐きます。

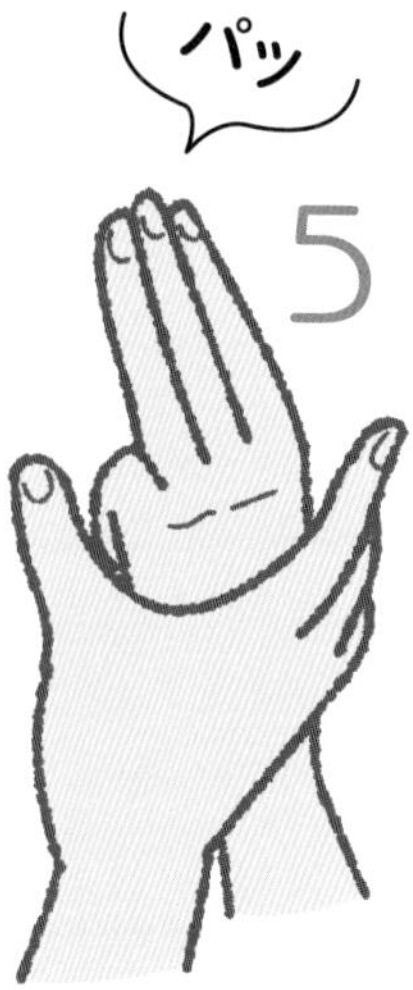

右手を離します。**1**～**5**を５回くり返します。右手の「ニギニギ」も同様に。

10回

※ニギニギ運動①～④では「**2**」で大きく息を吸うようにしていますが、ご自身の吸いやすいタイミングで行ってください。ただし、握りしめるときは必ず息を吐きます。

ニギニギ運動②

親指と小指の付け根を押さえて、腕など上半身に対応する薬指を曲げて手の甲側を握ります。おもに上肢や肩関節の不調に効果がある運動です。不調のあるほうの手を握ります。

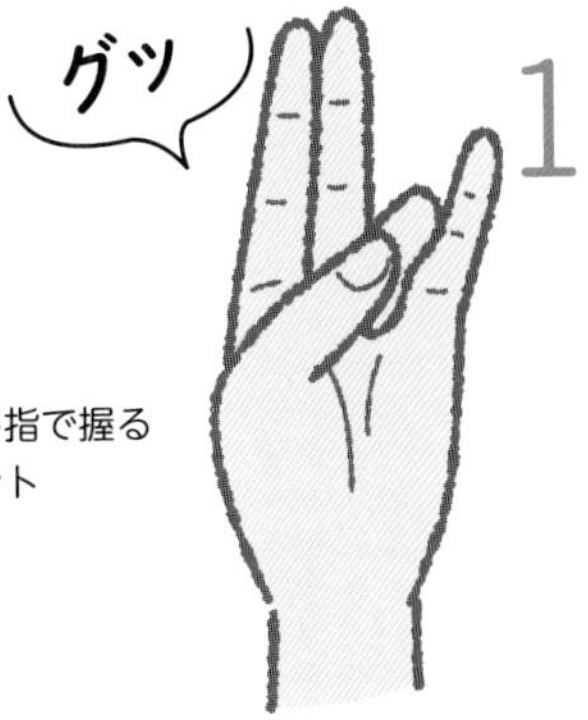

体の正面に左手を出し、中指が自分の体の中心線のところにくるようにして、手のひらを自分のほうに向けます。薬指を曲げて、親指で上から押さえます。肩が上がらないように注意しましょう。

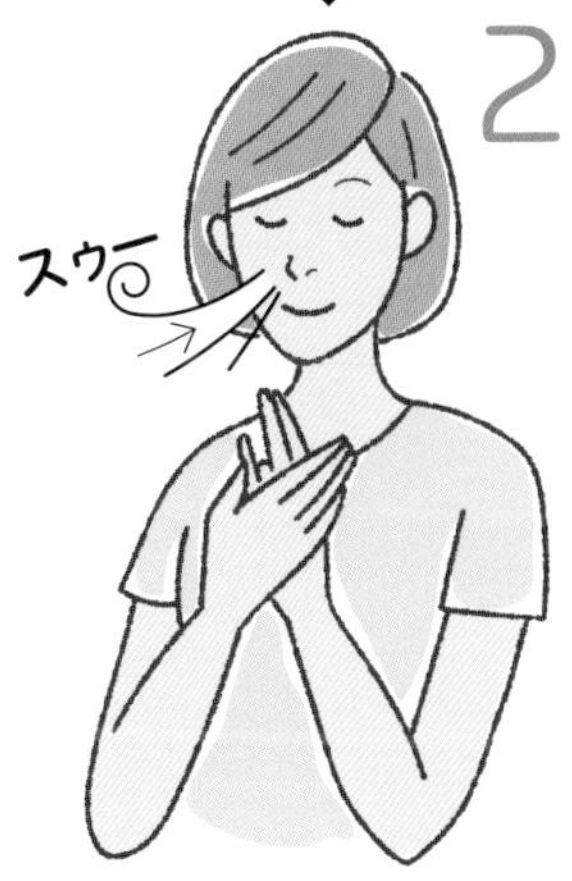

1の姿勢でいったん大きく息を吸います。

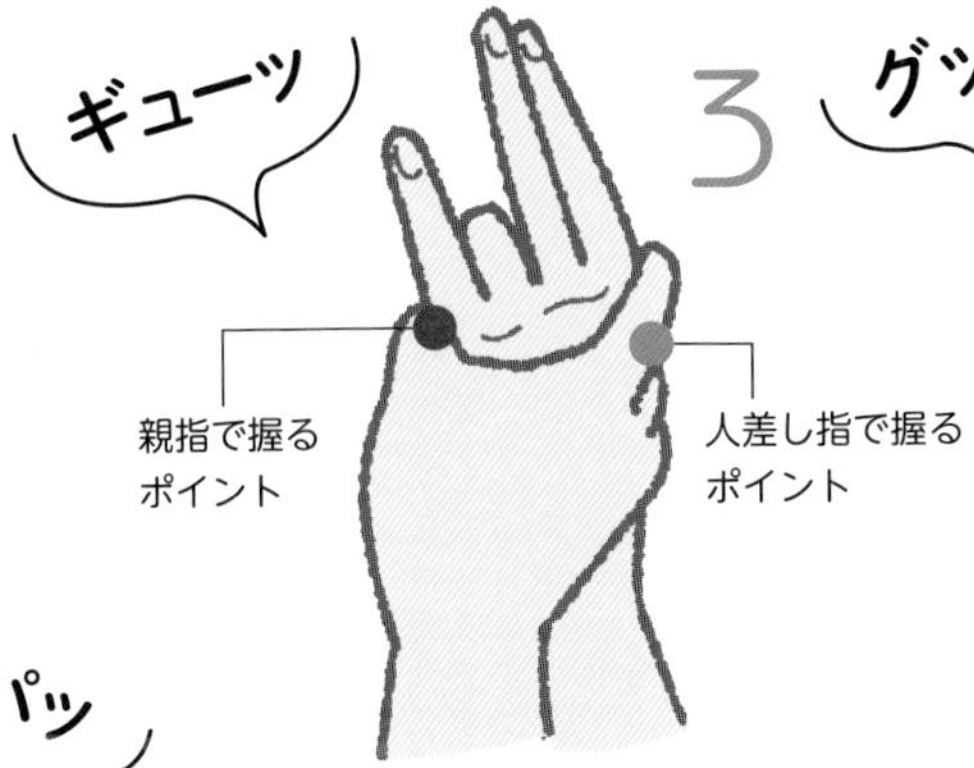

右手の親指で左手の小指の付け根を、右手の4指で左手の親指の付け根を持ち、手の甲と甲から下の手首全体を握りしめます。

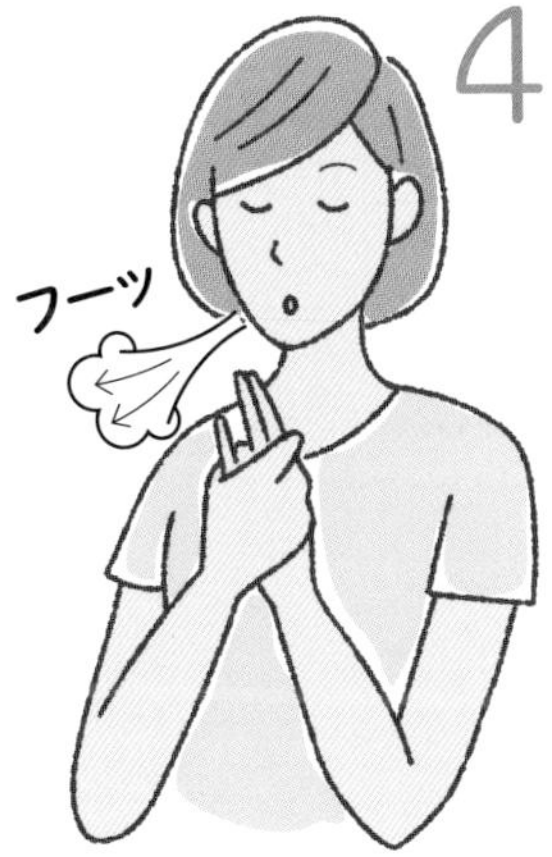

握りしめると同時に、5～10秒かけて息を吐きます。

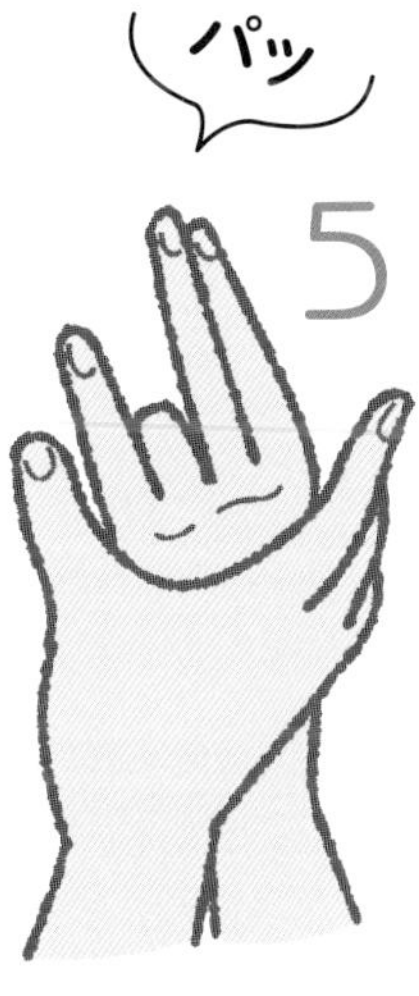

右手を離します。**1**～**5**を5回くり返します。右手の「ニギニギ」も同様に。

10回

※ニギニギ運動①～④を座って行うときは、足を組まないようにしましょう。

ニギニギ運動③

親指と小指の付け根を押さえて、小指を曲げて手のひら側を握ります。胃や泌尿器、婦人科系などの不調に効果がある運動です。

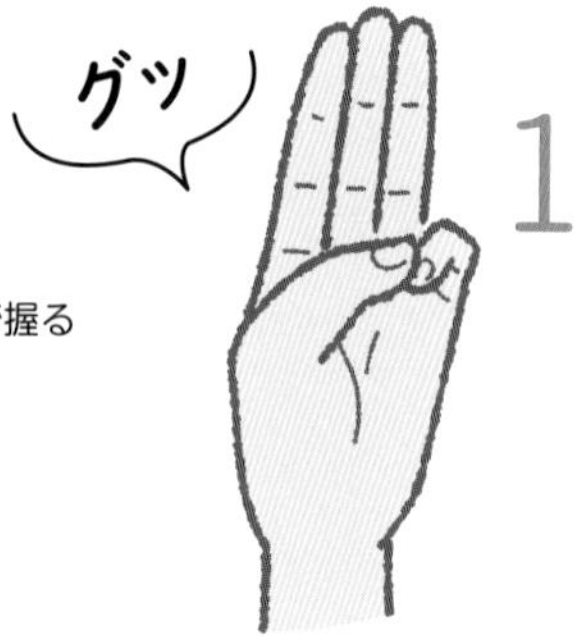

体の正面に左手を出し、中指が自分の体の中心線のところにくるようにして、手のひらを自分のほうに向けます。小指を曲げて、親指で上から押さえます。肩が上がらないように注意しましょう。

↓

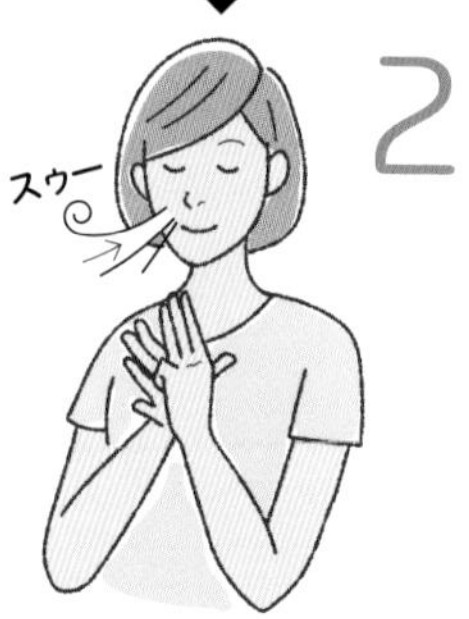

1の姿勢でいったん大きく息を吸います。

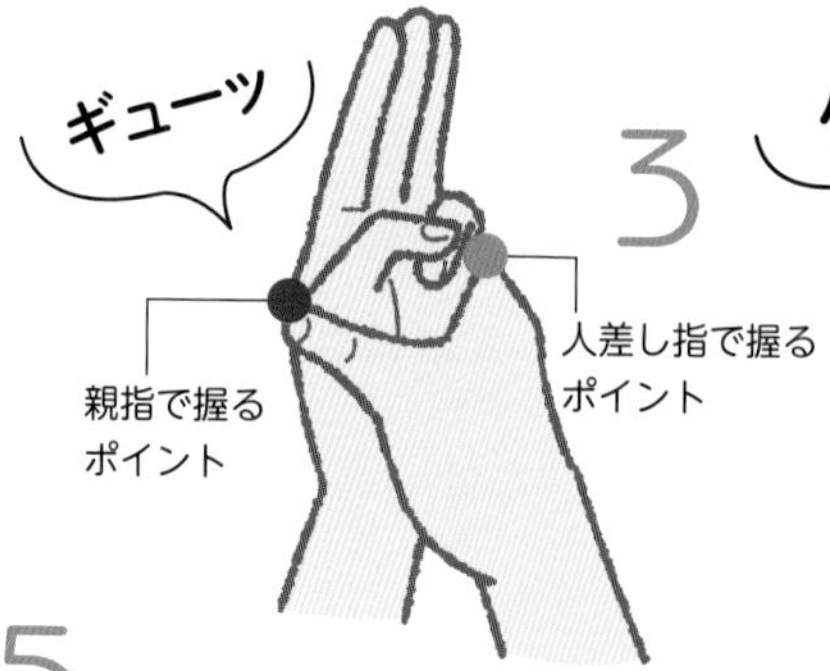

右手の親指で左手の親指の付け根を、右手の４指で左手の小指の付け根を持ち、手のひらと手のひらから下の手首全体を握りしめます。

↓

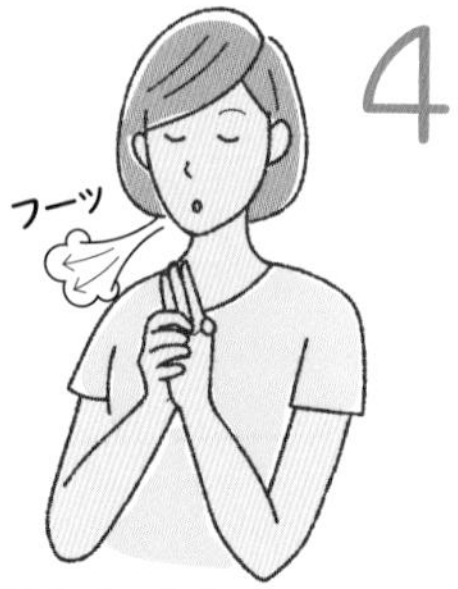

握りしめると同時に、５～10秒かけて息を吐きます。

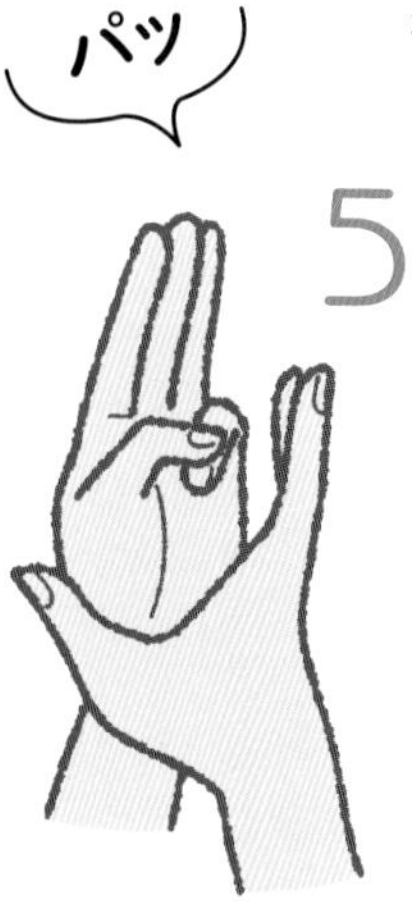

右手を離します。**1**～**5**を５回くり返します。右手の「ニギニギ」も同様に。

左右 5回

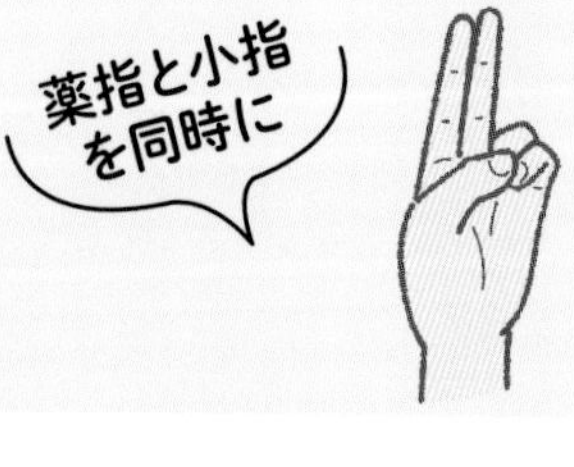

※どの「ニギニギ」も、小指だけ、薬指だけでは曲げにくい場合は、薬指と小指を同時に曲げて、親指で上から押さえたカタチをつくってもOKです。

※手のひら側から握るときは、手のひらを自分のほうに向けても、反対側に向けてもOK。自分のやりやすいほうでかまいません。

ニギニギ運動④

親指と小指の付け根を押さえて、薬指を曲げて手のひら側を握ります。心臓や肺など、上半身の内科的不調などに効果がある運動です。

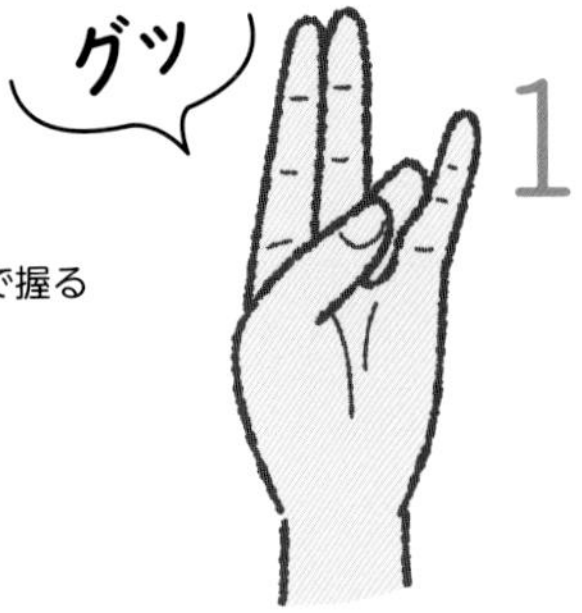

体の正面に左手を出し、中指が自分の体の中心線のところにくるようにして、手のひらを自分のほうに向けます。薬指を曲げて、親指で上から押さえます。肩が上がらないように注意しましょう。

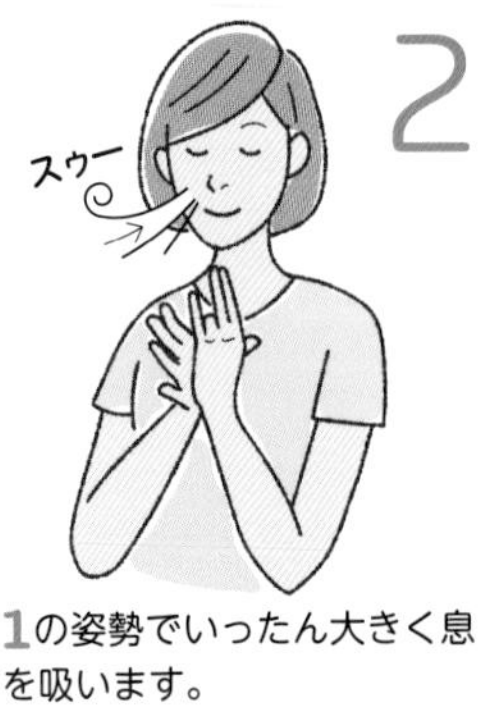

1の姿勢でいったん大きく息を吸います。

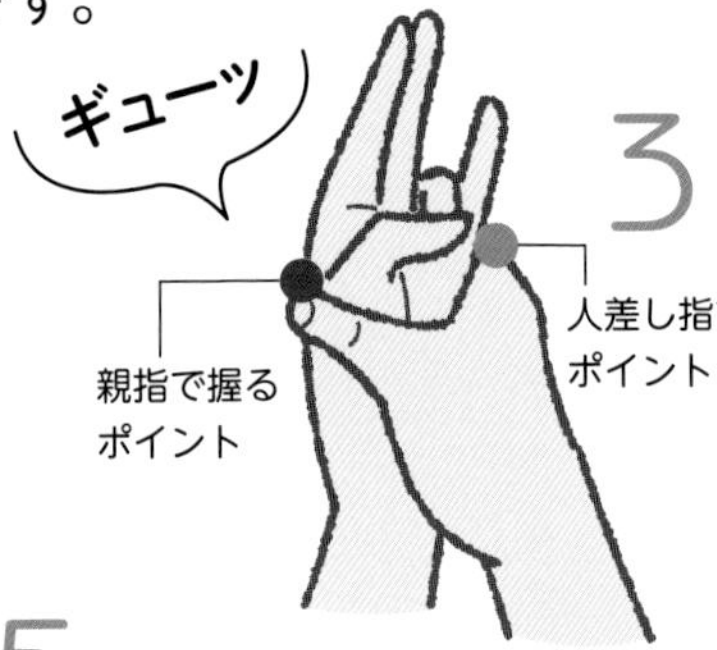

右手の親指で左手の親指の付け根を、右手の４指で左手の小指の付け根を持ち、手のひらと手のひらから下の手首全体を握りしめます。

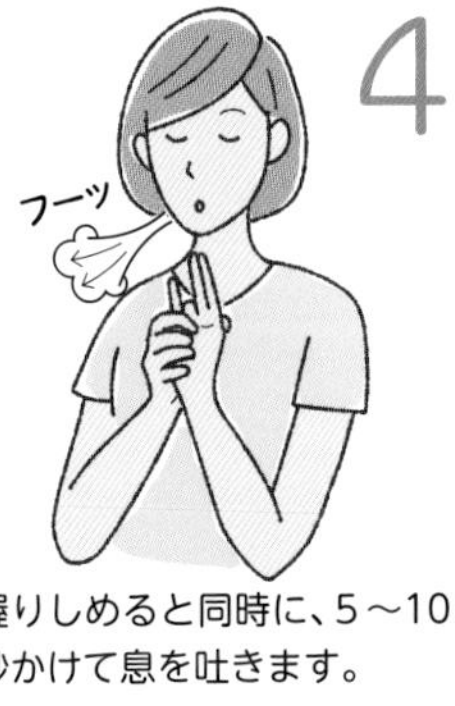

握りしめると同時に、5〜10秒かけて息を吐きます。

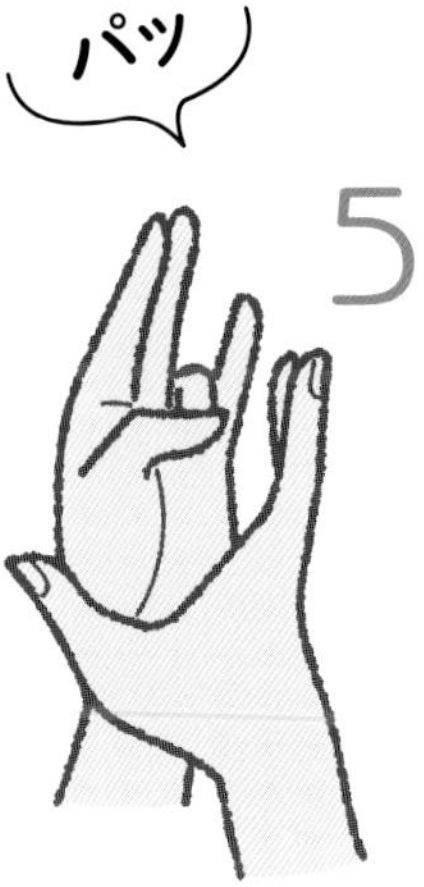

右手を離します。1〜5を5回くり返します。右手の「ニギニギ」も同様に。

**左右
5回**

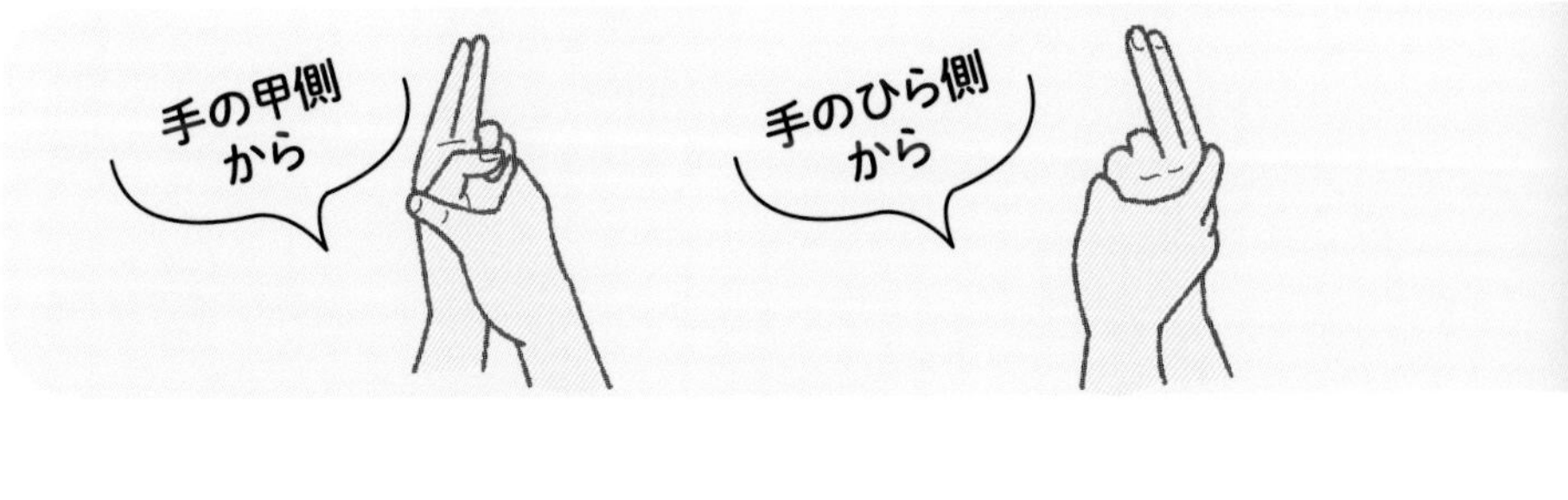

手指ほぐしの方法 2

症状に対応するエリアをていねいに刺激

押しモミ

親指で押してギュッと圧をかけます。手のひらや広い部分の刺激で行います。3秒を3回くり返すのを目安に。

3秒を3回
くり返す

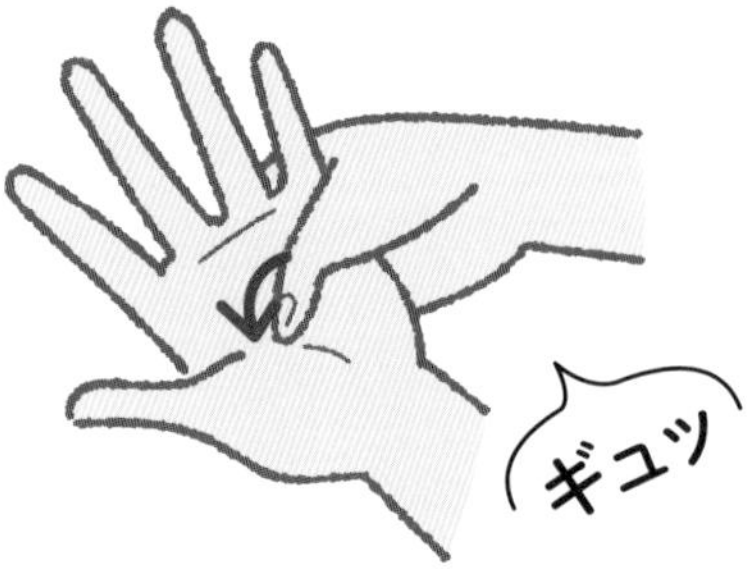

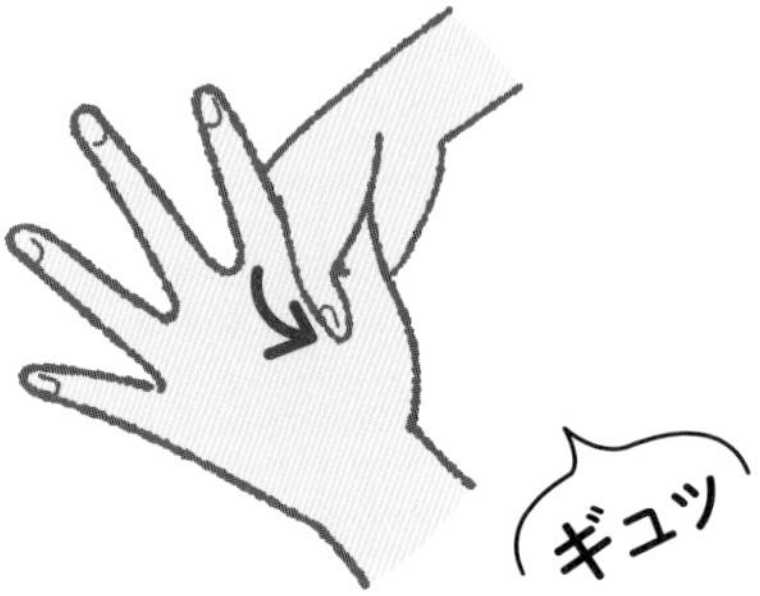

さすりモミ

指をマッサージするように行います。親指と人差し指で指をつかんで、指先から指の付け根の方向にさするようにします。指の側面をさする場合と、手の甲側と手のひら側をはさんでさする場合があります。10回を目安に。

※痛みを伴う手指ほぐしを行うと、交感神経が優位になることがあります。刺激を与えた指や手のひら、手の甲に、他の刺激法を行った後、数回やさしくさすりモミを行うと、副交感神経を優位に導き、リラックス効果が生まれます。

10回を
目安に

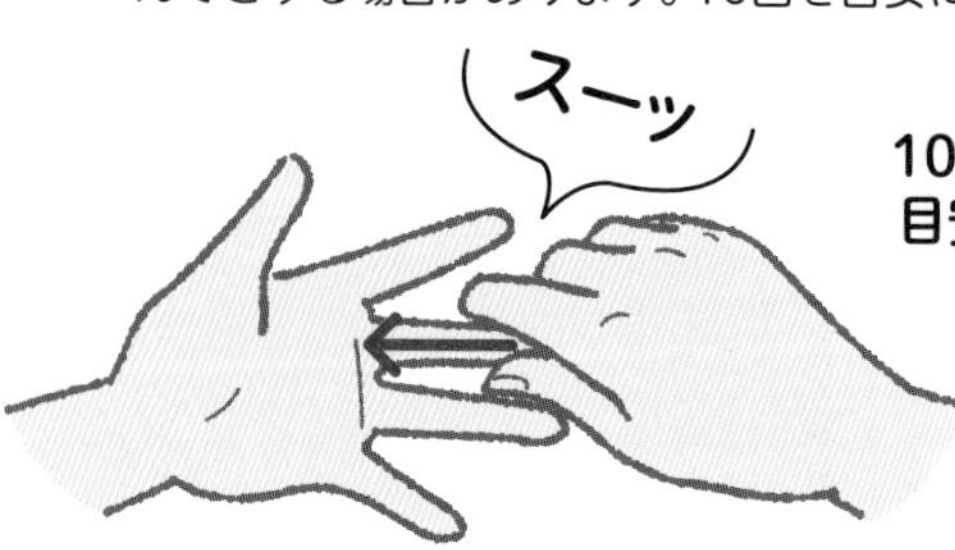

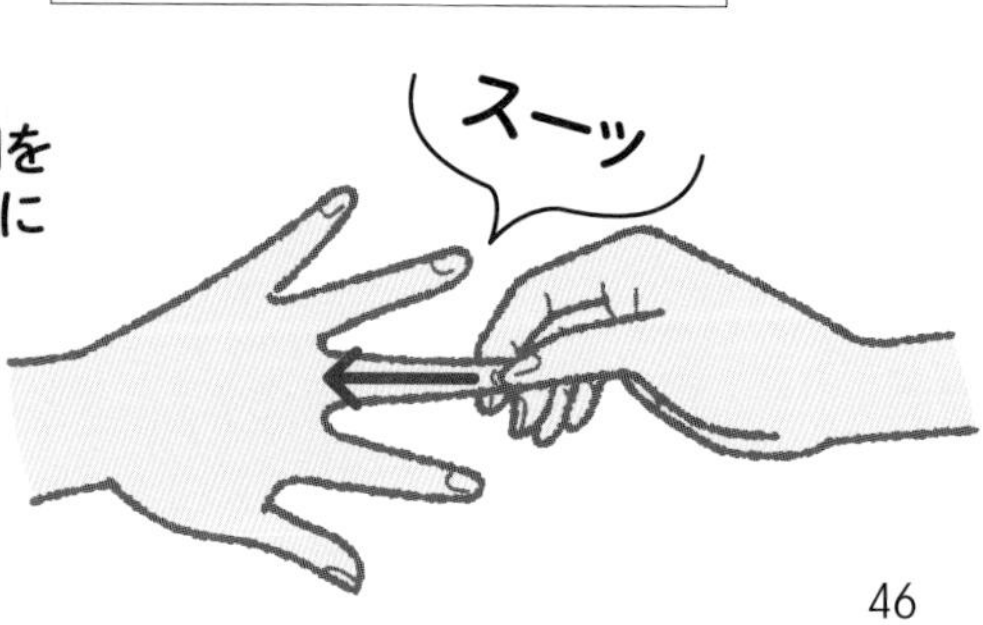

「ニギニギ運動」の次は、**手の詳細なエリアを刺激**して症状に対応します。症状やエリアに合わせた刺激の方法は５つです。

指先つまみ

親指と人差し指で指の先をつまみ、ギュッと押したり、グリグリ左右にまわしたりします。

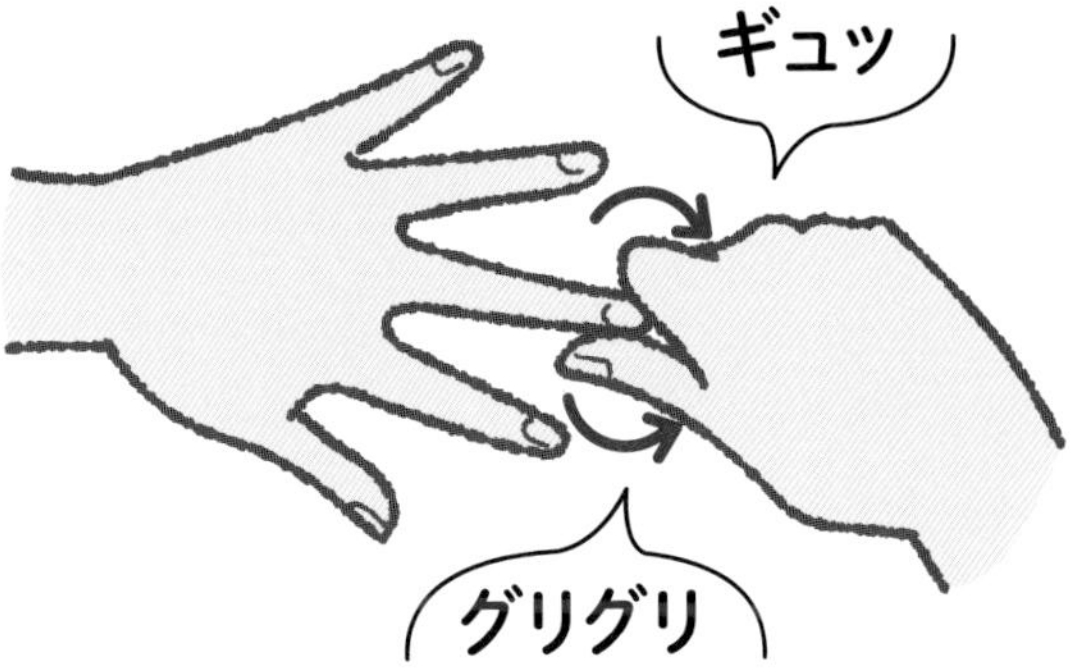

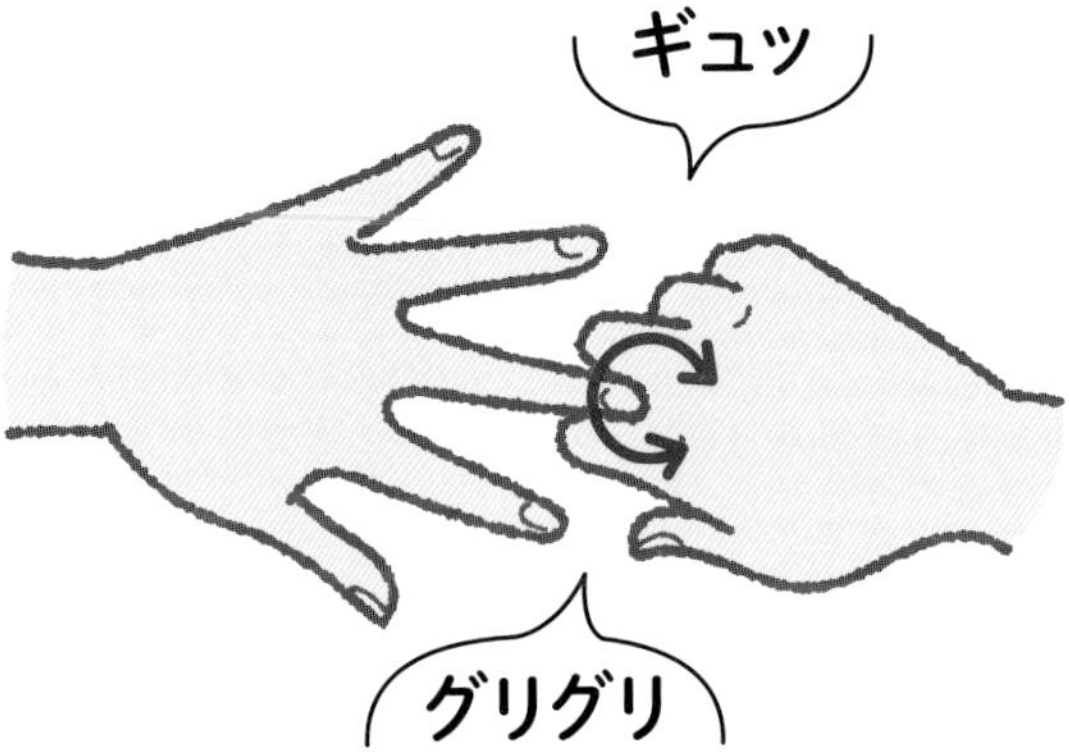

カニばさみ

人差し指と中指を曲げて第２関節で指をはさんで固定し、ギュッとしめたり、グリグリまわしたりします。

指きり

左右の同じ指(小指なら小指どうし)を指の付け根の位置で互いの指をからめて、指きりするようにして引っ張ります。

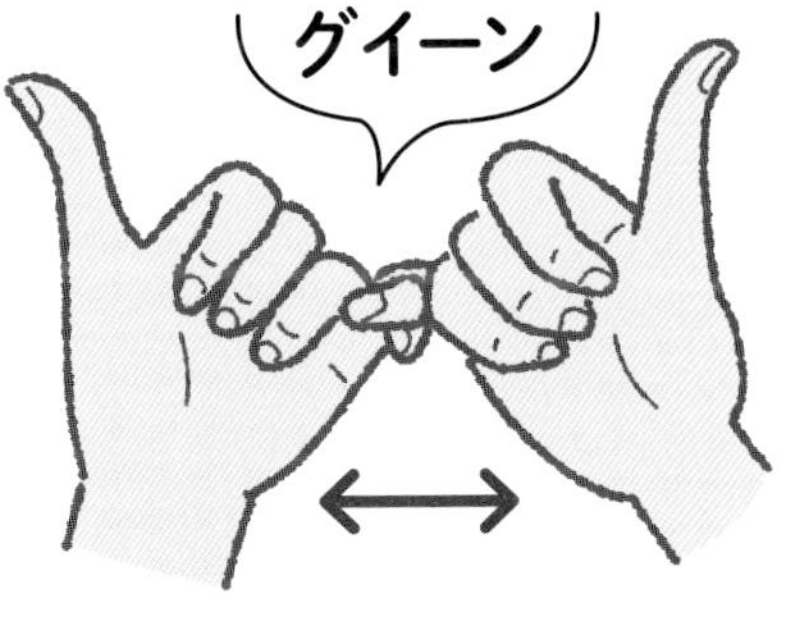

コラム

自律神経を整える
ストレスポイントとリセットポイント

現代人は多くのストレスにさらされています。そのため、本来、活動時（交感神経）と安静時（副交感神経）に切り替わる自律神経のスイッチがうまく切り替わらなくなり、さまざまな体の不調を起こすことがあります。

そこで活躍するのが「**ストレスポイント**」と「**リセットポイント**」です。ストレスポイントは中指の爪の生え際と第１関節を結んだ線の真ん中、約１ミリ平方メートルの小さな部分です。交感神経（緊張・興奮状態をつかさどる自律神経）の緊張が高い人、気疲れしやすい人、ストレスの強い人はここを押すと激しく痛みます。**ストレスポイントを押して刺激することで自律神経のバランスを整え、ストレス性の疾患や症状を改善します。**

一方、手のひら側の中指の第１関節の上、左右の真ん中あたりにあるのがリセットポイントです。ここは古くから「人中」と呼ばれている、鼻のすぐ下にあるツボとリンクしています。「人中」は脳下垂体や脳幹に最も近い距離にあるツボです。脳下垂体は全身のホルモンのコントロールセンターの役割を果たし、体中のさまざまな機能を調整しています。実際、「人中」に**リンクしたリセットポイントを刺激すると、体のいろいろな機能が整ってきます。**そのため手指ほぐしでも、身体機能を調整する目的で用います。

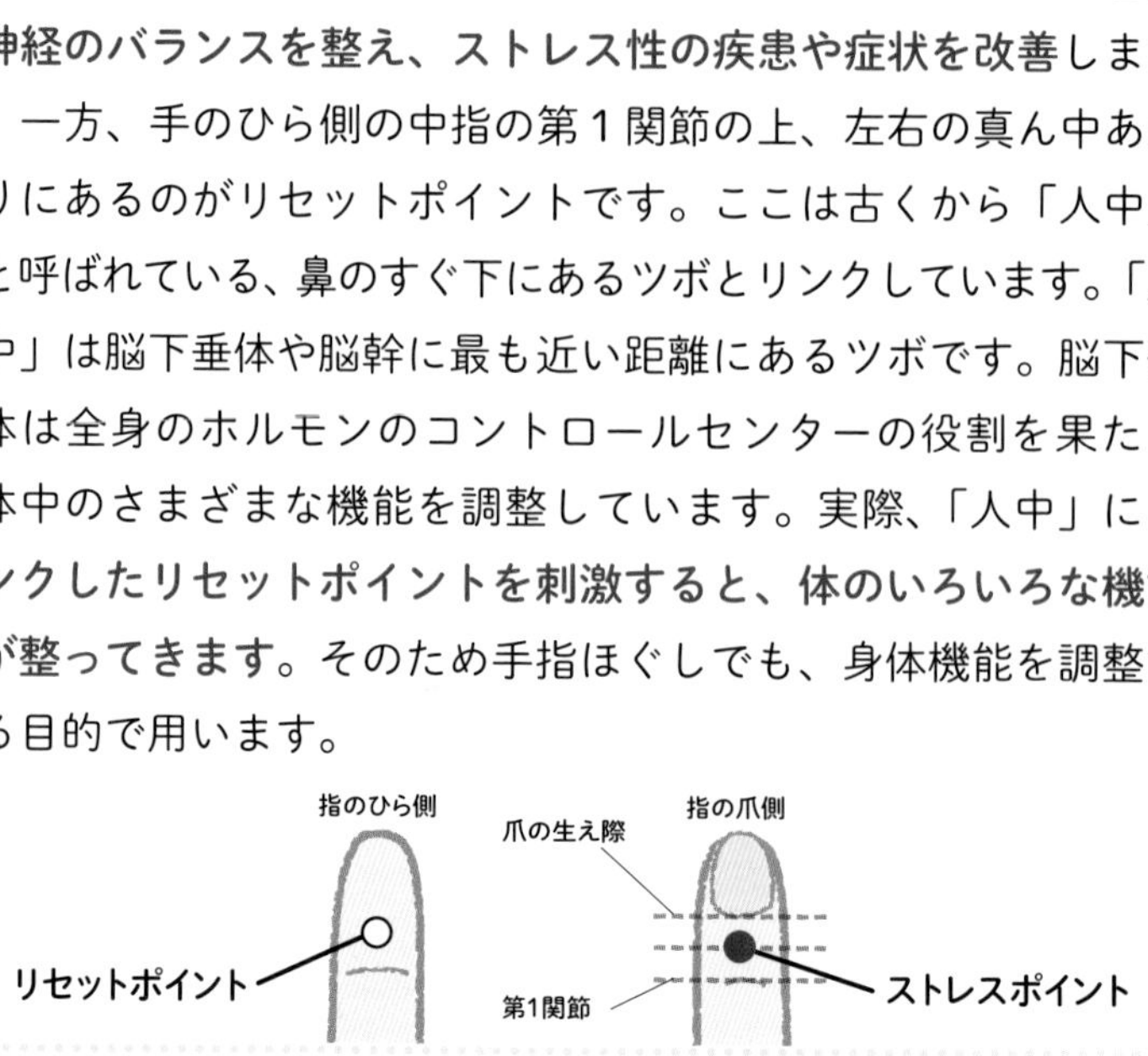

第3章

お悩み別
手指ほぐし

第3章では体の不調を抱えている人に向けて、症状別に刺激する「エリア」とさらに詳しい「ポイント」を示し、最も適切な手指ほぐしのやり方をご紹介しています。手指ほぐしを習慣にして、不調を解消していきましょう。

※やり方は左手を基本に解説しています。症状が出ている側に合わせて、左右どちらかの手を刺激してください(両手の場合もあります)。

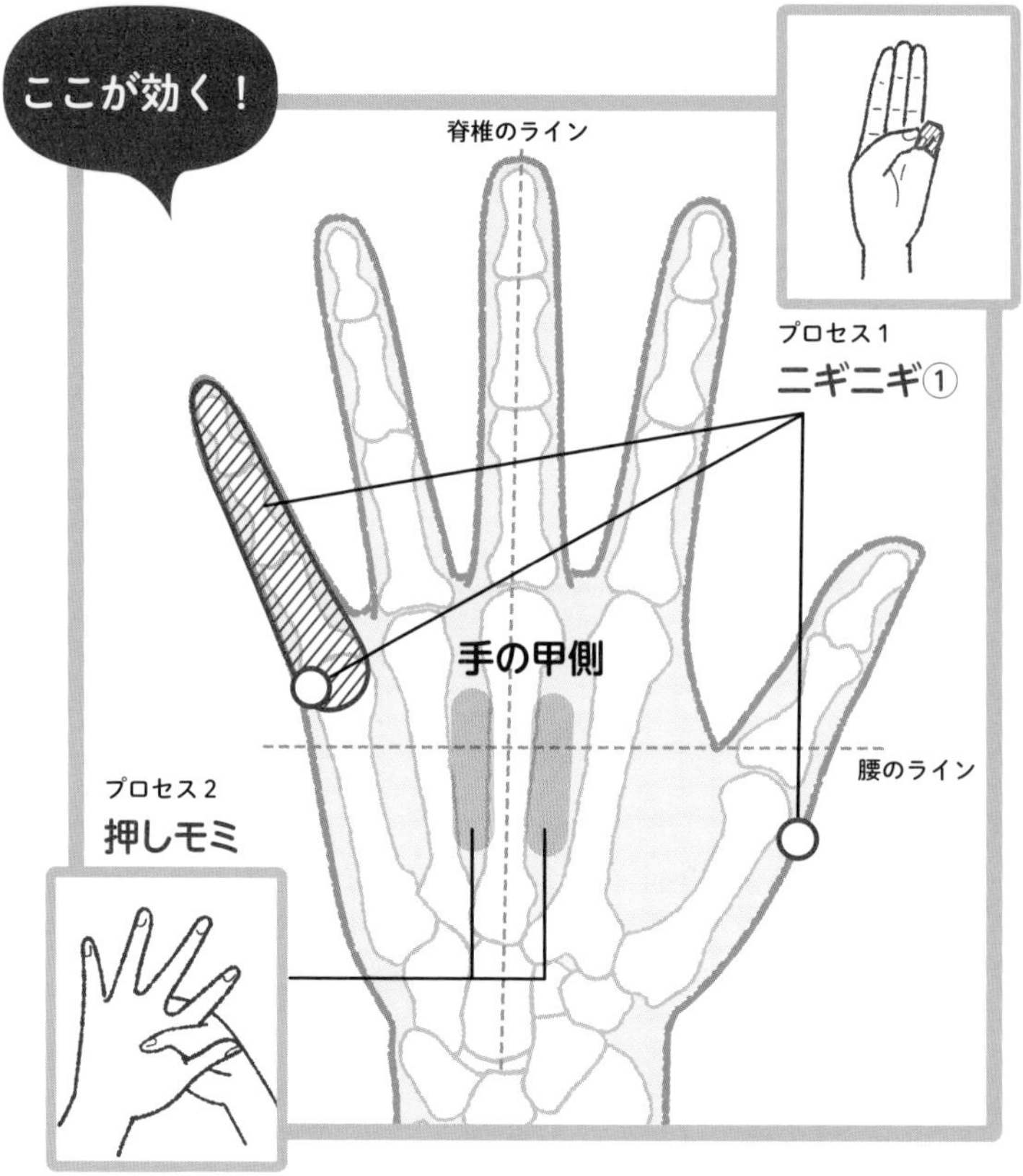

外科的な悩み・痛み

①

腰

慢性的な腰痛（筋肉疲労によるもの）

☑ニギニギ①
☑押しモミ

中指の骨ラインの両側を刺激

慢性的な腰痛には、筋肉疲労によって起こるものと、腰椎椎間板ヘルニア、脊柱管狭窄症など腰椎（骨）に問題があるもの（52ページ参照）の2種類があります。筋肉疲労によるものは、手の甲側の中心（中指の骨のライン）と親指付け根の横ラインが交差した点をはさんで両側の凹み部分が対応エリアになります。ニギニギ運動①で骨盤と脊髄を整えてから、この対応エリアを押しモミします。痛みの強いところ、凹みの強いところが腰の悪い部分に対応する箇所にあたります。

プロセス　ニギニギ①

1・小指を曲げて親指で押さえ・手の甲側から握る

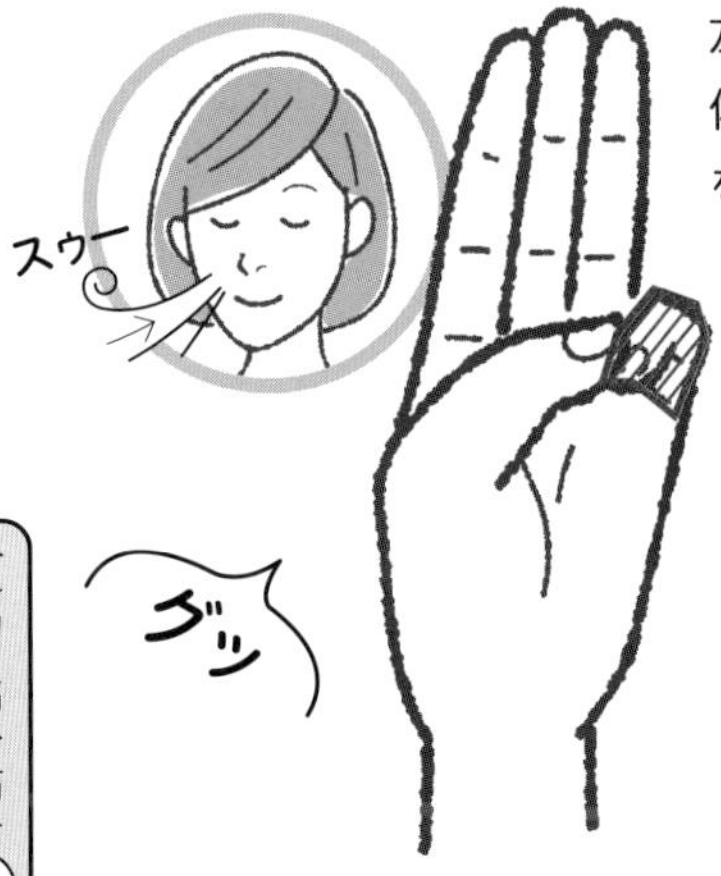

左手の手のひらを自分のほうに向け、中指が体の中心線のところにくるようにして、小指を曲げて親指で押さえ、大きく息を吸います。

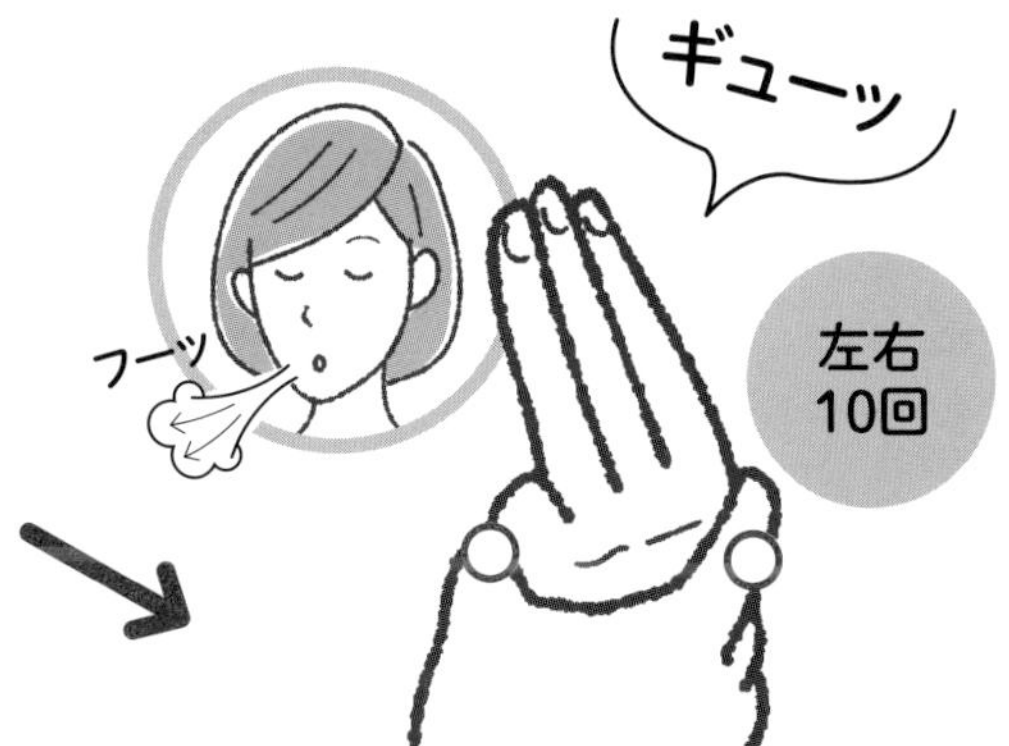

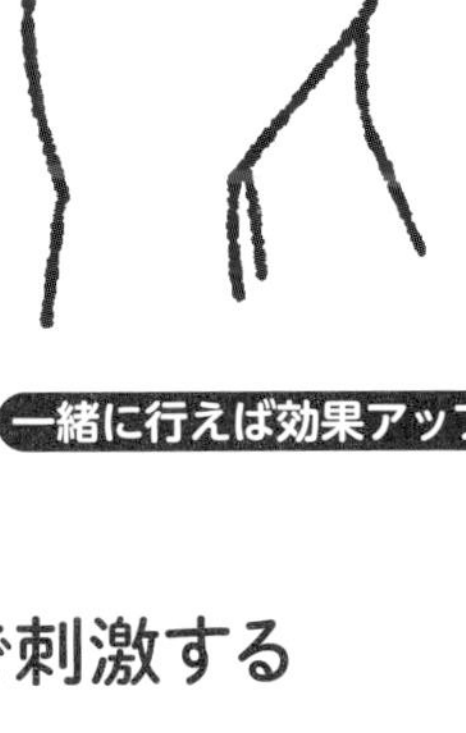

右手の親指で左手の小指の付け根を、右手の4指で左手の親指の付け根を持ち、手の甲側から手首まで全体を握りしめます。同時に5～10秒かけて息を吐き、吐き切ったら右手を離します。

一緒に行えば効果アップ！

プロセス　押しモミ

2・中指の骨の延長線上。・両側の凹みを押しモミで刺激する

中指の延長線上の骨の両側をはさんで、凹んでいる箇所を10回押しモミします。押して痛むところ、凹みが強いところは特に念入りに行います。

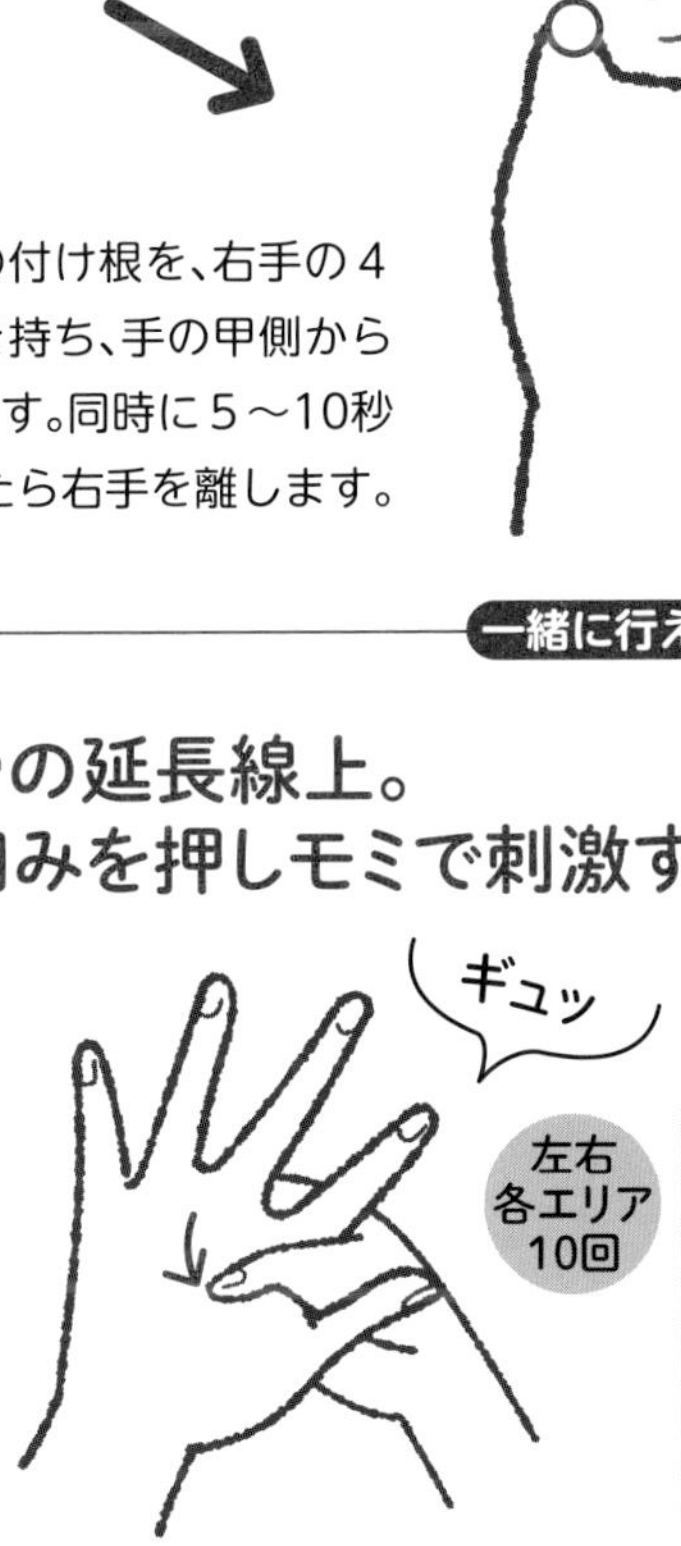

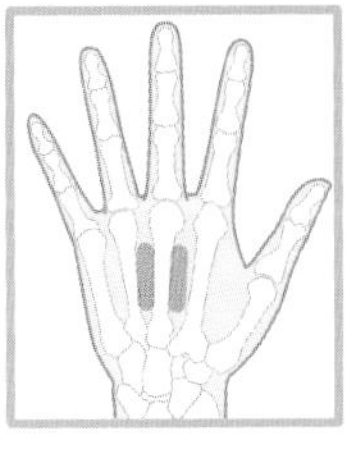

外科的な悩み・痛み

②

腰

慢性的な腰痛（腰椎に問題がある場合）

☑ニギニギ①

☑押しモミ

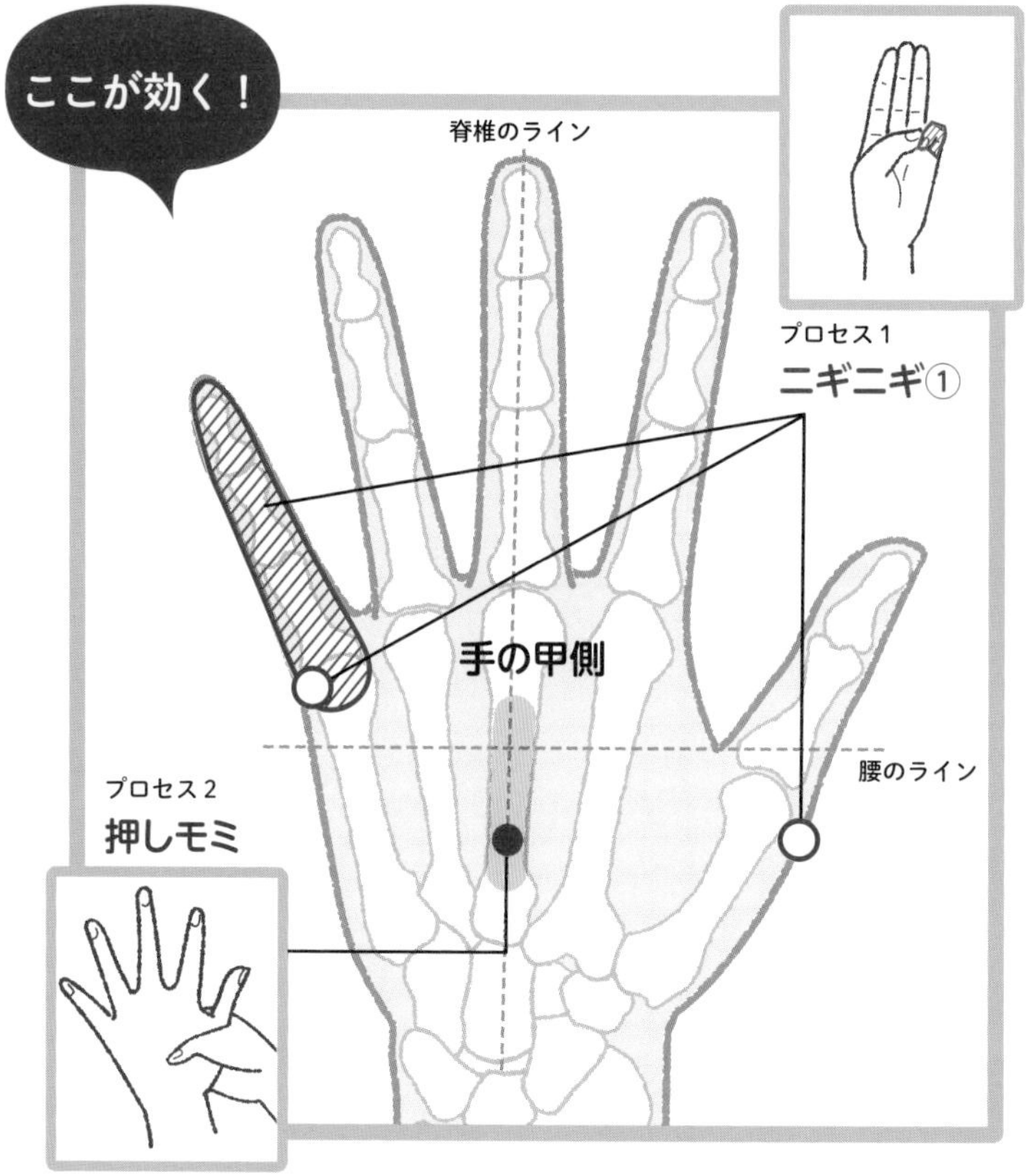

中指の骨のラインを刺激

腰椎椎間板ヘルニアや脊柱管狭窄症のような、腰の骨（腰椎）に問題があるときの痛みは、脊椎（背骨）に対応している中指のラインを刺激します。ニギニギ運動①で骨盤を整えてから、中指の骨のラインで、手の甲の真ん中あたりから少し下がったところの骨の真上を押しモミします。押してみると、その部分の骨だけ凹凸が激しいので、ピンポイントで探しやすいはずです。

プロセス　**ニギニギ❶**

1・小指を曲げて親指で押さえ・手の甲側から握る

左手の手のひらを自分のほうに向け、中指が体の中心線のところにくるようにして、小指を曲げて親指で押さえ、大きく息を吸います。

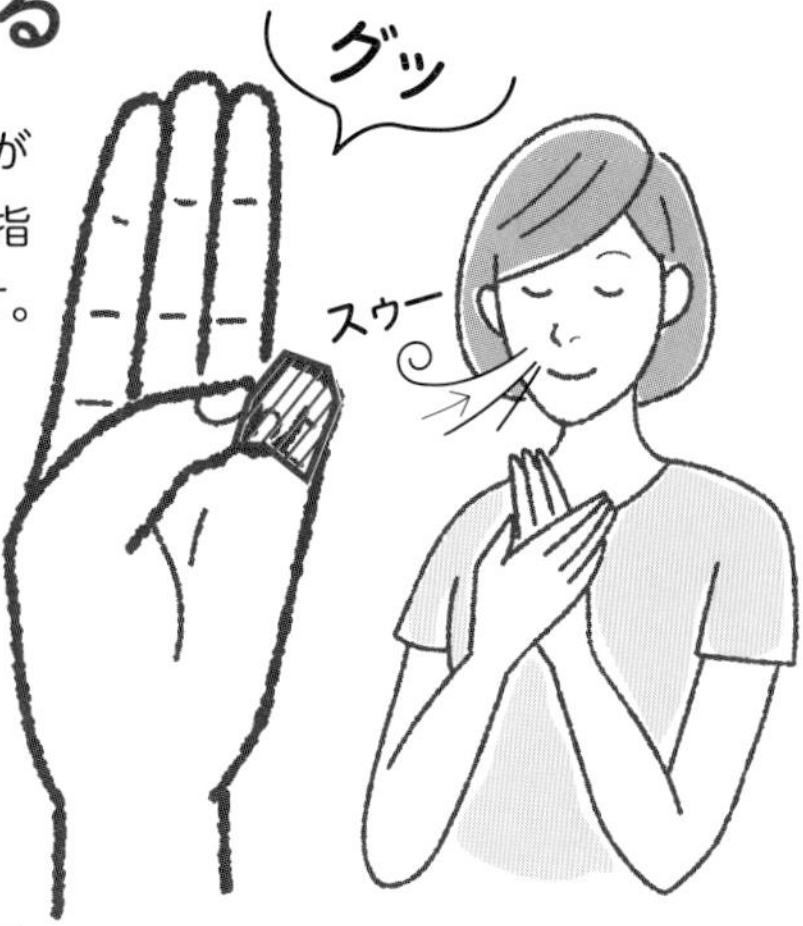

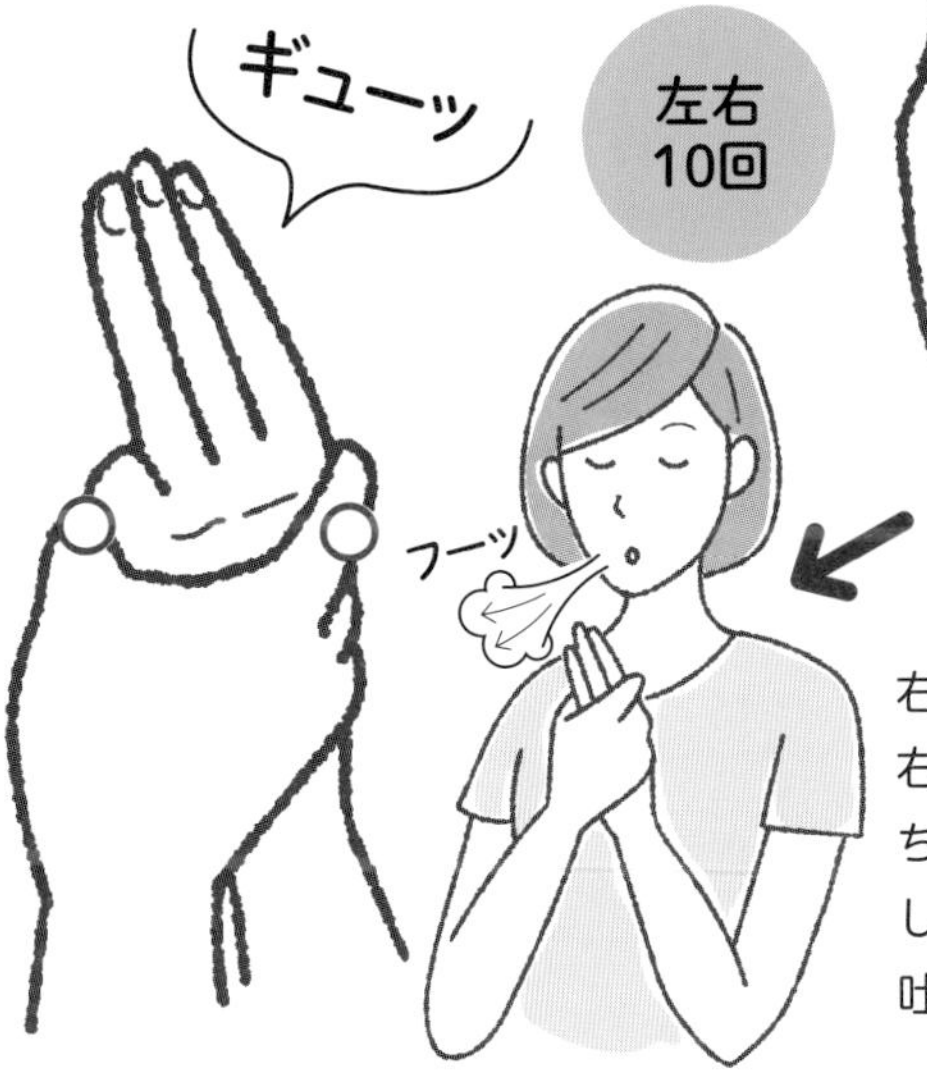

右手の親指で左手の小指の付け根を、右手の４指で左手の親指の付け根を持ち、手の甲側から手首まで全体を握りしめます。同時に５～10秒かけて息を吐き、吐き切ったら右手を離します。

一緒に行えば効果アップ！

プロセス　**押しモミ**

2・中指の骨の延長線上、手の甲の・真ん中から少し下がった骨の上を押しモミ

中指の延長線上の骨の上、図のポイントを20回押しモミします。押して痛むところ、凹凸が激しいところは特に念入りに行います。

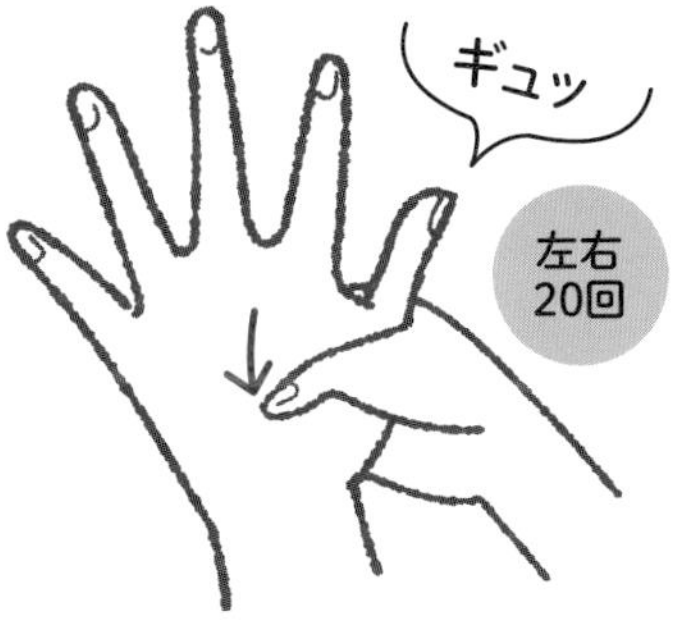

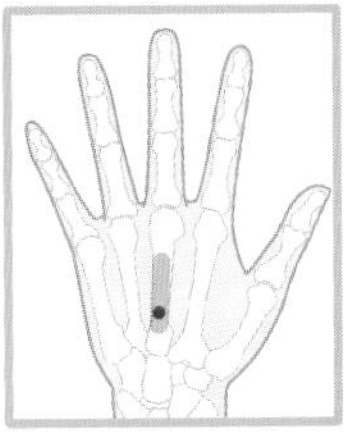

外科的な悩み・痛み

③

腰

ぎっくり腰

☑ニギニギ①
☑押しモミ

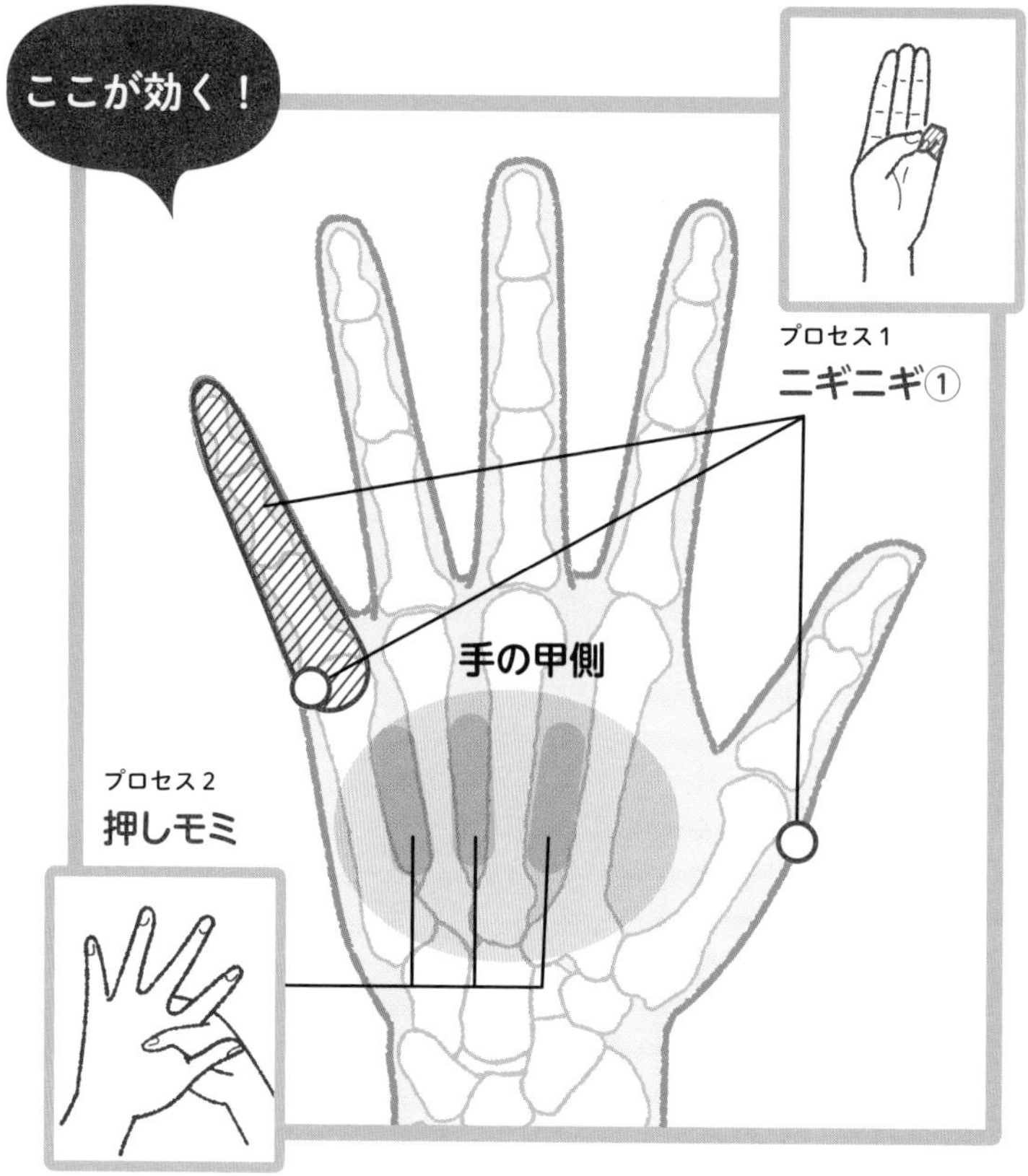

指間の痛むポイントを探す

ぎっくり腰は傷めている筋肉の場所に個人差があるので、手の甲側の広いエリアから、痛むポイントを探して押しモミします。手の甲の上から握りこぶしで強く手の甲を叩いて、痛いほうの手から先に刺激します。手の甲側の各指の骨のあいだの凹みを押しモミしながら、いちばん痛むポイントを探します。腰痛は腹筋が弱っていると起こりやすいので、腹筋に対応している手のひらの中央部も押しモミするといいでしょう。

プロセス　ニギニギ①

1・小指を曲げて親指で押さえ・手の甲側から握る

左手の手のひらを自分のほうに向け、中指が体の中心線のところにくるようにして、小指を曲げて親指で押さえ、大きく息を吸います。

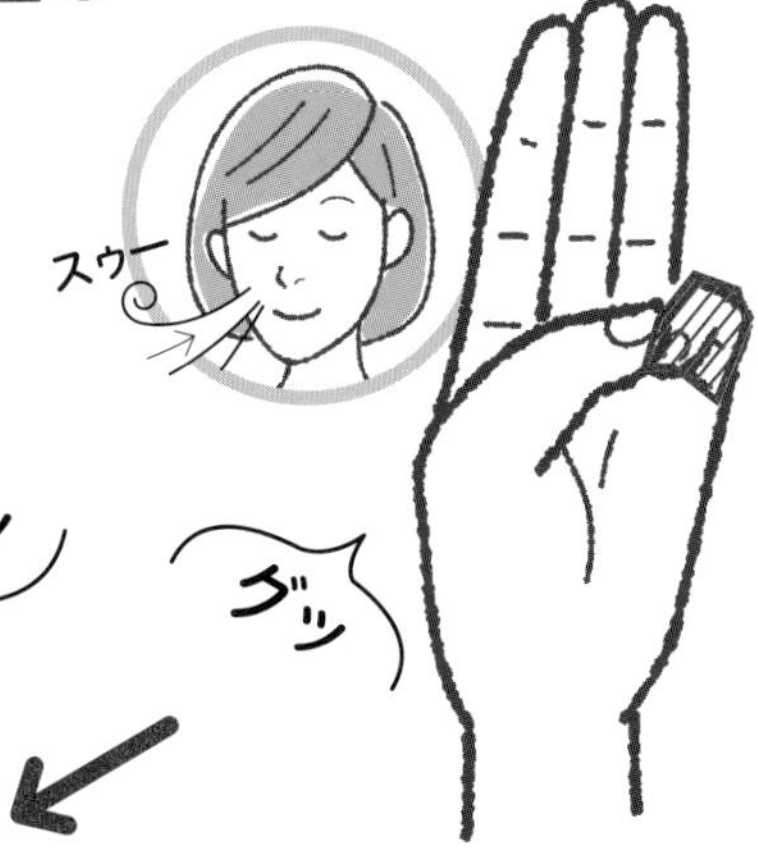

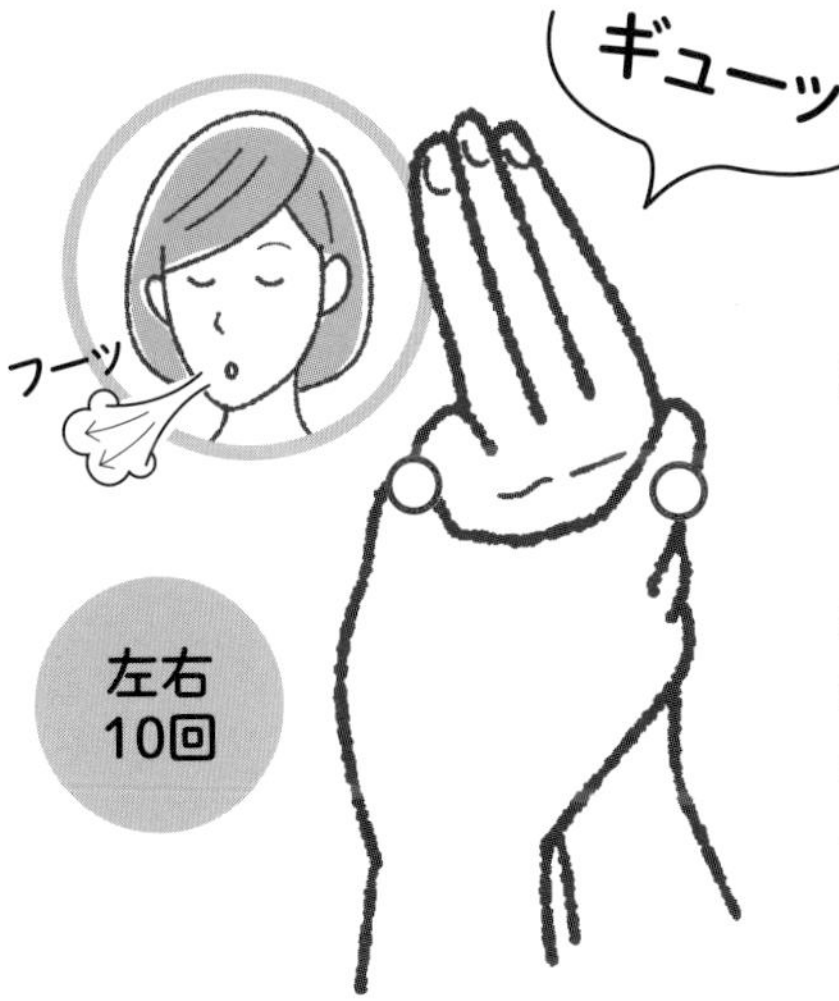

右手の親指で左手の小指の付け根を、右手の４指で左手の親指の付け根を持ち、手の甲側から手首まで全体を握りしめます。同時に５～10秒かけて息を吐き、吐き切ったら右手を離します。

一緒に行えば効果アップ！

プロセス　押しモミ

2・手の甲側を広く押しモミ。・いちばん痛むポイントを探す

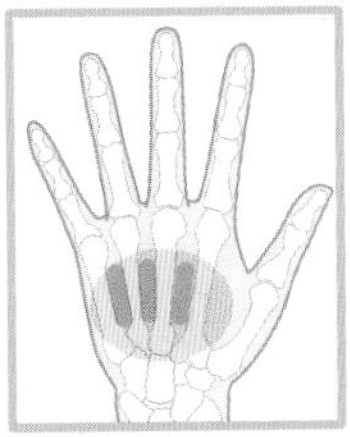

手の甲側を広く押しモミします。各指骨のあいだの凹みをていねいに押していくと、いちばん痛むポイントがあります。そのポイントを特に念入りに押しモミします。

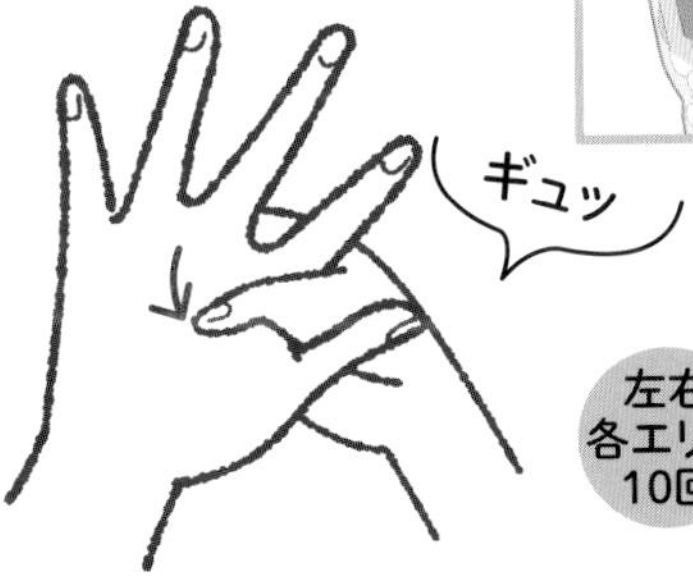

左右
各エリア
10回

外科的な悩み・痛み

④

背中・肩

猫背・巻き肩

✓ニギニギ①
✓カニばさみ

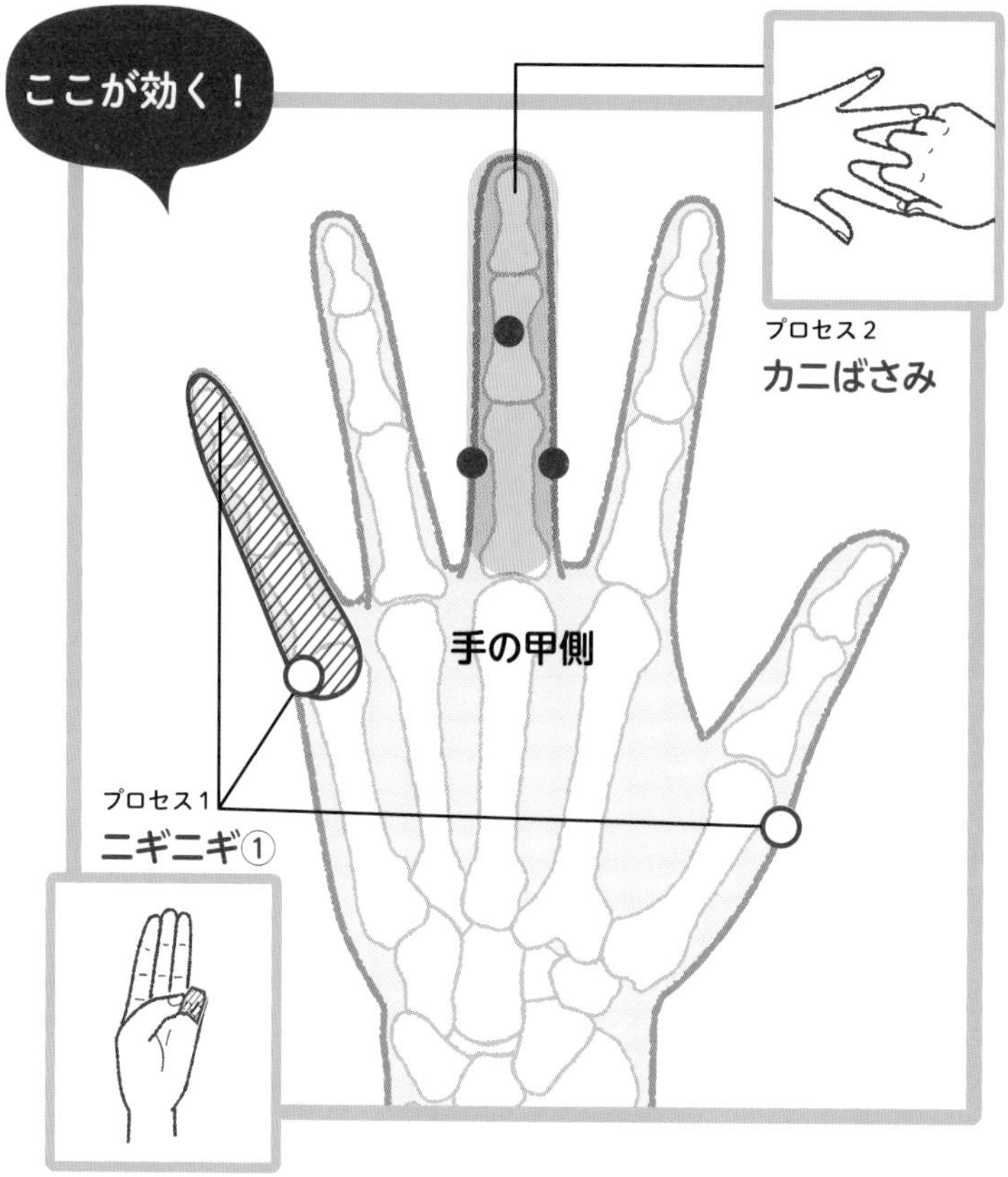

フィンガーストレッチが効果あり

猫背・巻き肩には「3・2・1フィンガーストレッチ」が最も効果的なケアです。特に中指を伸ばす動作を意識して、しっかり行いましょう。これを毎日行うことで、かなり改善が期待できます。猫背、巻き肩を起こす姿勢は、同時に首、肩もこる姿勢をとっているので、首、肩こりを軽減する中指刺激も行いましょう。カニばさみで中指の側面と骨に沿って、付け根方向にていねいにねじりもみしていきます。

プロセス　ニギニギ❶

1・小指を曲げて親指で押さえ・手の甲側から握る

左手の手のひらを自分のほうに向け、中指が体の中心線のところにくるようにして、小指を曲げて親指で押さえ、大きく息を吸います。

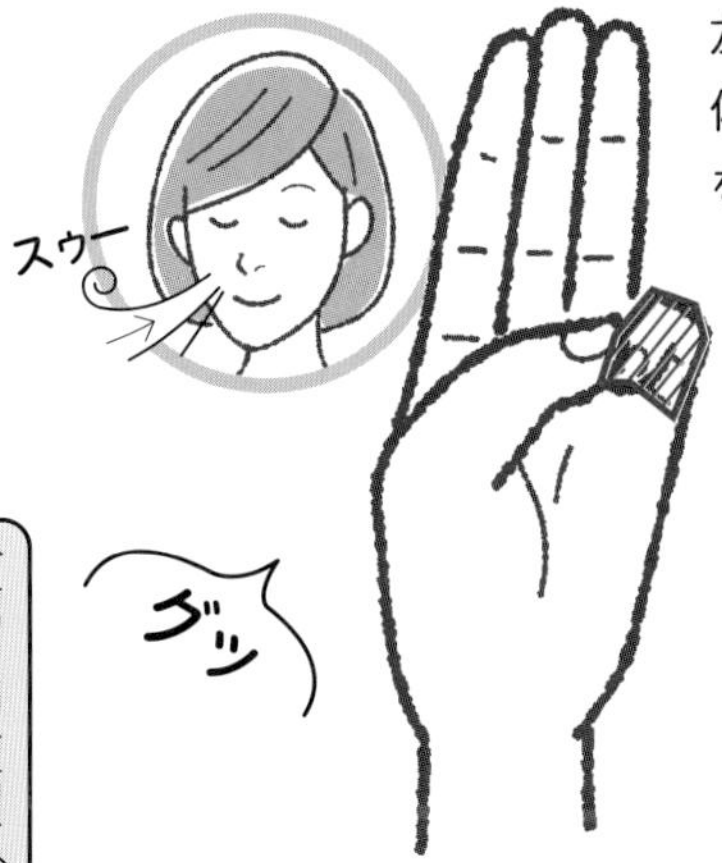

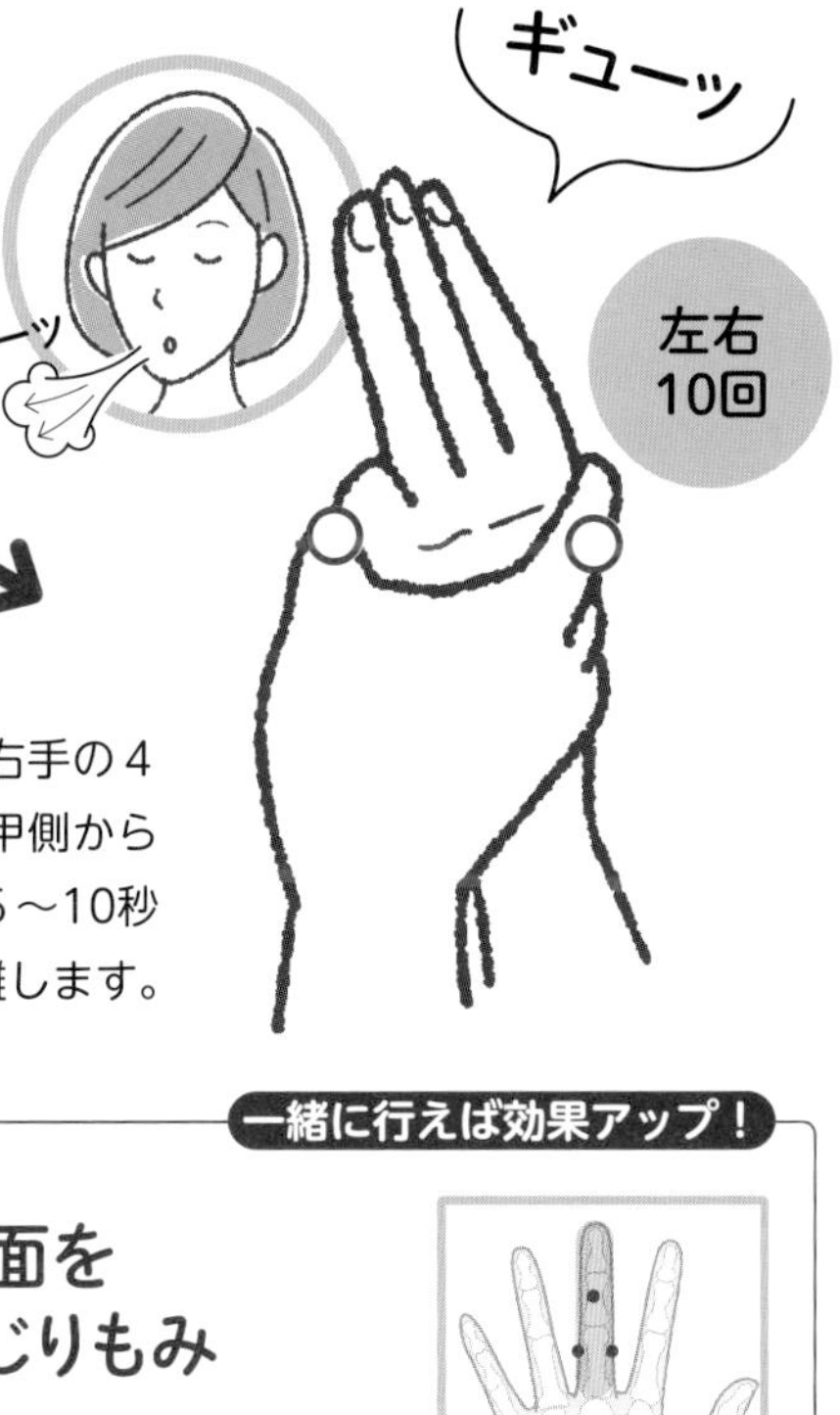

右手の親指で左手の小指の付け根を、右手の４指で左手の親指の付け根を持ち、手の甲側から手首まで全体を握りしめます。同時に５～10秒かけて息を吐き、吐き切ったら右手を離します。

一緒に行えば効果アップ！

プロセス　カニばさみ

2・中指の側面と背面を・カニばさみでねじりもみ

中指の側面をカニばさみでねじりもみします。背面も同様にカニばさみでねじりもみします。必ず先端から付け根の方向へ刺激します。

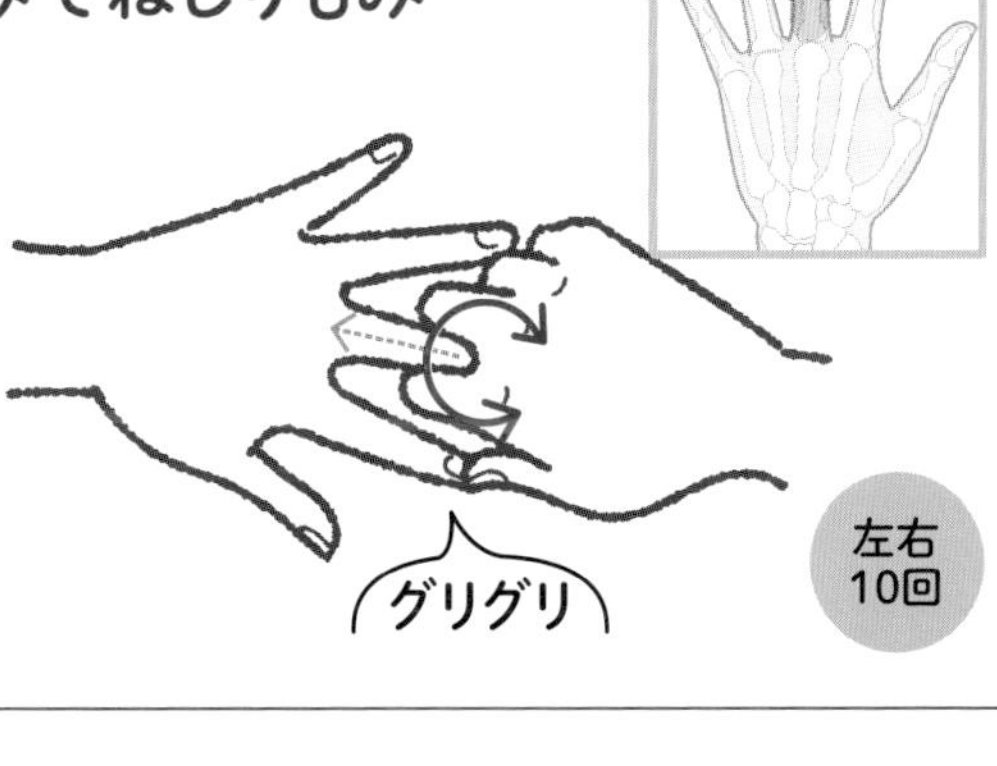

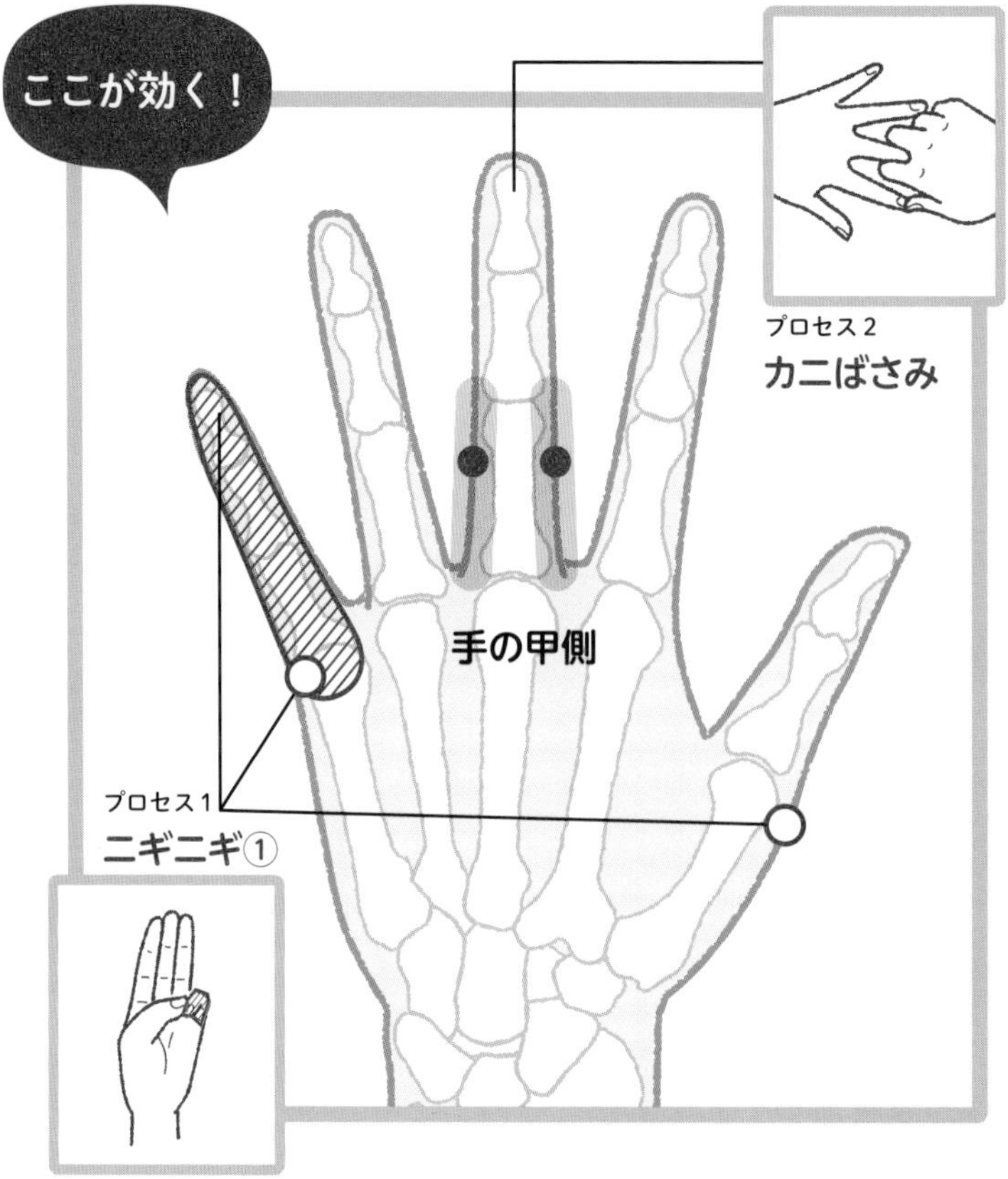

外科的な
悩み・痛み
⑤
背中・肩

肩こり

✓ニギニギ①
✓カニばさみ

中指の第2関節付近を刺激

肩に対応するのは中指です。肩こりを改善したいときは、中指の第2関節付近を刺激します。特に第2関節の側面をカニばさみで刺激すると、痛みが強い人が多く、ここがポイントになります。毎日行う「3・2・1フィンガーストレッチ」も肩こりによく効きますので「肩がこっているな」と感じたら、いつもよりていねいに行いましょう。

プロセス　ニギニギ❶

1 小指を曲げて親指で押さえ手の甲側から握る

左手の手のひらを自分のほうに向け、中指が体の中心線のところにくるようにして、小指を曲げて親指で押さえ、大きく息を吸います。

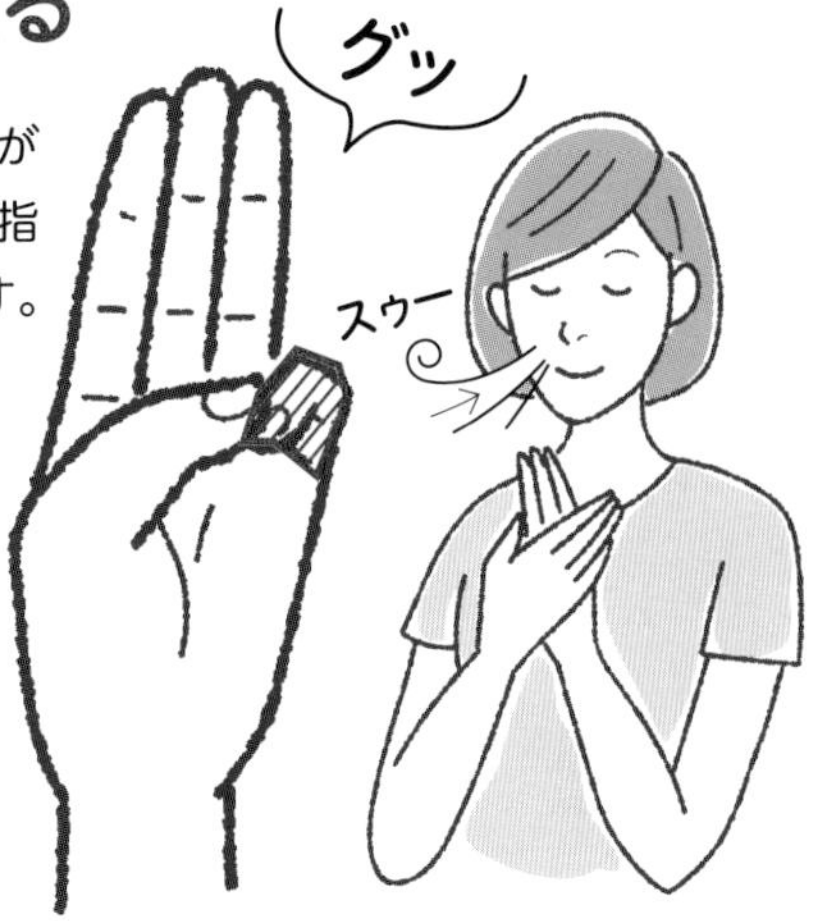

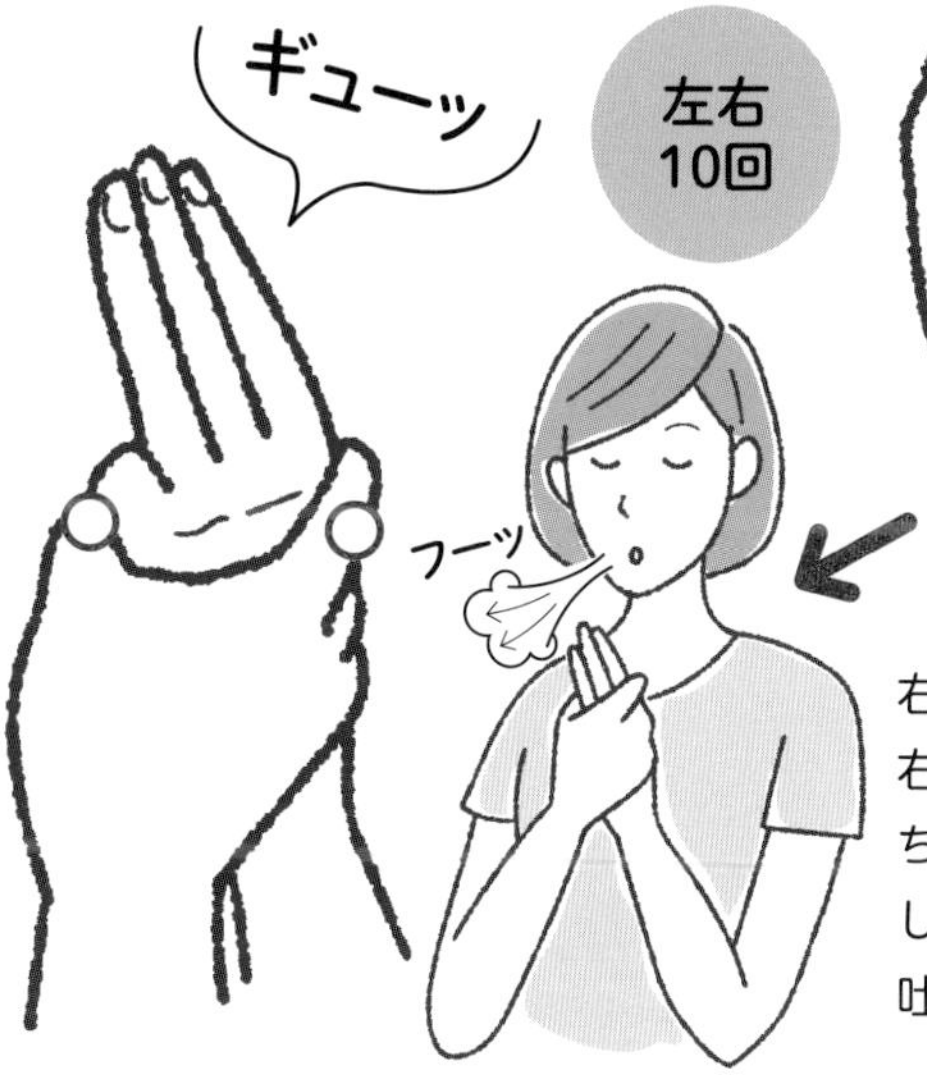

右手の親指で左手の小指の付け根を、右手の４指で左手の親指の付け根を持ち、手の甲側から手首まで全体を握りしめます。同時に５～10秒かけて息を吐き、吐き切ったら右手を離します。

一緒に行えば効果アップ！

プロセス　カニばさみ

2 中指の側面をカニばさみでねじりもみ

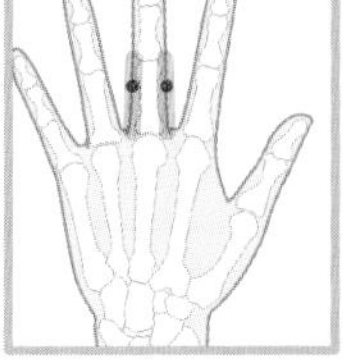

中指の側面、第２関節付近をカニばさみで強くねじりもみします。必ず先端から付け根の方向へ刺激します。

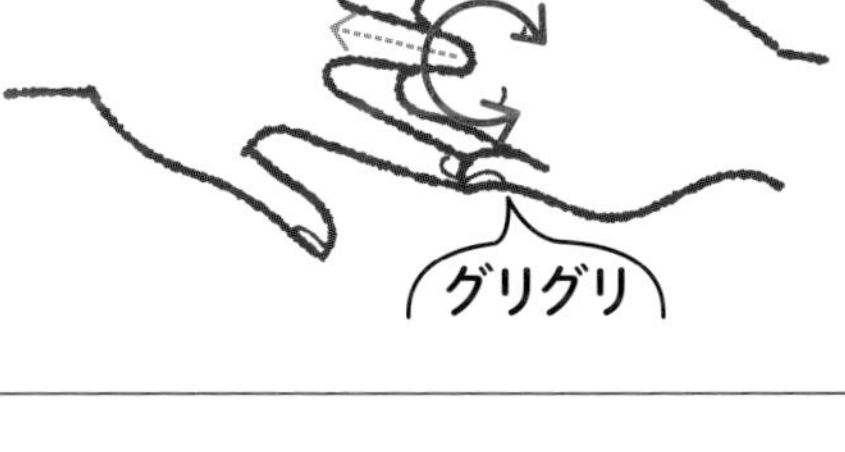

左右
10回

外科的な悩み・痛み

⑥

首

首のこり・痛み

☑ニギニギ①
☑カニばさみ

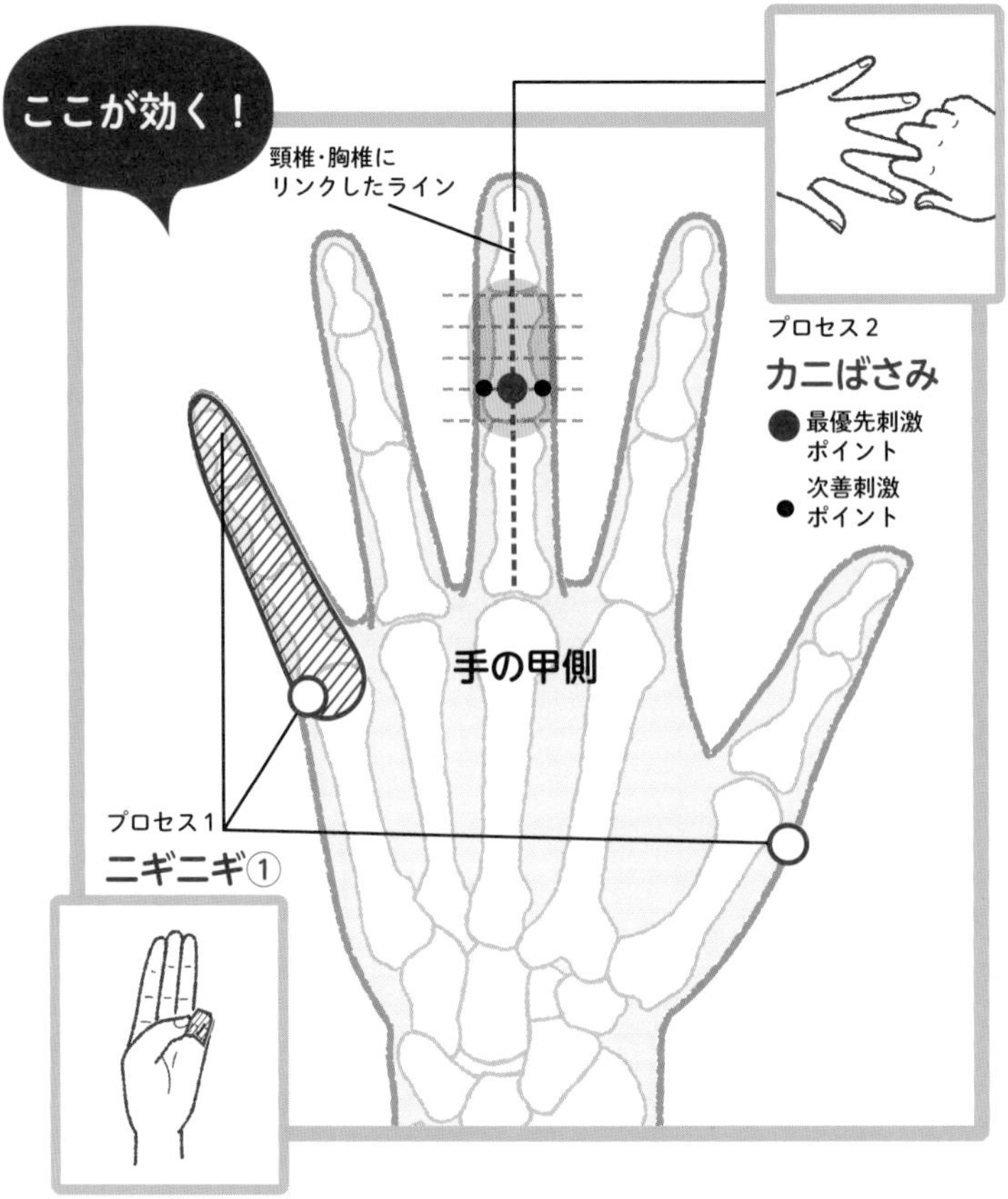

中指の関節付近を刺激

首のこり・痛みは腰痛同様、筋肉のトラブルと骨のゆがみによるものの2つに分けられます。首の筋肉がこっている場合は、ニギニギ運動①と中指の対応エリア刺激でほとんど改善します。頸椎の歪みによる場合は「3・2・1フィンガーストレッチ」も効果があります。中指の第1関節と第2関節のあいだの下から4分の1のところをピンポイントで刺激すると、大きく改善します。

プロセス ニギニギ❶

1：小指を曲げて親指で押さえ手の甲側から握る

左手の手のひらを自分のほうに向け、中指が体の中心線のところにくるようにして、小指を曲げて親指で押さえ、大きく息を吸います。

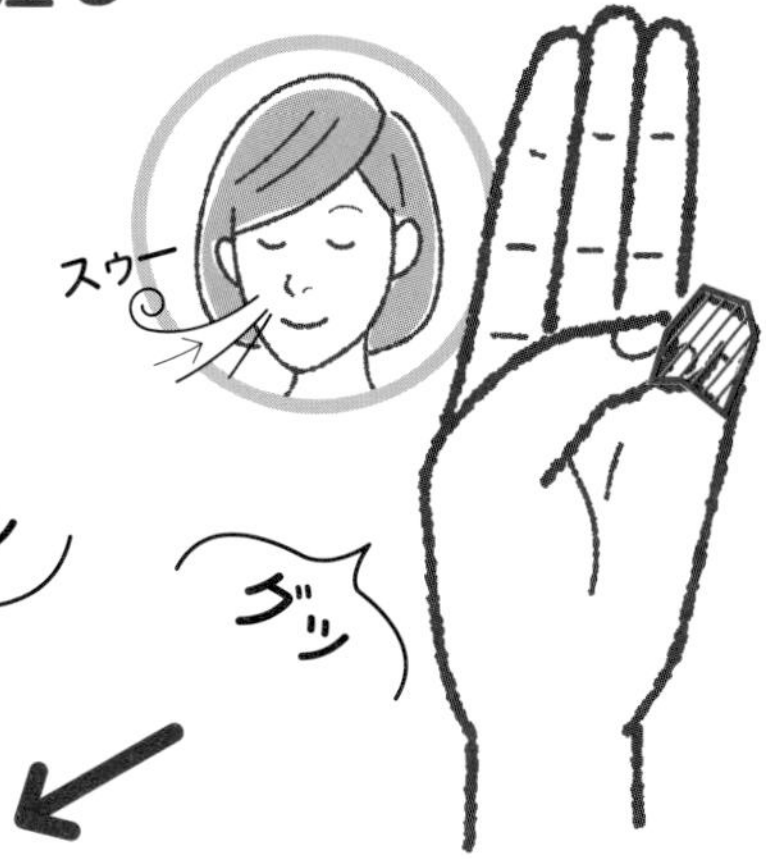

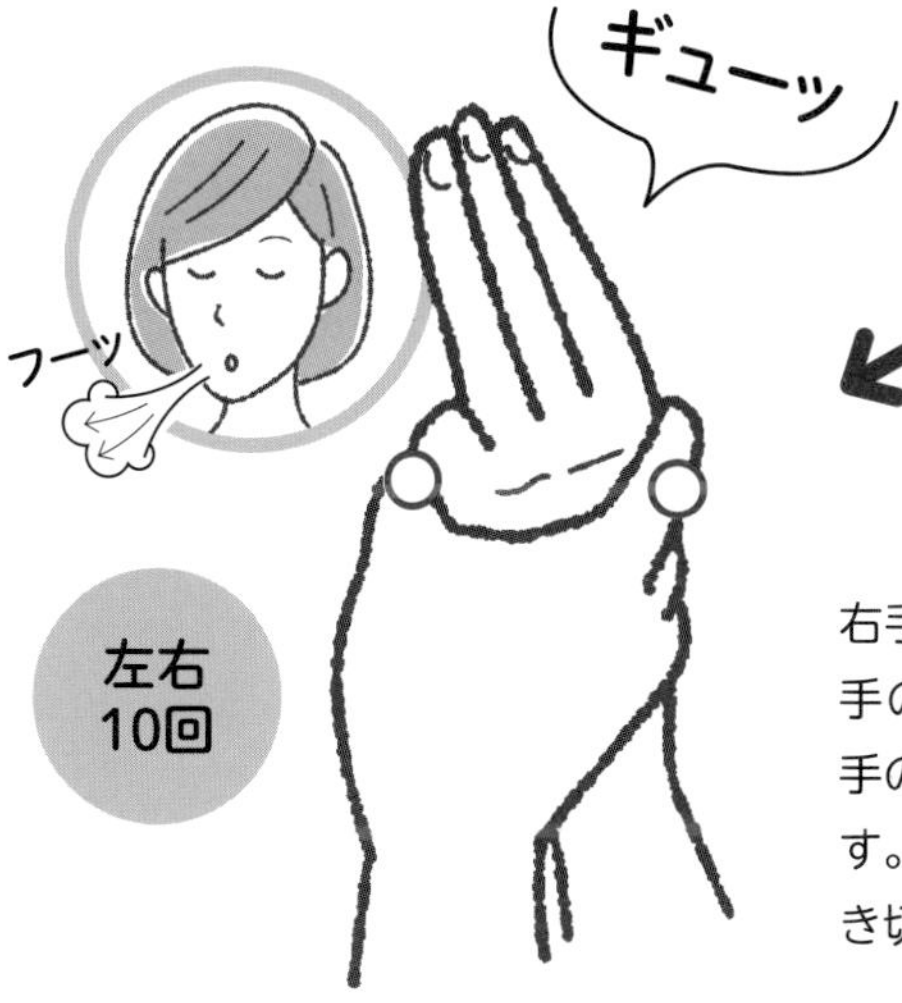

左右
10回

右手の親指で左手の小指の付け根を、右手の４指で左手の親指の付け根を持ち、手の甲側から手首まで全体を握りしめます。同時に５～10秒かけて息を吐き、吐き切ったら右手を離します。

一緒に行えば効果アップ！

プロセス カニばさみ

2：中指の第1関節と第2関節の骨の上をカニばさみでねじりもみする

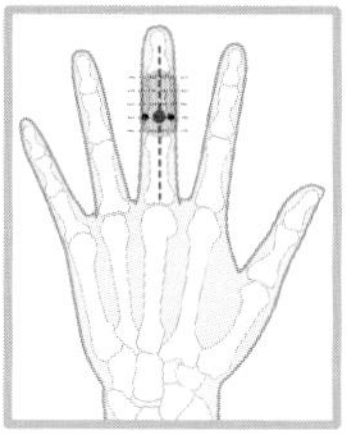

中指の第１関節と第２関節のあいだをカニばさみではさみ、骨の上を付け根方面に向けてグリグリとねじりもみします。ピンポイントのあたりは特に入念に。

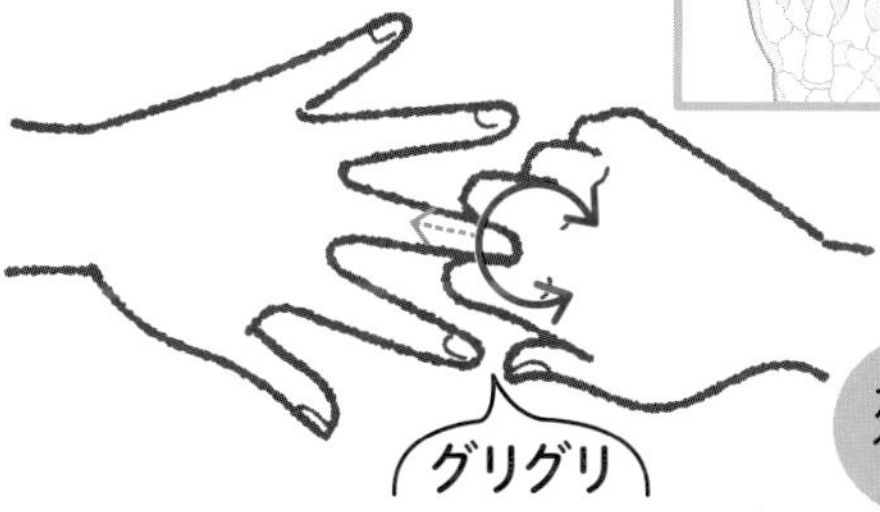

左右
10回

外科的な悩み・痛み

⑦

首

寝違え

☑ニギニギ①
☑カニばさみ

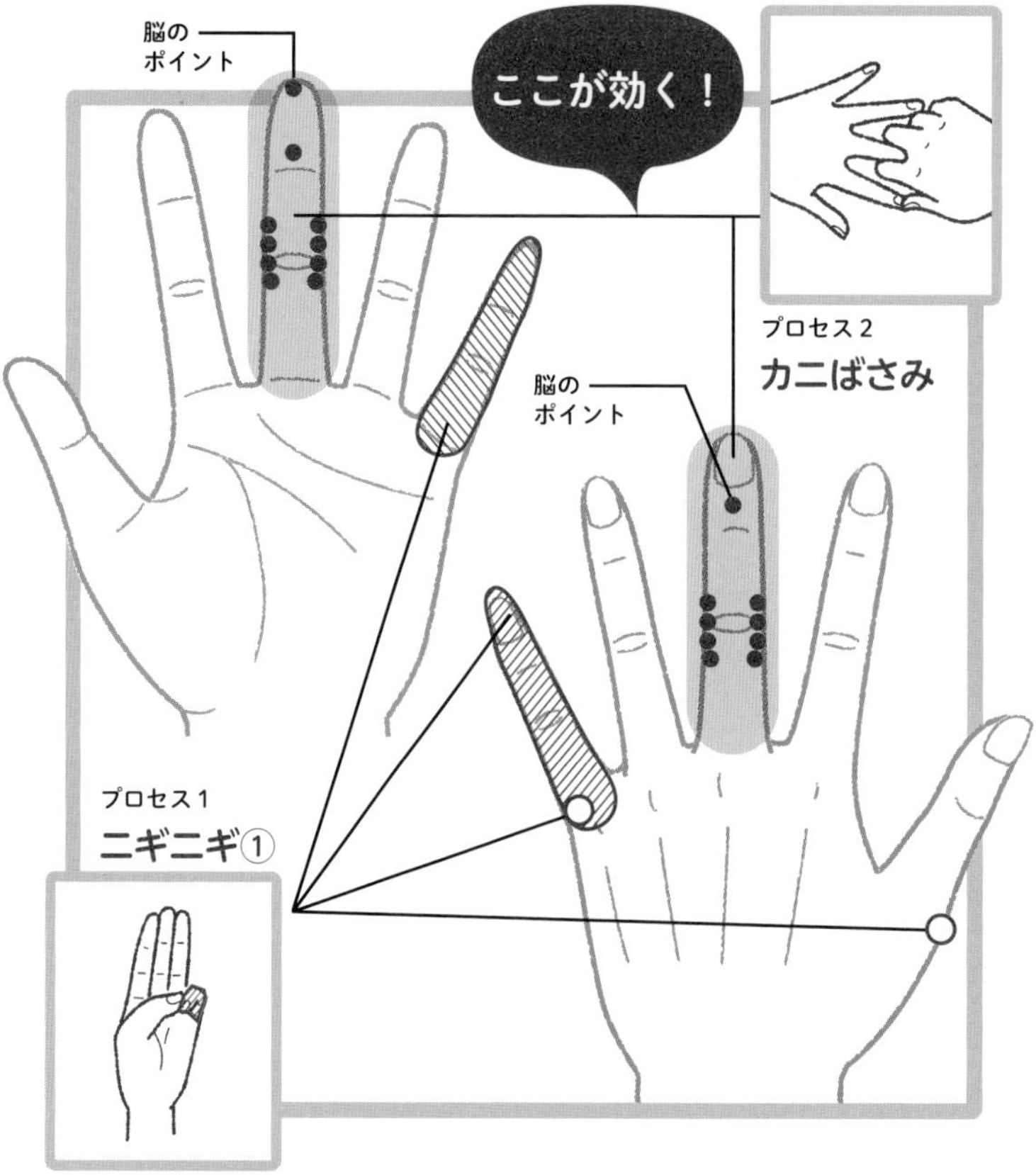

症状があるほうの手の中指全体

それまでの筋肉疲労の蓄積や長時間の不自然な姿勢など、何かのきっかけで起こるもので、意外に根が深い症状です。首が痛む側の手の中指全体を先に刺激します。ピンポイントでは首、肩、脇、背中にリンクしたところと、脳の疲労も考慮して、脳のポイント2ケ所も加えています。毎日続けたい「3・2・1フィンガーストレッチ」は、症状の緩和にも再発予防にもおすすめです。

プロセス　ニギニギ①

1 小指を曲げて親指で押さえ手の甲側から握る

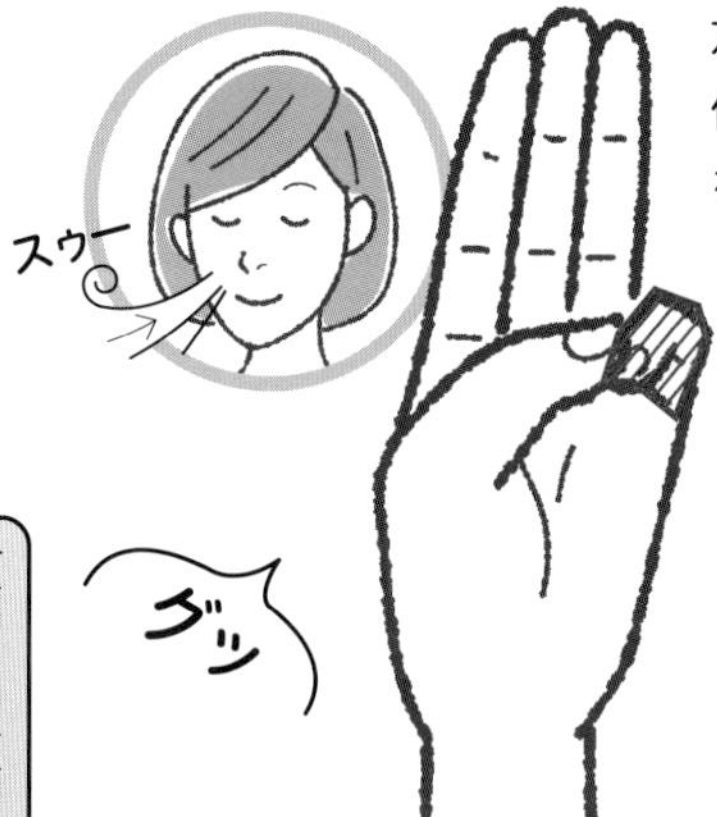

左手の手のひらを自分のほうに向け、中指が体の中心線のところにくるようにして、小指を曲げて親指で押さえ、大きく息を吸います。

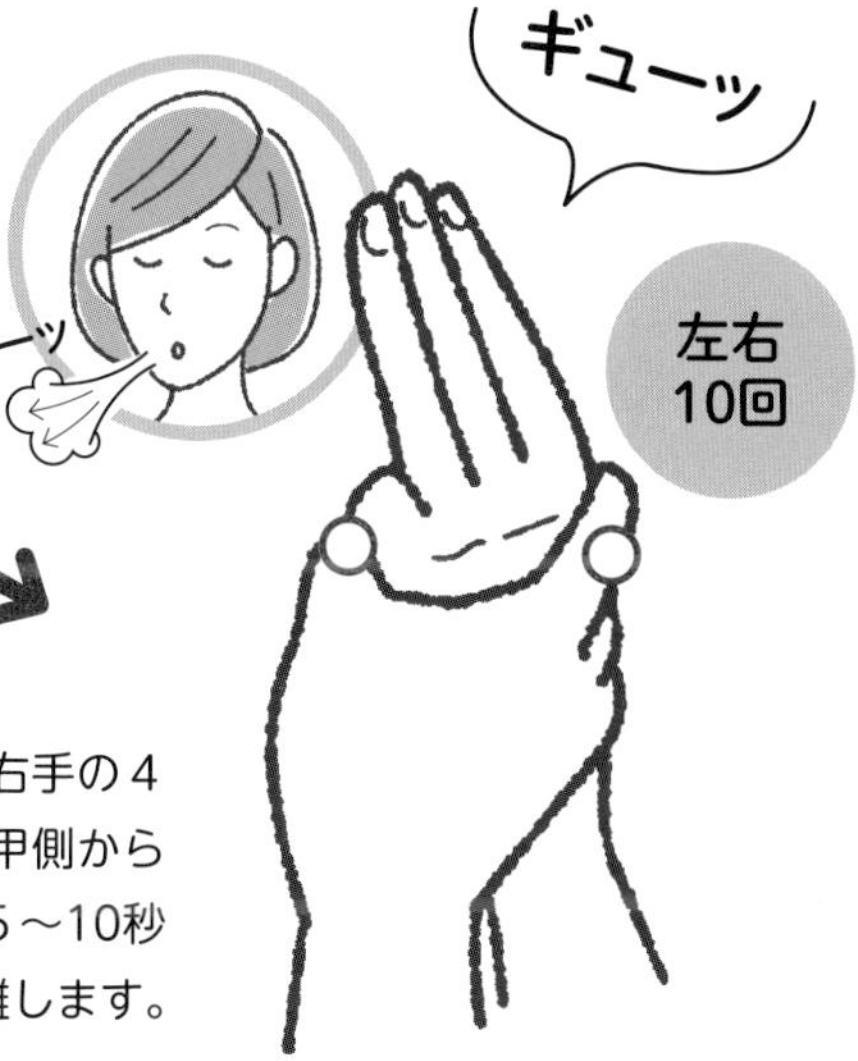

右手の親指で左手の小指の付け根を、右手の４指で左手の親指の付け根を持ち、手の甲側から手首まで全体を握りしめます。同時に５～10秒かけて息を吐き、吐き切ったら右手を離します。

一緒に行えば効果アップ！

プロセス　カニばさみ

2 中指の先端から付け根までカニばさみでねじりもみ

中指の先端から付け根までの側面を、指の先端から付け根の方向へカニばさみでねじりもみします。中指の正面も同様に。ポイントの集まっている第２関節付近は特に念入りに。

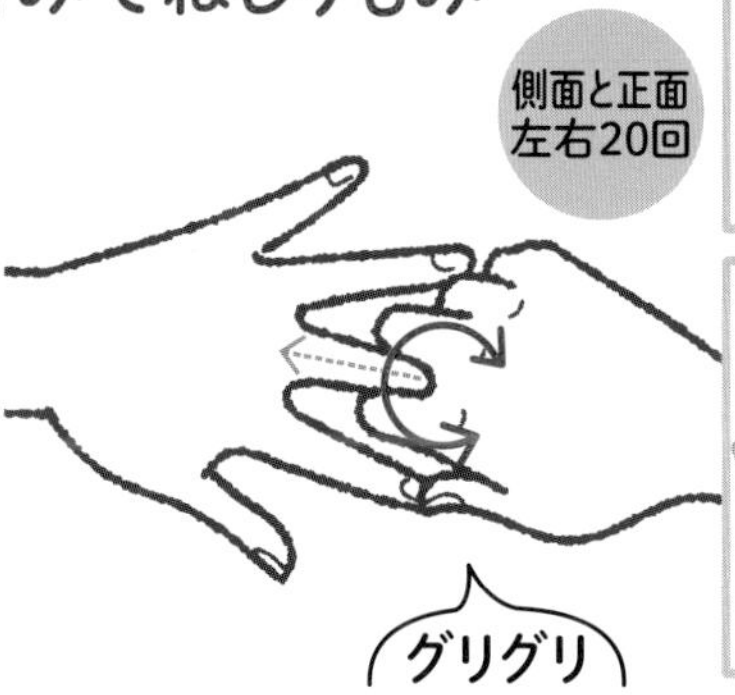

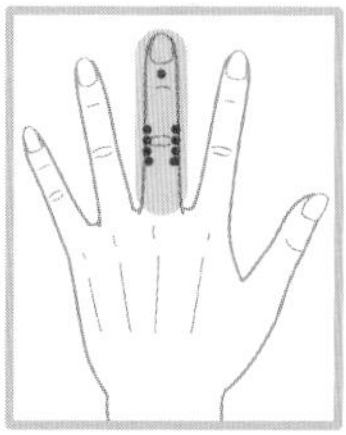

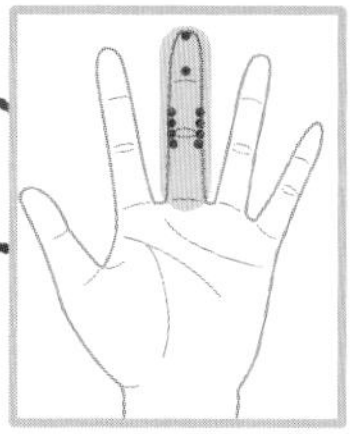

外科的な悩み・痛み
⑧

肩

四十肩・五十肩

✓ニギニギ②
✓押しモミ

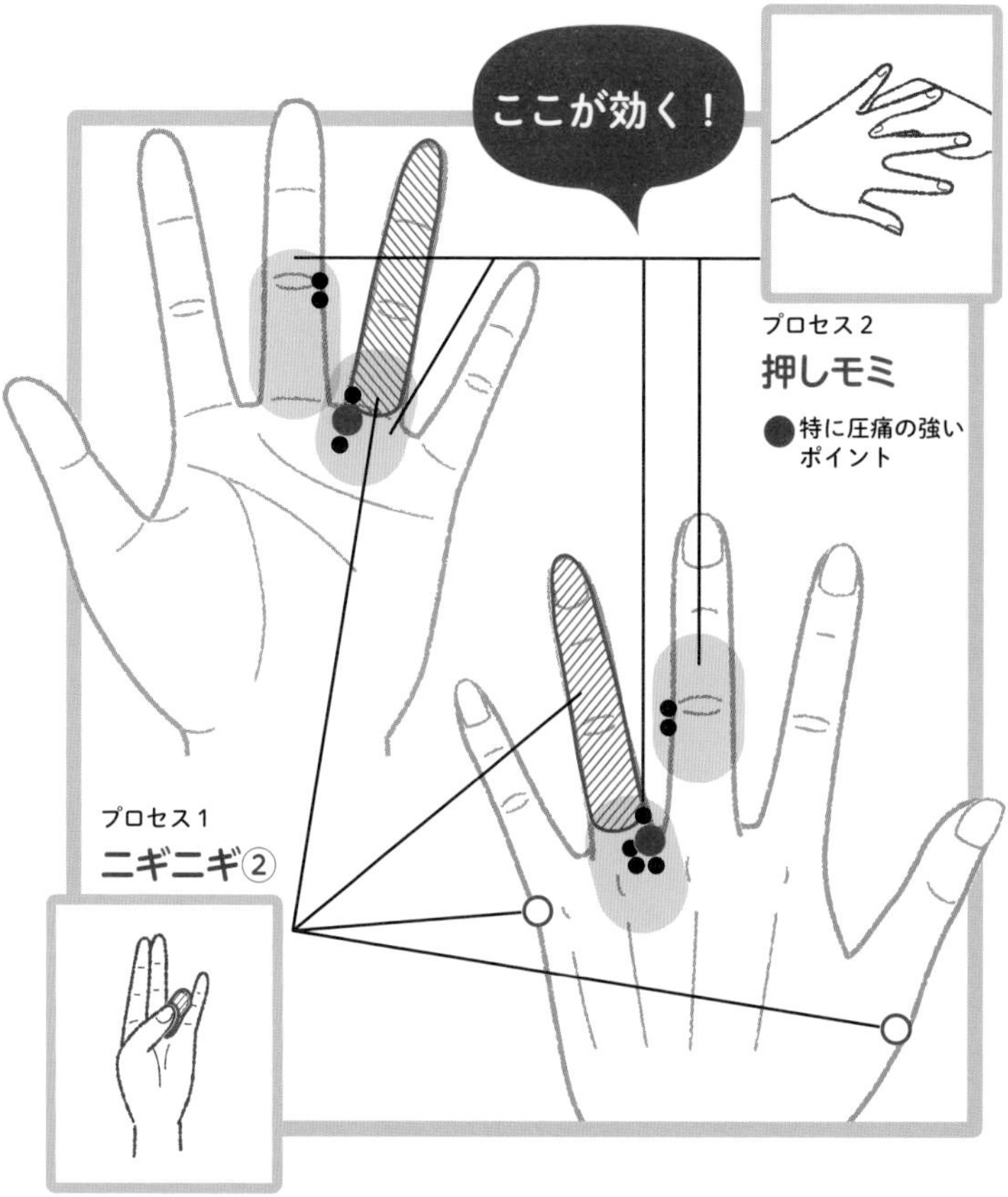

中指と薬指で痛むところを探す

寝違えと同じく、発症のメカニズムが解明されておらず、個人差が大きい症状です。時間が経つとじょじょに痛みは治まりますが、肩の可動域が狭まります。多くは片方の肩に発症しますので、肩が痛む側の中指と薬指を刺激します。中指の第2関節と薬指の付け根付近を押しモミして、特に痛むところを見つけてしっかり刺激します。痛むポイントはじょじょに移動していきます。

プロセス　ニギニギ❷

1 薬指を曲げて親指で押さえ手の甲側から握る

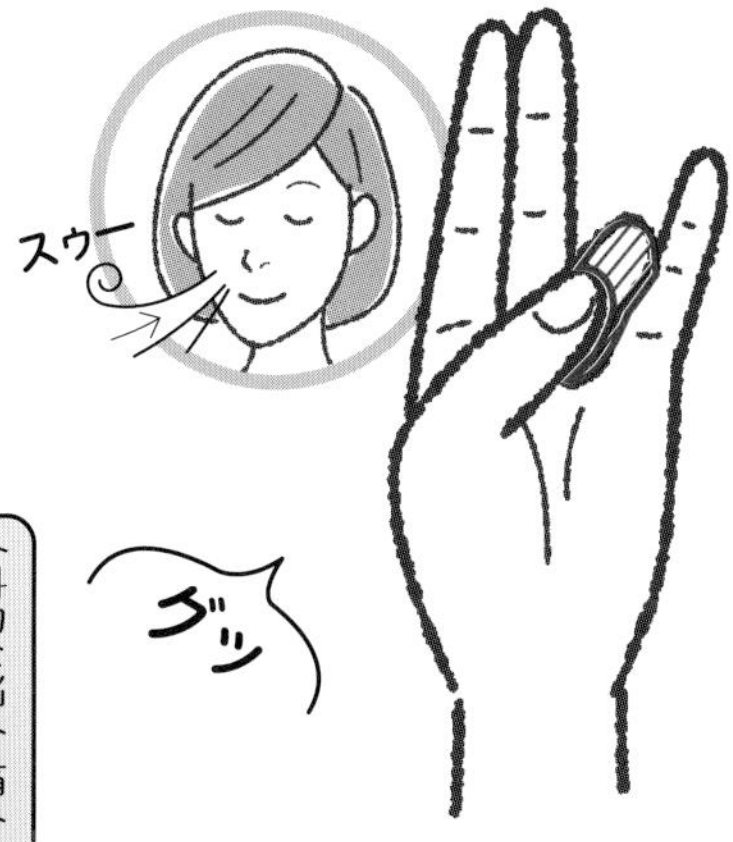

左手の手のひらを自分のほうに向け、中指が体の中心線のところにくるようにして、薬指を曲げて親指で押さえ、大きく息を吸います。

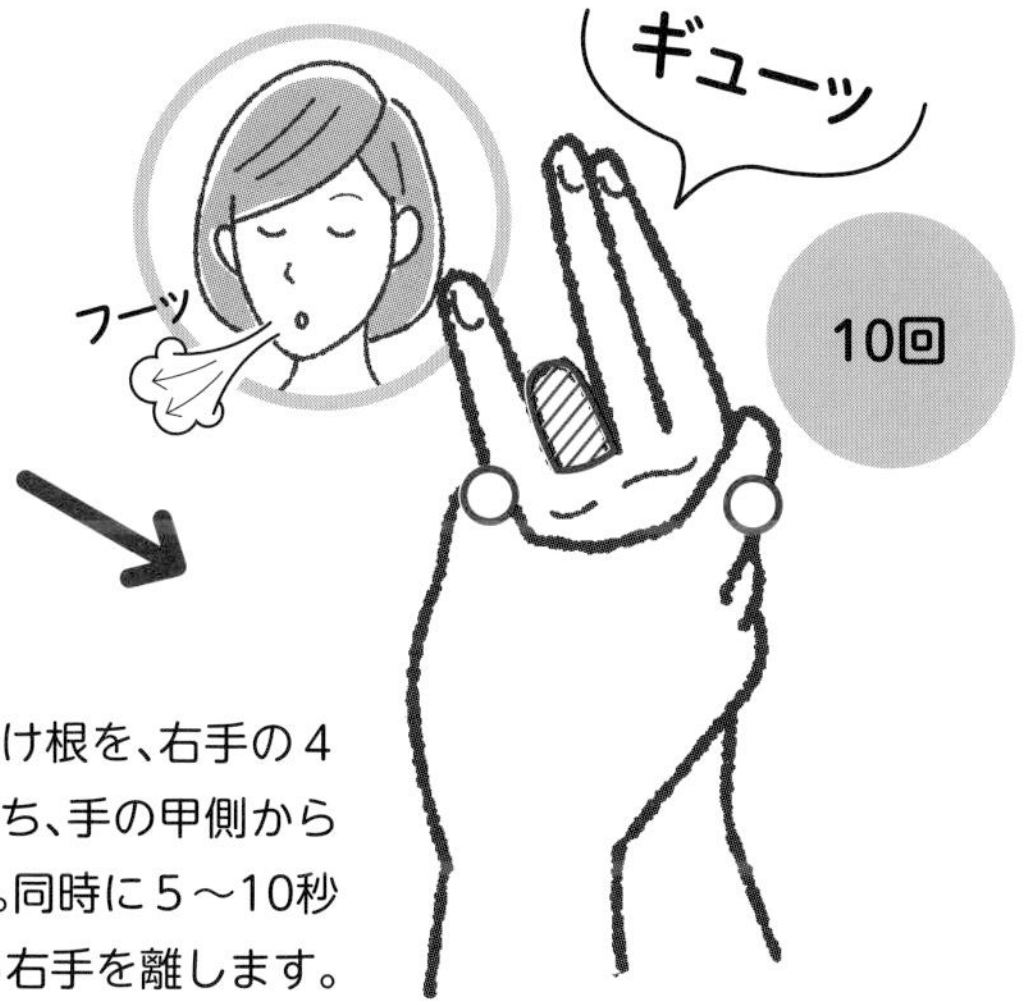

10回

右手の親指で左手の小指の付け根を、右手の４指で左手の親指の付け根を持ち、手の甲側から手首まで全体を握りしめます。同時に５～10秒かけて息を吐き、吐き切ったら右手を離します。

一緒に行えば効果アップ！

プロセス　押しモミ

2 中指の第2関節付近と薬指の付け根付近を押しモミ

各エリア10回

中指の第２関節の側面と薬指の付け根の手の甲側と手のひら側を押しモミします。特に薬指の付け根付近は、手の甲側も手のひら側のポイントも刺激します。

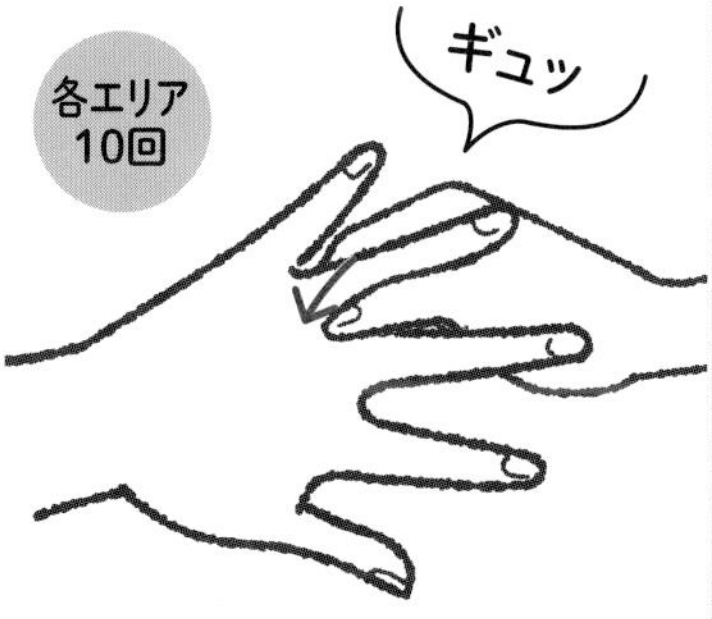

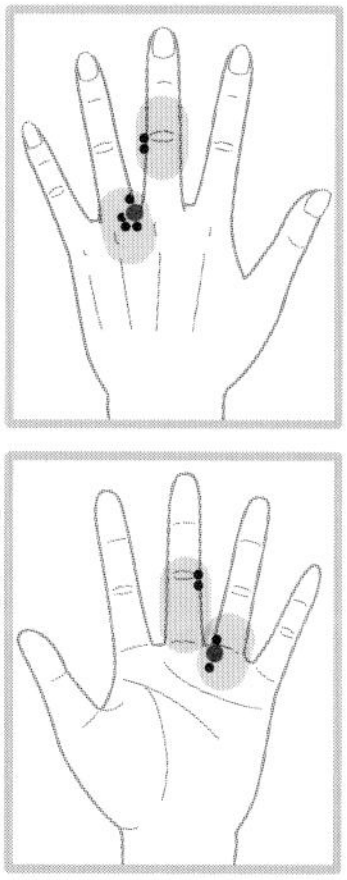

外科的な悩み・痛み

⑨

脚

股関節痛

☑ニギニギ①
☑押しモミ

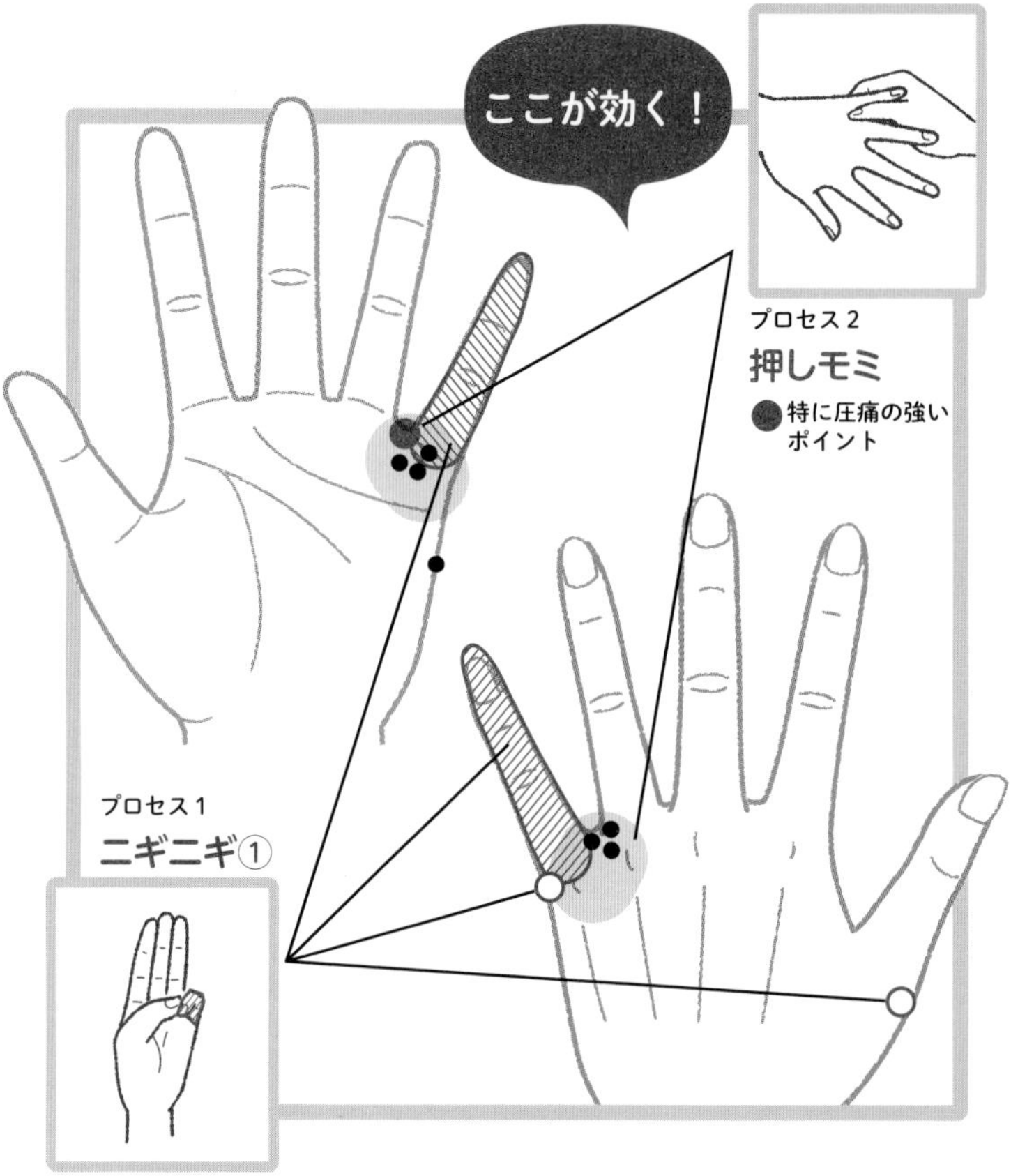

小指の付け根がポイント

股関節は小指の付け根とリンクしているので、ニギニギ運動①で効果が期待できます。痛む側の手をていねいに行いましょう。小指の中でも薬指側の付け根付近に強い痛みがあることが多く、この付近をしっかり押しモミします。痛みがあまり感じられない場合はポイントがずれている可能性があるので、その周囲を丹念に押して、ポイントを探しましょう。

プロセス ニギニギ①

1・小指を曲げて親指で押さえ・手の甲側から握る

左手の手のひらを自分のほうに向け、中指が体の中心線のところにくるようにして、小指を曲げて親指で押さえ、大きく息を吸います。

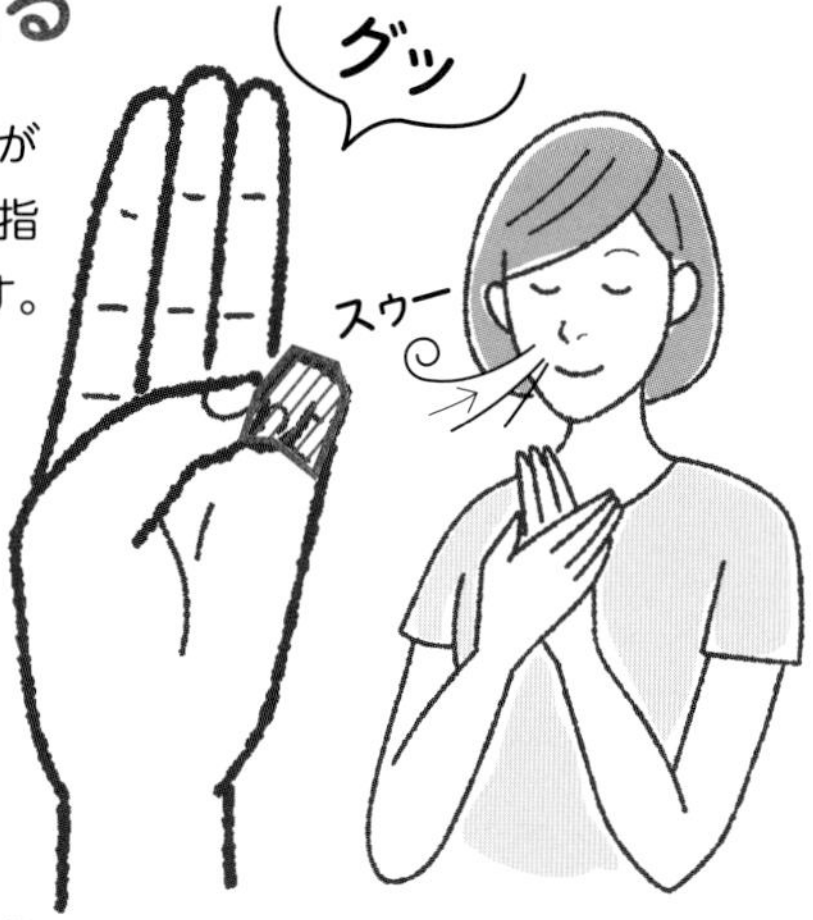

10回

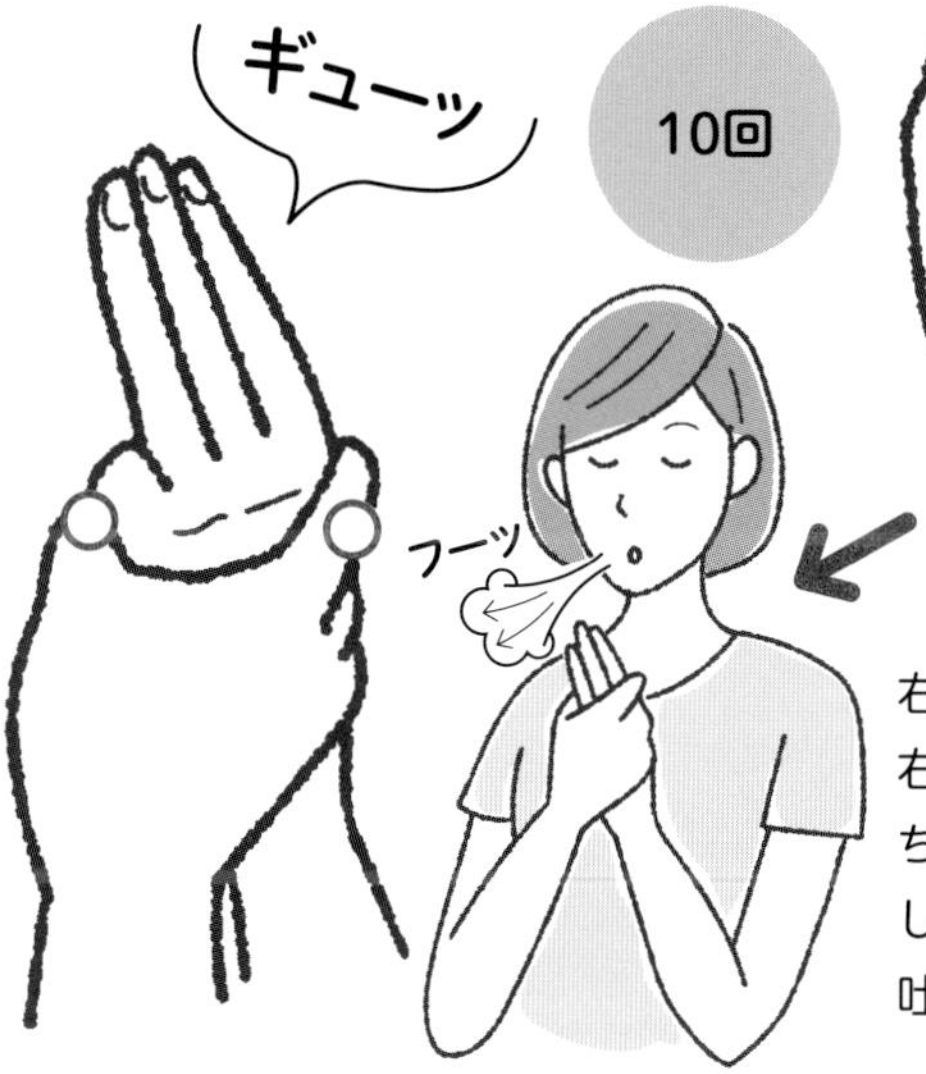

右手の親指で左手の小指の付け根を、右手の4指で左手の親指の付け根を持ち、手の甲側から手首まで全体を握りしめます。同時に5～10秒かけて息を吐き、吐き切ったら右手を離します。

一緒に行えば効果アップ！

プロセス 押しモミ

2・股関節が痛む側の小指の・付け根を丹念に押す

手の甲側&手のひら側 各10回

小指の付け根の薬指に近いエリアを押しモミします。手の甲側からと手のひら側の両方から押し、いちばん痛むところがポイントです。痛みを感じてもしっかり押しモミします。

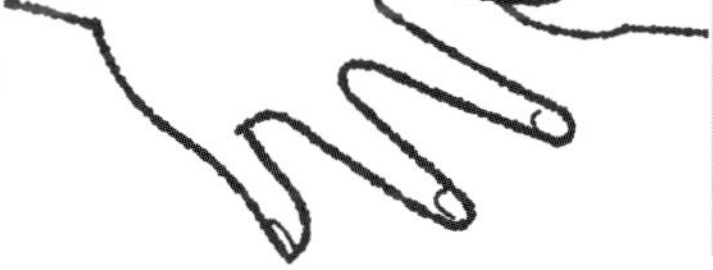

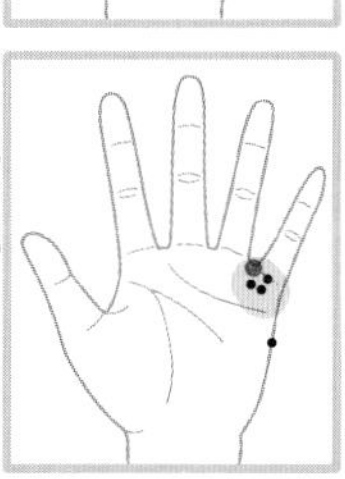

外科的な悩み・痛み
⑩
脚

ひざの痛み

☑ニギニギ①
☑カニばさみ

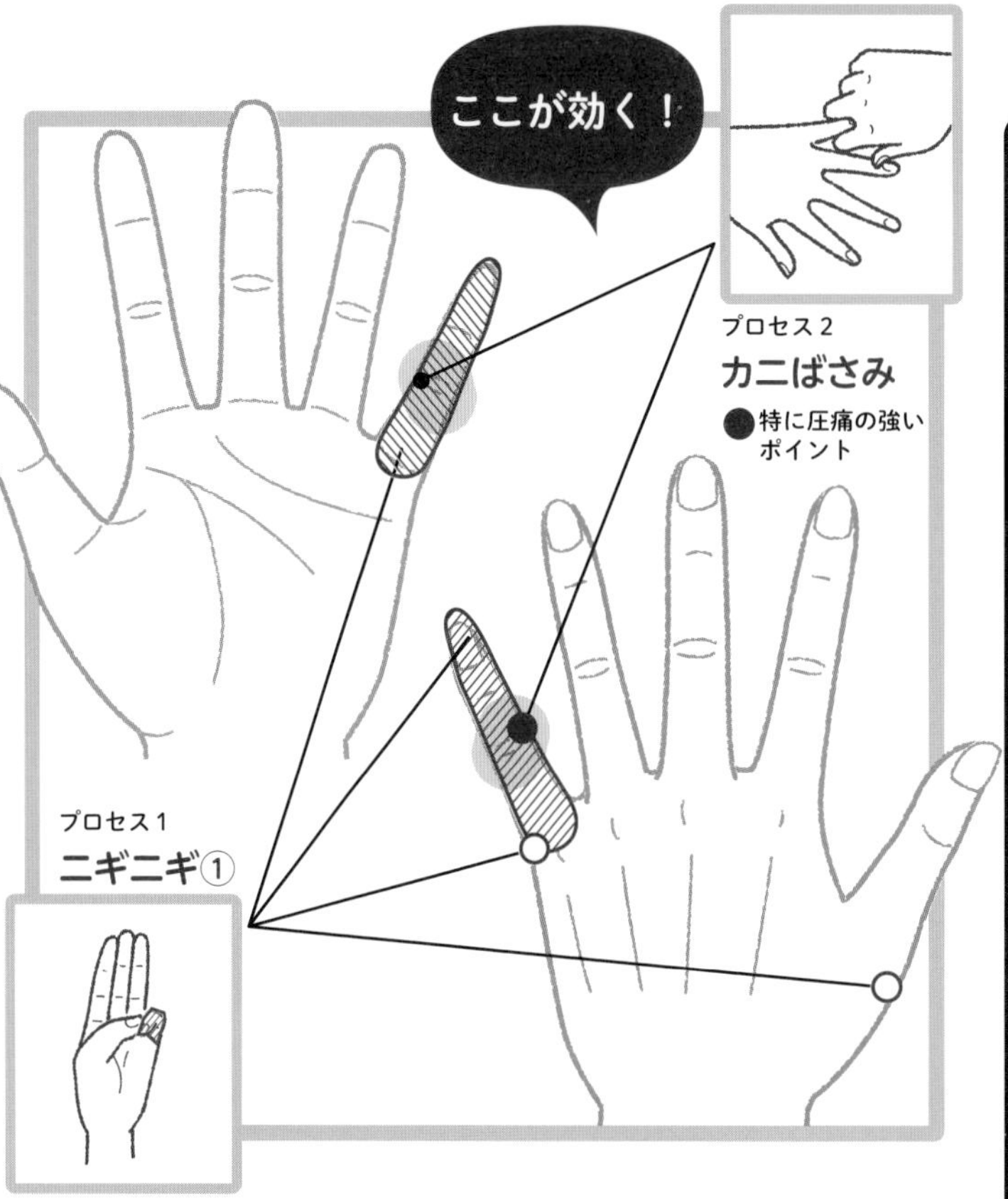

小指の第2関節付近を刺激

小指を意識して伸ばす「3・2・1フィンガーストレッチ」や、プロセス1のニギニギ運動①が効果があります。エリアでは小指の第2関節付近をカニばさみで刺激します。ひざが痛むほうの手から先に行い、反対側の手も行います。片方のひざが悪いと、悪くないほうのひざにも体重の負荷がかかり、いずれ両方が悪くなる可能性がありますから、それを予防するのが目的です。

プロセス　ニギニギ❶

1・小指を曲げて親指で押さえ・手の甲側から握る

左手の手のひらを自分のほうに向け、中指が体の中心線のところにくるようにして、小指を曲げて親指で押さえ、大きく息を吸います。

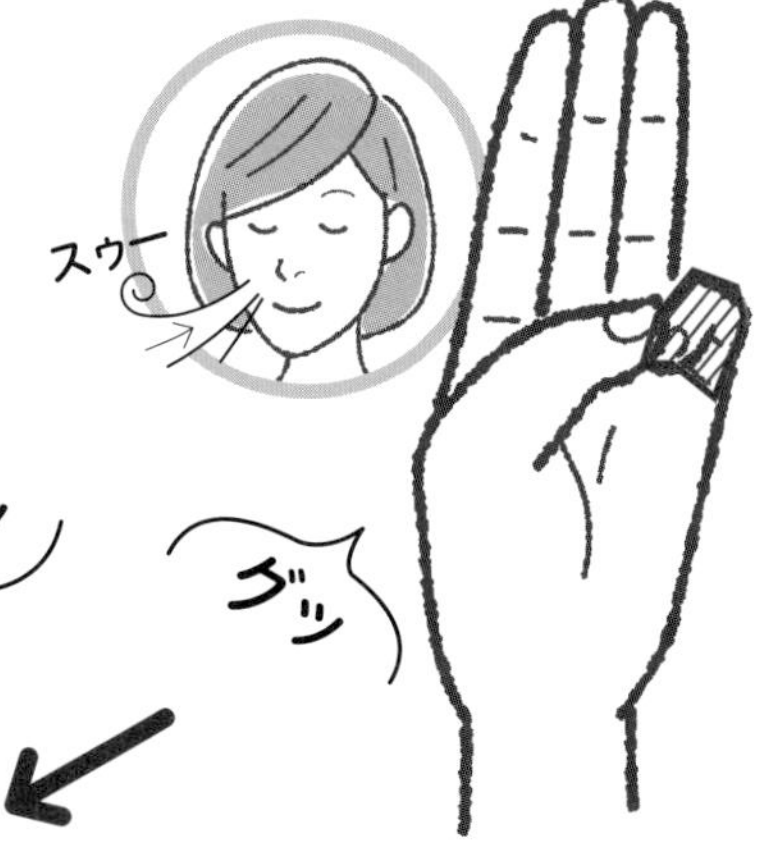

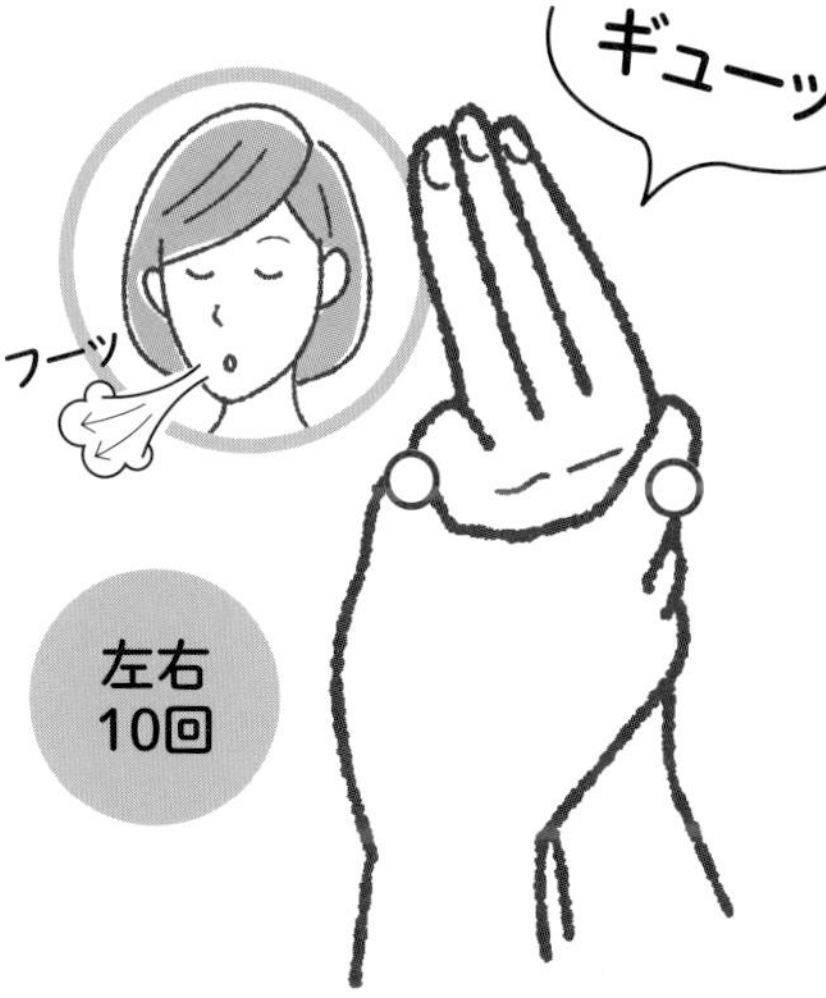

左右
10回

右手の親指で左手の小指の付け根を、右手の４指で左手の親指の付け根を持ち、手の甲側から手首まで全体を握りしめます。同時に５～10秒かけて息を吐き、吐き切ったら右手を離します。

一緒に行えば効果アップ！

プロセス　カニばさみ

2・小指の第2関節付近をカニばさみで・ねじりもみ。反対側の手も

ひざが痛む側の手の小指、第２関節付近をカニばさみでグリグリねじりもみします。薬指側の指先方向に上がったところがポイント。予防的に反対側の手も行います。

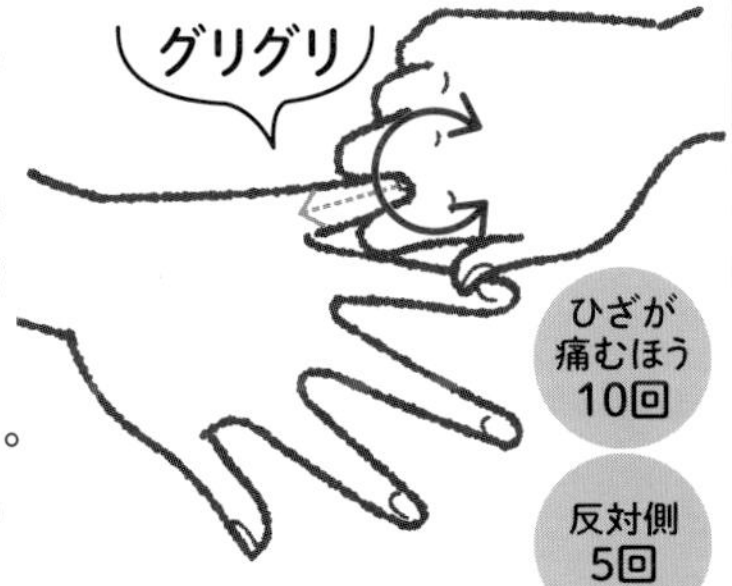

ひざが
痛むほう
10回

反対側
5回

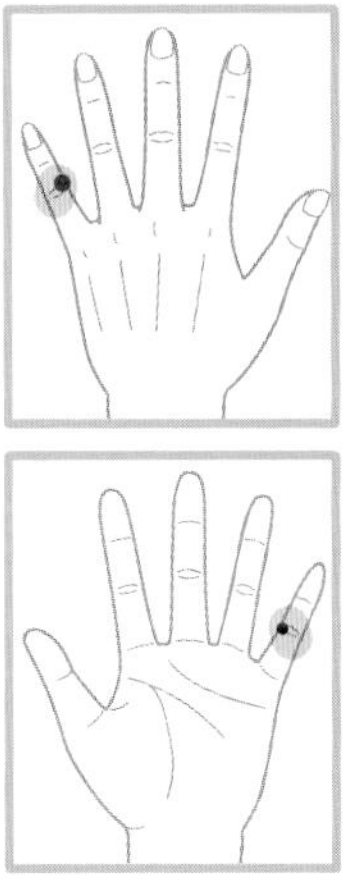

外科的な悩み・痛み
⑪
脚

座骨神経痛

☑ ニギニギ①
☑ 押しモミ

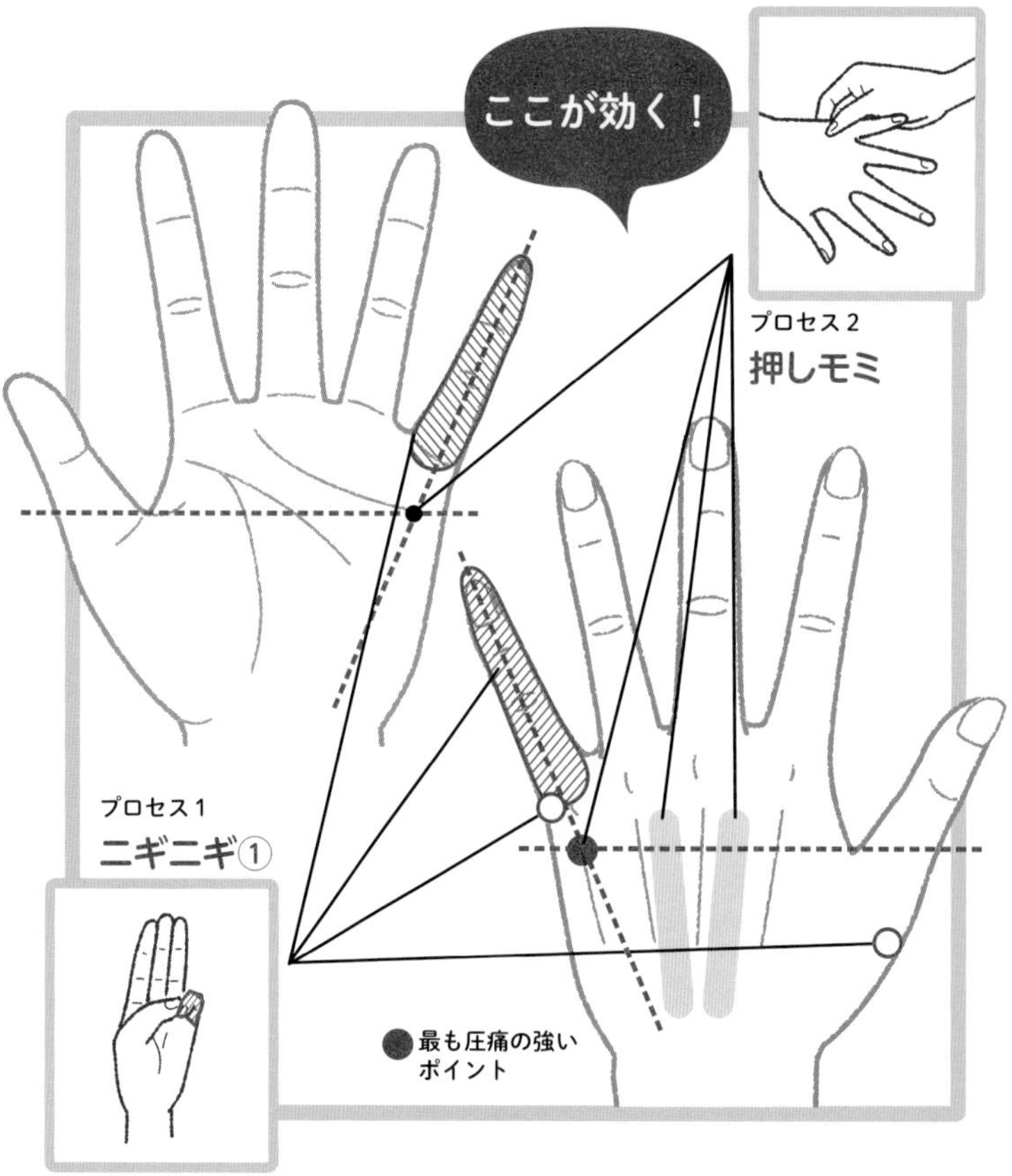

小指のラインと手の甲を刺激

座骨神経は太く長い末梢神経。鉛筆ほどの太さで、腰からつま先まで1メートルほどの長さがあります。そのため、手に刺激を与えて症状を抑えるエリアも広くなります。まずはプロセス1の「ニギニギ運動①」が効果的です。痛む側の手の小指をしっかり曲げて行いましょう。小指の縦のラインと手の横の中心線、手の甲側の骨の両側にある凹みなどを刺激します。お尻の横にリンクする小指の付け根の下のポイントは、手の甲側も手のひら側もていねいに押しモミします。

プロセス　ニギニギ❶

1・小指を曲げて親指で押さえ・手の甲側から握る

左手の手のひらを自分のほうに向け、中指が体の中心線のところにくるようにして、小指を曲げて親指で押さえ、大きく息を吸います。

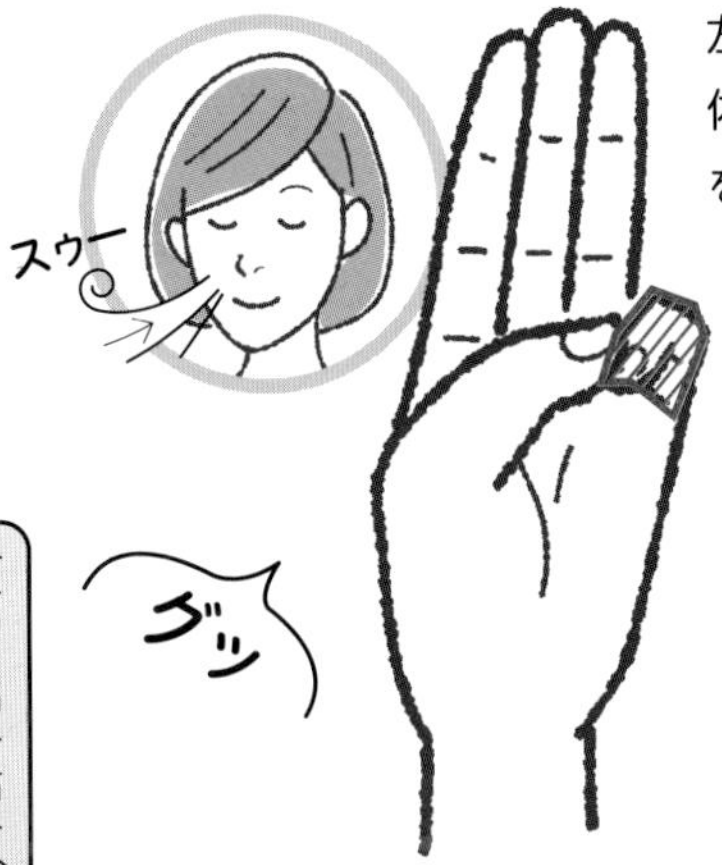

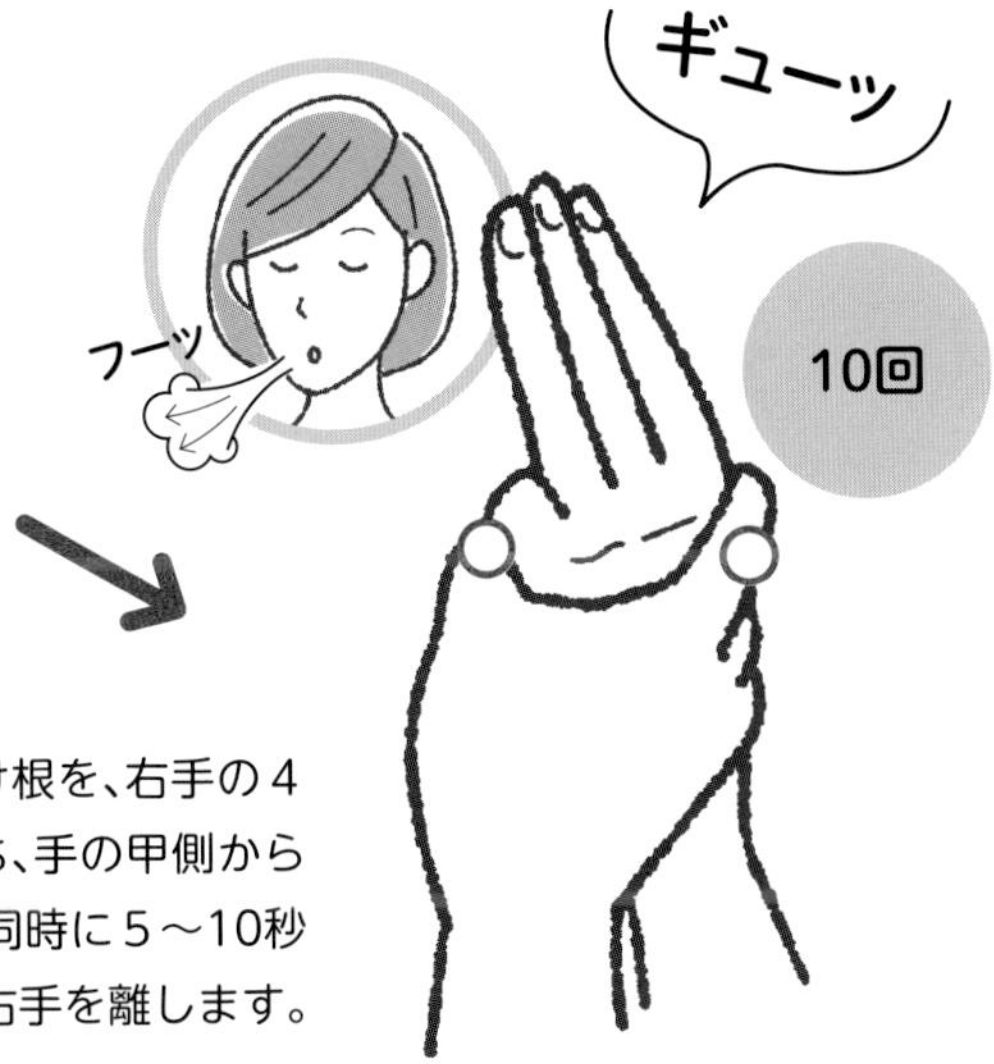

10回

右手の親指で左手の小指の付け根を、右手の４指で左手の親指の付け根を持ち、手の甲側から手首まで全体を握りしめます。同時に５～10秒かけて息を吐き、吐き切ったら右手を離します。

一緒に行えば効果アップ！

プロセス　押しモミ

2・小指と手の甲の骨と骨のあいだの・凹みをていねいに押しモミする

小指全体と手の横の中心線は手のひら側も手の甲側もしっかり押しモミします。手の甲側の指の骨と骨のあいだの凹みは痛むポイントを探しながら、ゆっくり押しモミします。

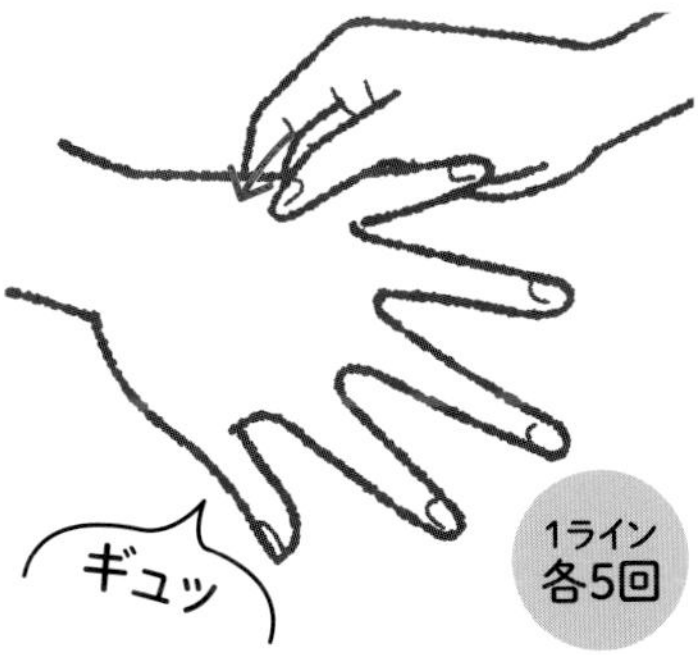

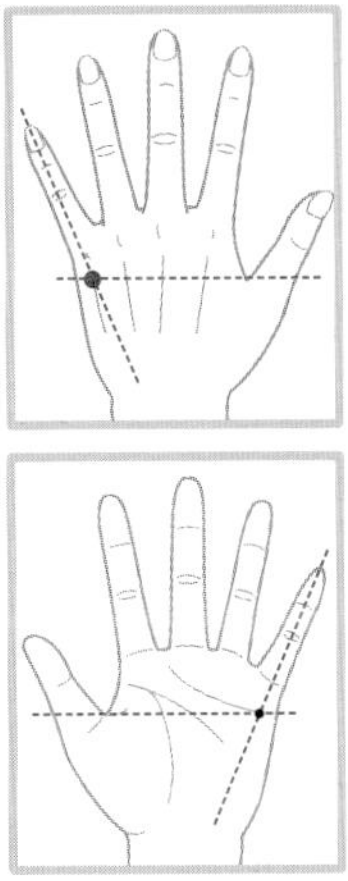

1ライン
各5回

外科的な悩み・痛み

⑫

手

腱鞘炎

☑ニギニギ②
☑カニばさみ

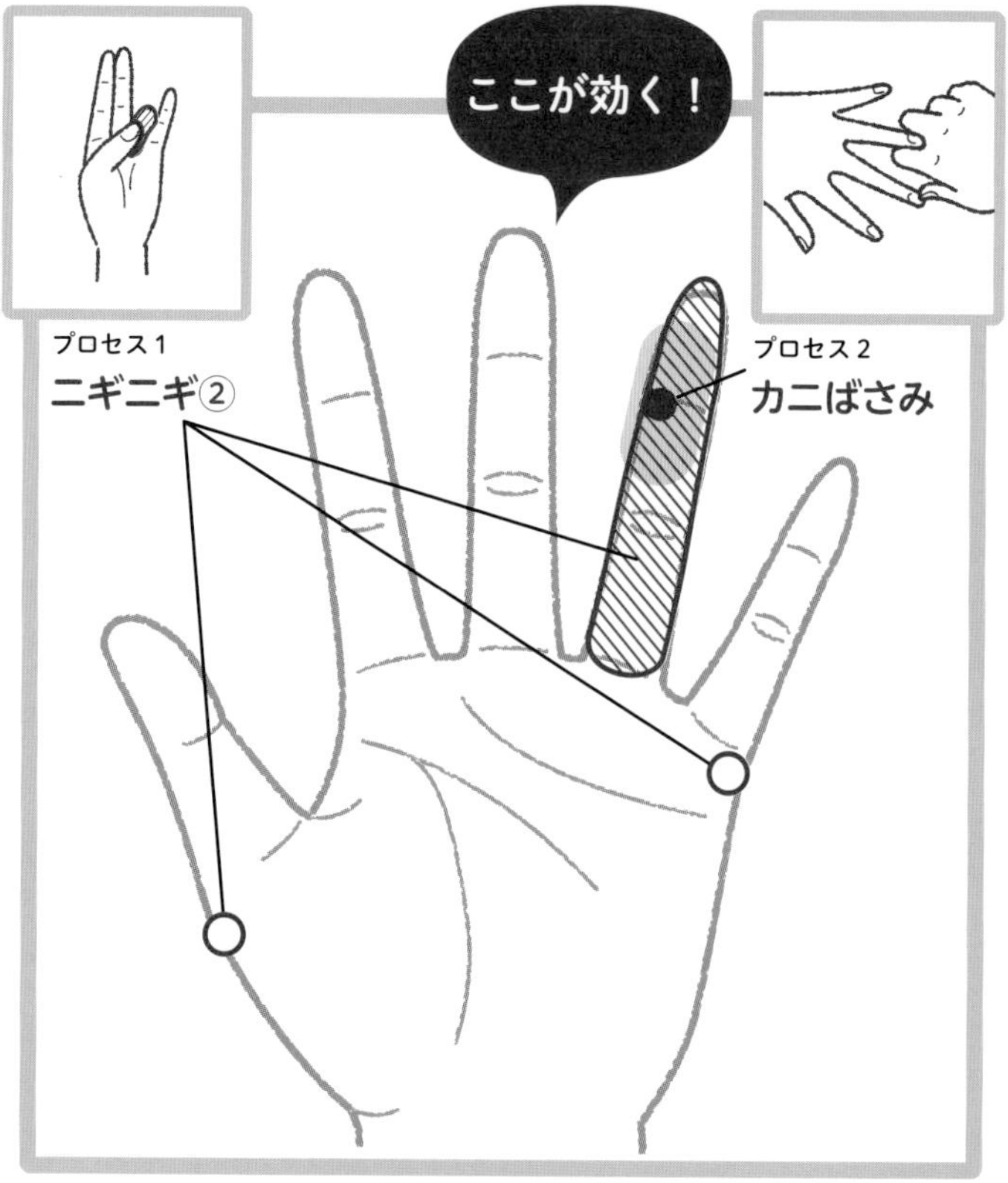

薬指の先端をねじりもみ

手の使いすぎが原因で指や手首の関節が痛くなる腱鞘炎。自己免疫疾患の関節リウマチと痛みが似ているので混同しやすいですが、肉まんのようにモチッと腫れたりした場合は関節リウマチの疑いがあるので受診を。薬指がポイントになりますから、まず「3・2・1フィンガーストレッチ」で、痛む側の薬指をしっかり伸ばします。プロセス1の「ニギニギ運動②」は薬指をしっかり折って。カニばさみで薬指の第1関節の上下と周囲をねじりもみします。

プロセス　ニギニギ❷

1・薬指を曲げて親指で押さえ・手の甲側から握る

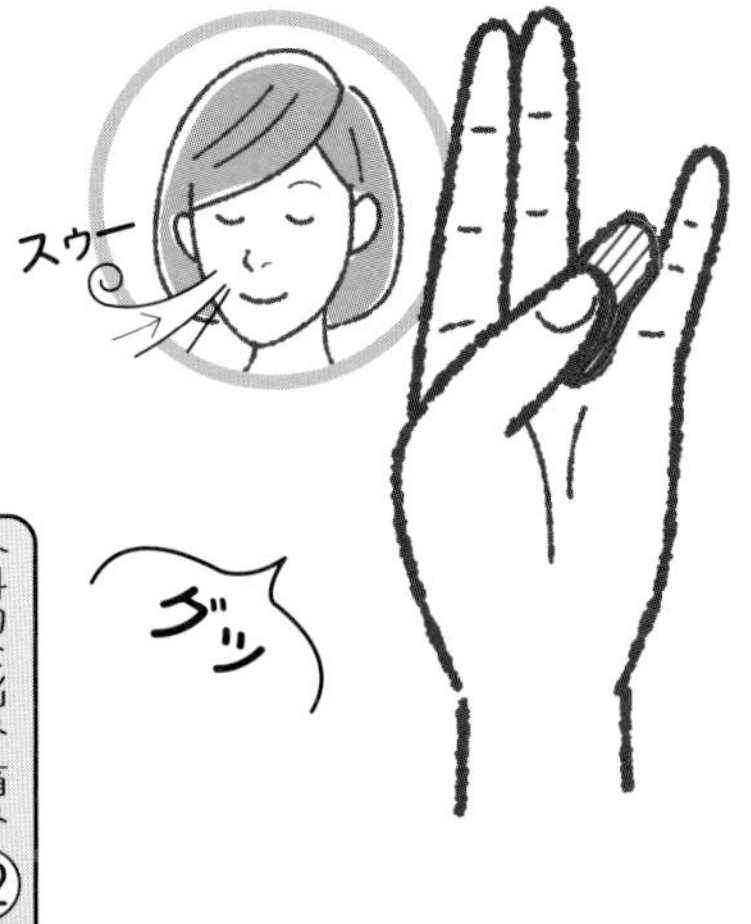

左手の手のひらを自分のほうに向け、中指が体の中心線のところにくるようにして、薬指を曲げて親指で押さえ、大きく息を吸います。

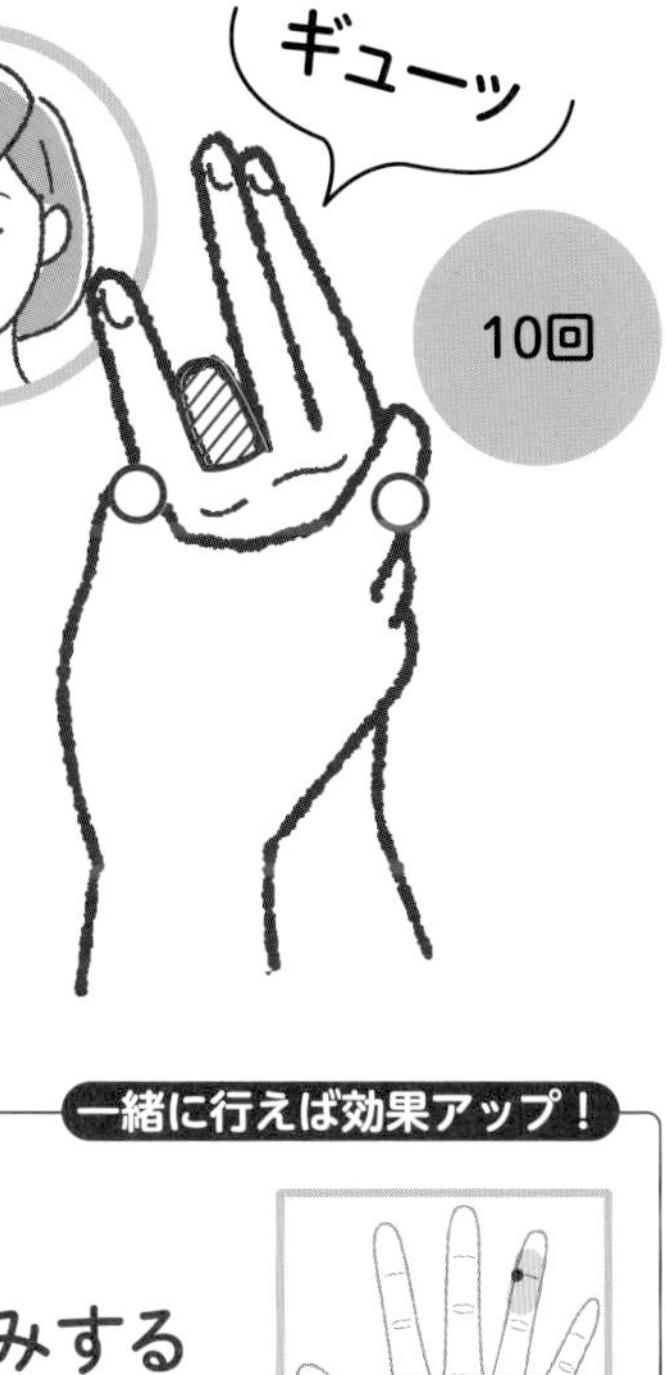

右手の親指で左手の小指の付け根を、右手の４指で左手の親指の付け根を持ち、手の甲側から手首まで全体を握りしめます。同時に５～10秒かけて息を吐き、吐き切ったら右手を離します。

一緒に行えば効果アップ！

プロセス　カニばさみ

2・痛む側の手の薬指を・カニばさみでねじりもみする

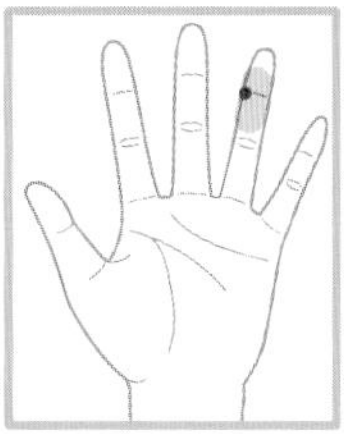

痛む側の手の薬指をカニばさみで刺激します。指の先端から第１関節の周囲までグリグリとねじりもみします。症状の重い人ほど第１関節が痛みますが、少しガマンして行いましょう。

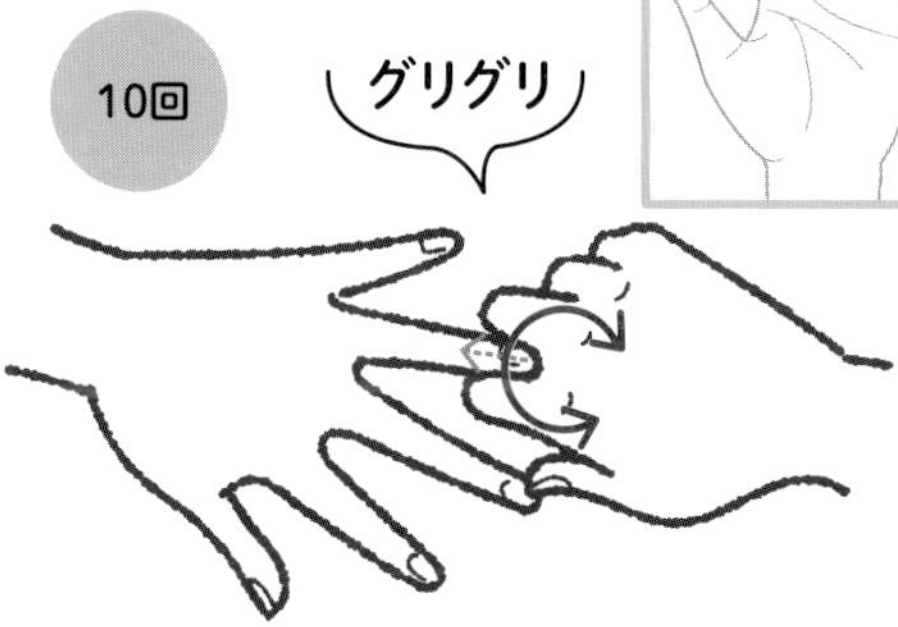

内科的な悩み

⑬

頭

偏頭痛

☑ ニギニギ①
☑ 指先つまみ

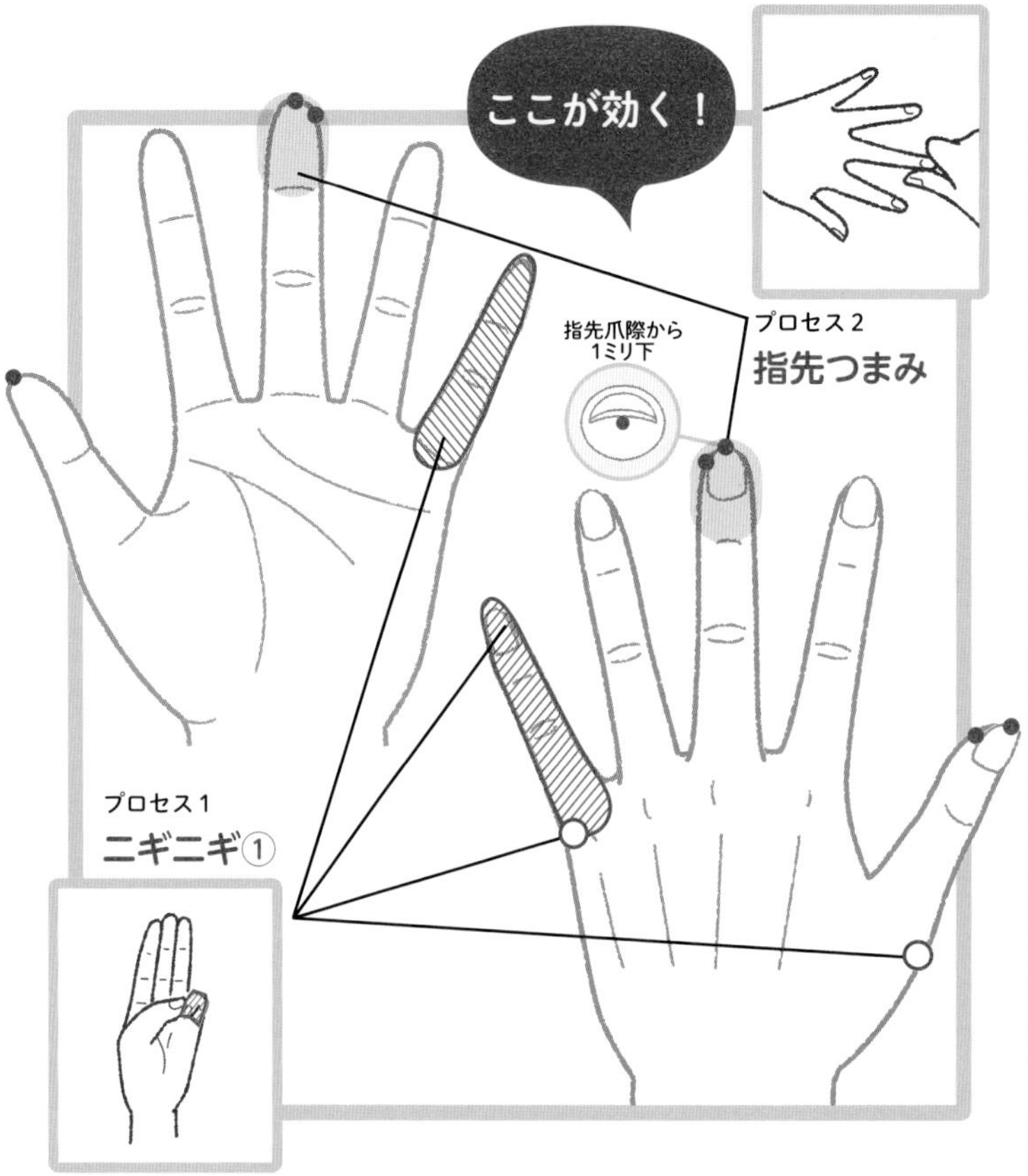

中指と親指の先を刺激

突然、鈍器で殴られたような激しい頭痛は、すみやかに医療機関を受診してください。そうではなく、よく起こるタイプの偏頭痛、後頭部痛は、痛む側の手のニギニギ運動①が有効です。偏頭痛は中指の第1関節から指先までを刺激します。中指の先には、頭痛があるときは激痛がはしるポイントが2ヶ所あります。その周辺でいちばん痛むところをしっかり刺激しましょう。その後、親指の先のポイントも刺激します。

プロセス　ニギニギ❶

1：小指を曲げて親指で押さえ手の甲側から握る

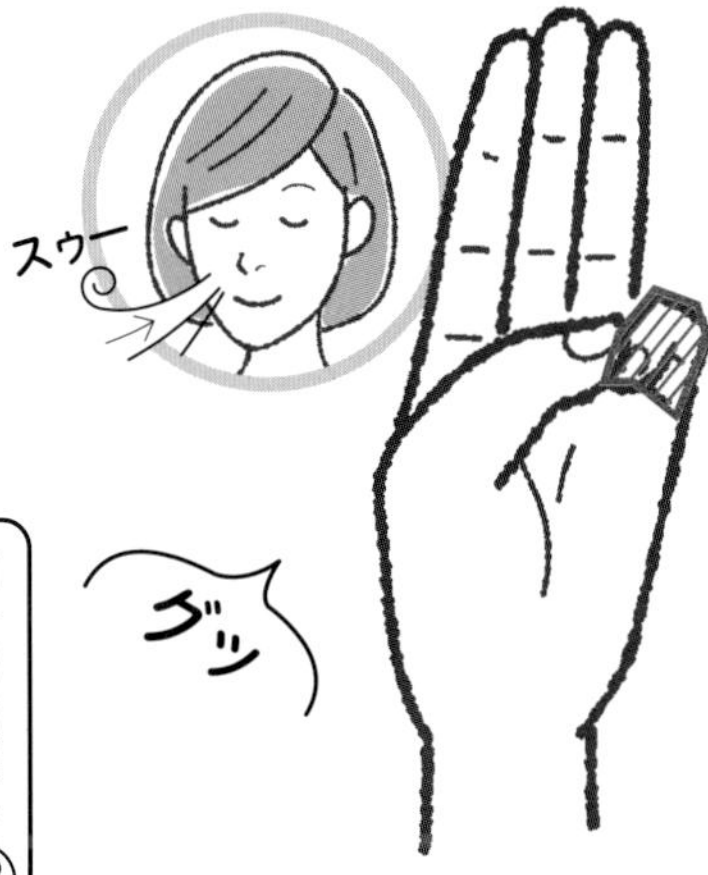

左手の手のひらを自分のほうに向け、中指が体の中心線のところにくるようにして、小指を曲げて親指で押さえ、大きく息を吸います。

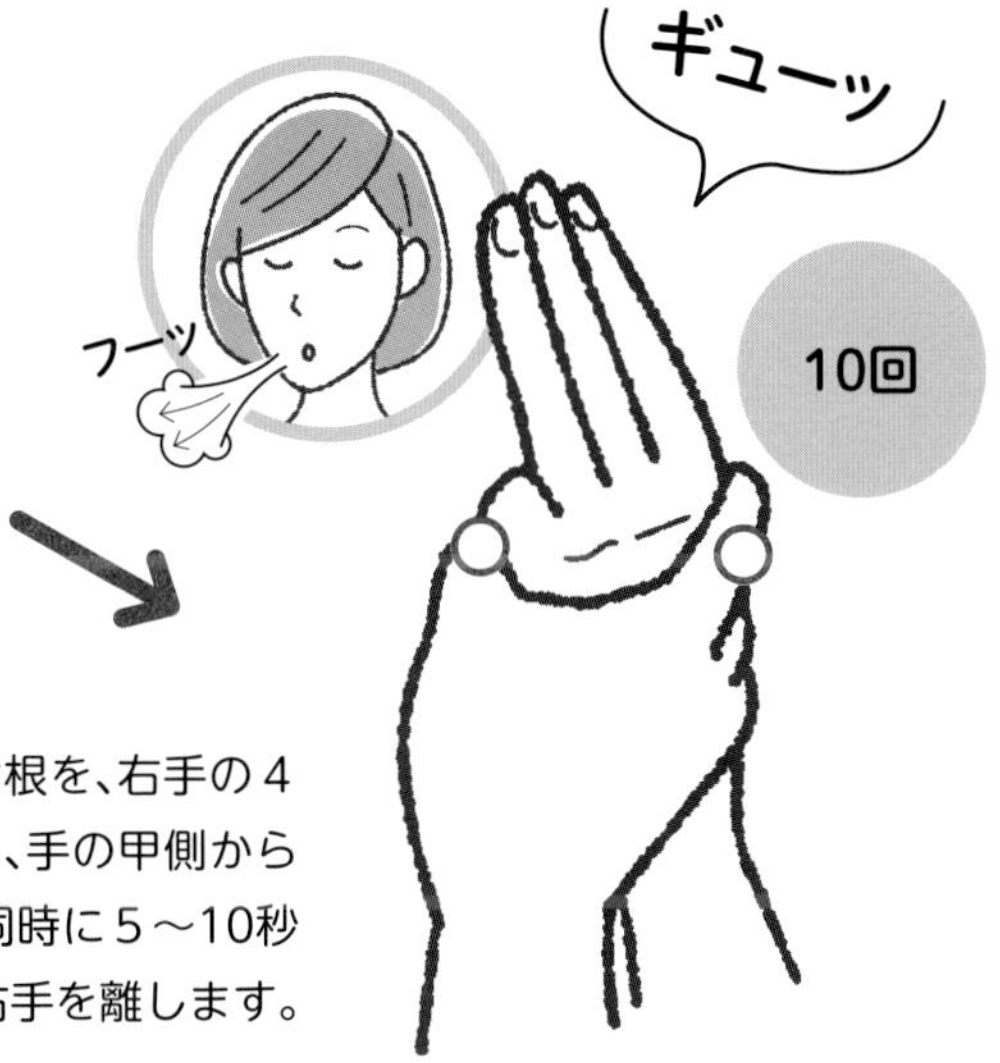

右手の親指で左手の小指の付け根を、右手の４指で左手の親指の付け根を持ち、手の甲側から手首まで全体を握りしめます。同時に５～10秒かけて息を吐き、吐き切ったら右手を離します。

一緒に行えば効果アップ！

プロセス　指先つまみ

2：中指の第1関節から先端までを指先つまみで

中指の先の側面を親指と人差し指でつまみ、第1関節から先端まで、ギュッと押したり、グリグリ左右にまわしたりします。親指も同様に先端を指先つまみで刺激します。

20回

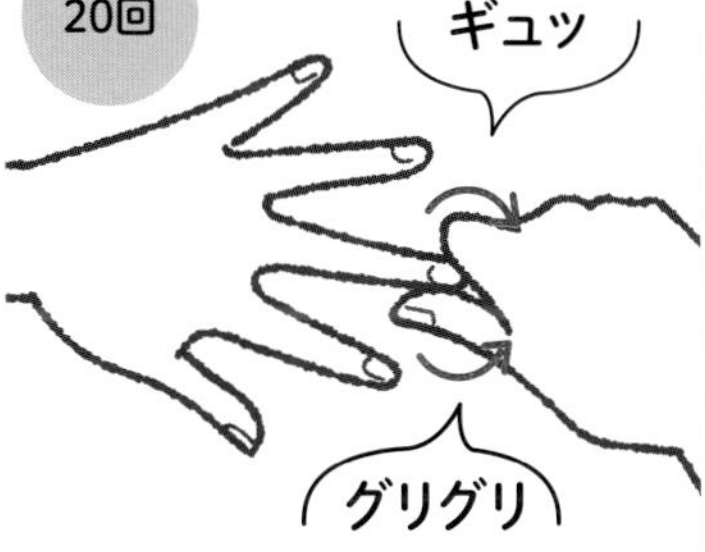

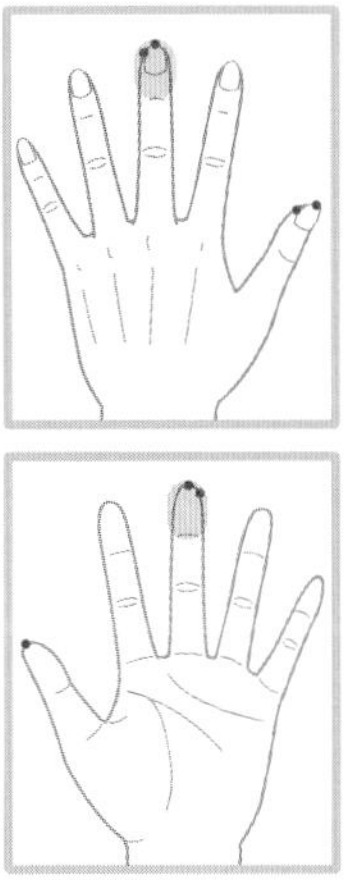

内科的な悩み
⑭

目

眼精疲労

☑ニギニギ①
☑押しモミ

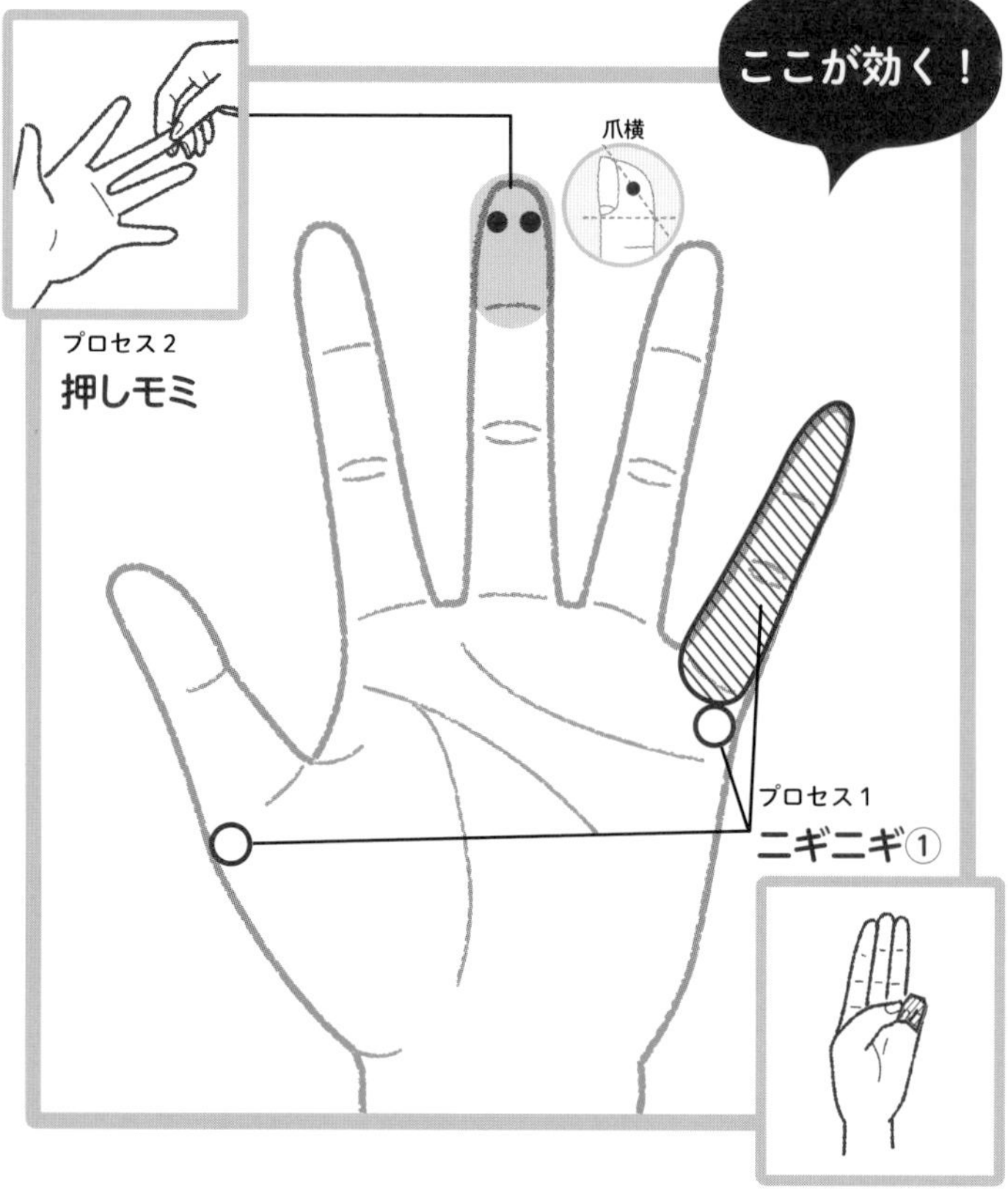

中指の第1関節から上を刺激

眼精疲労にもさまざまな原因がありますが、今、最も多いのがスマートフォン画面の見すぎでしょう。その場合は「3・2・1フィンガーストレッチ」が効果的です。刺激するエリアとしては、中指の第1関節から上を全体的に押しモミしましょう。目にリンクするポイントは中指の先と爪際の2ケ所あるので、ここもしっかり刺激します。

プロセス　ニギニギ❶

1 小指を曲げて親指で押さえ手の甲側から握る

左手の手のひらを自分のほうに向け、中指が体の中心線のところにくるようにして、小指を曲げて親指で押さえ、大きく息を吸います。

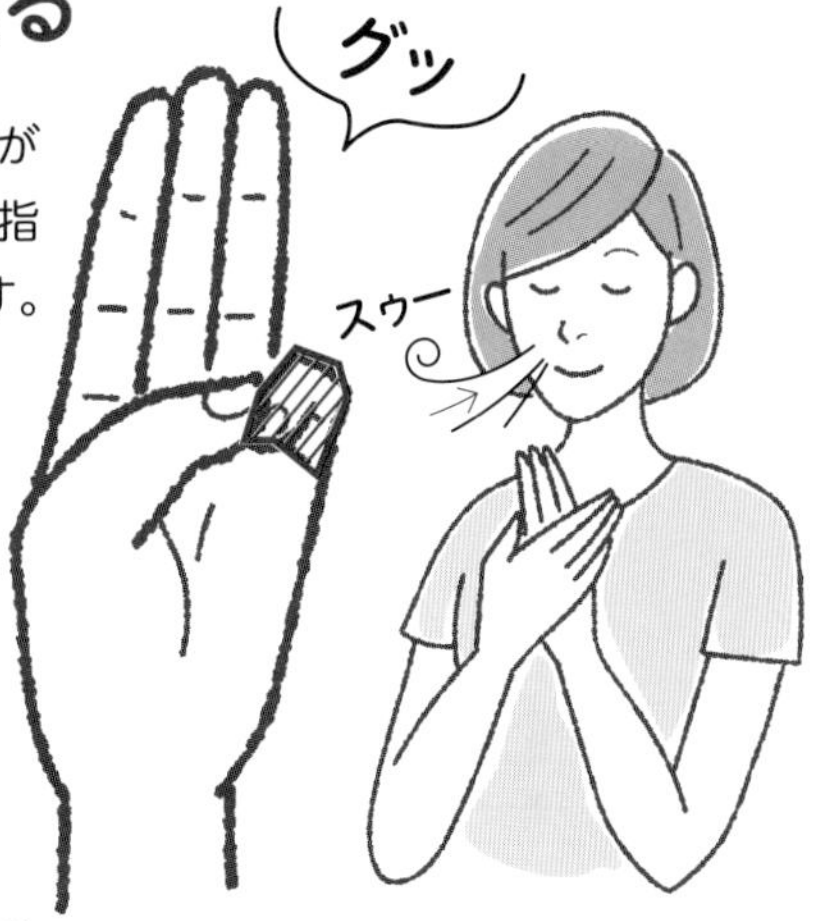

左右
10回

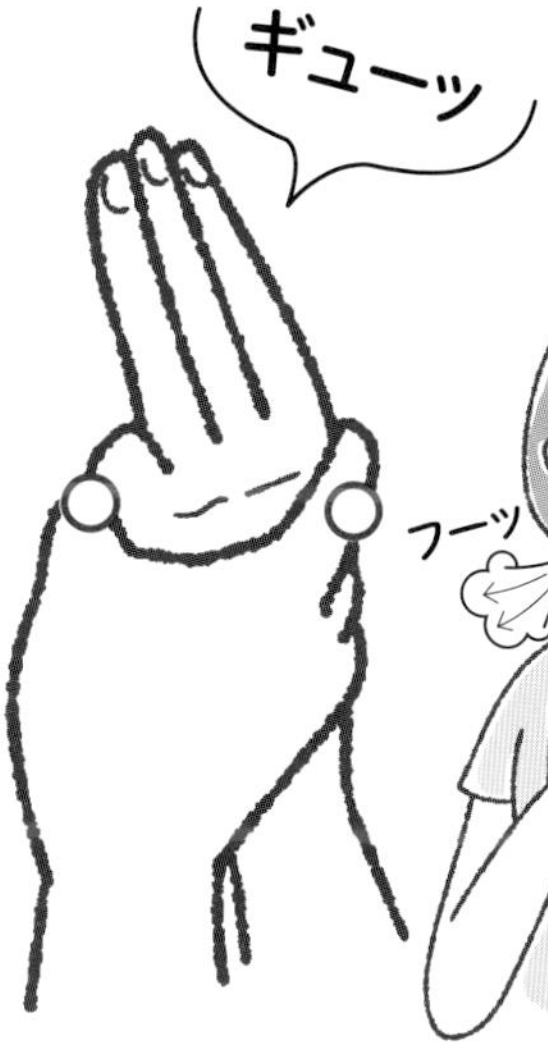

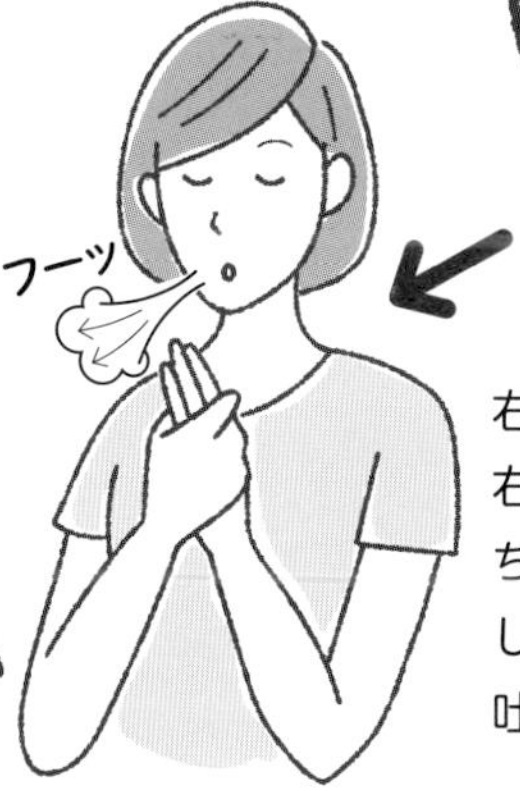

右手の親指で左手の小指の付け根を、右手の４指で左手の親指の付け根を持ち、手の甲側から手首まで全体を握りしめます。同時に５～10秒かけて息を吐き、吐き切ったら右手を離します。

一緒に行えば効果アップ！

プロセス　押しモミ

2 中指の先のいちばん盛り上がって高いところから爪際に向かって痛いところを探す

中指の第１関節から上の指腹で、いちばん高いところから爪際に向けた半分の距離あたりが目のポイントです。手の甲側の爪横のポイントもしっかり押しモミします。

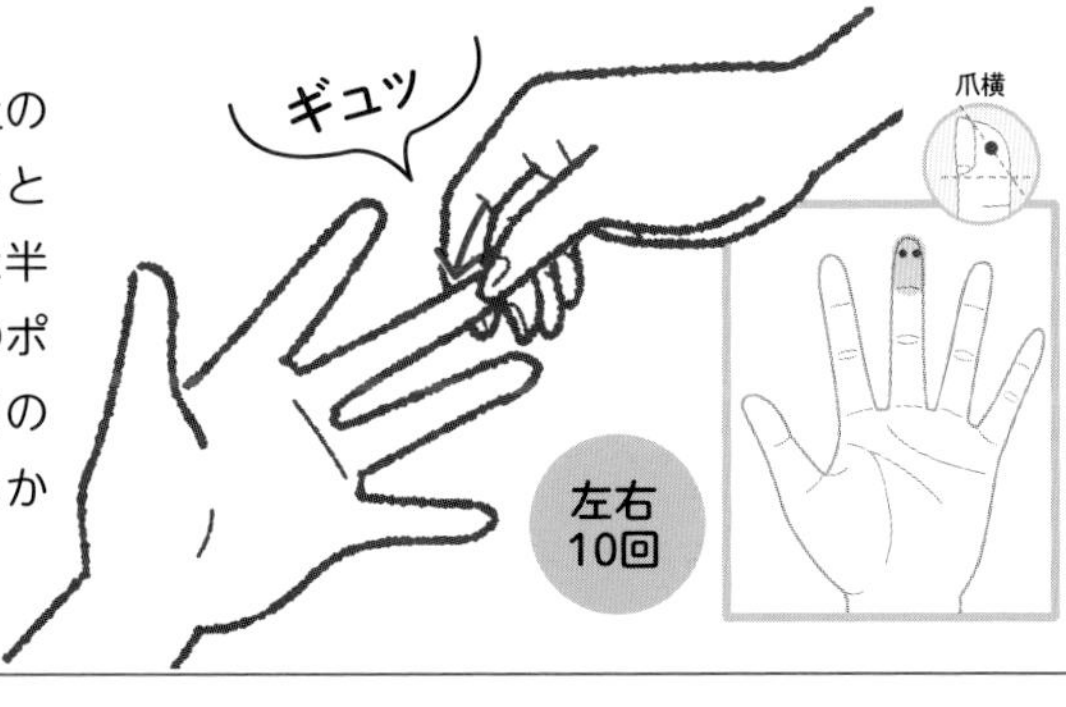

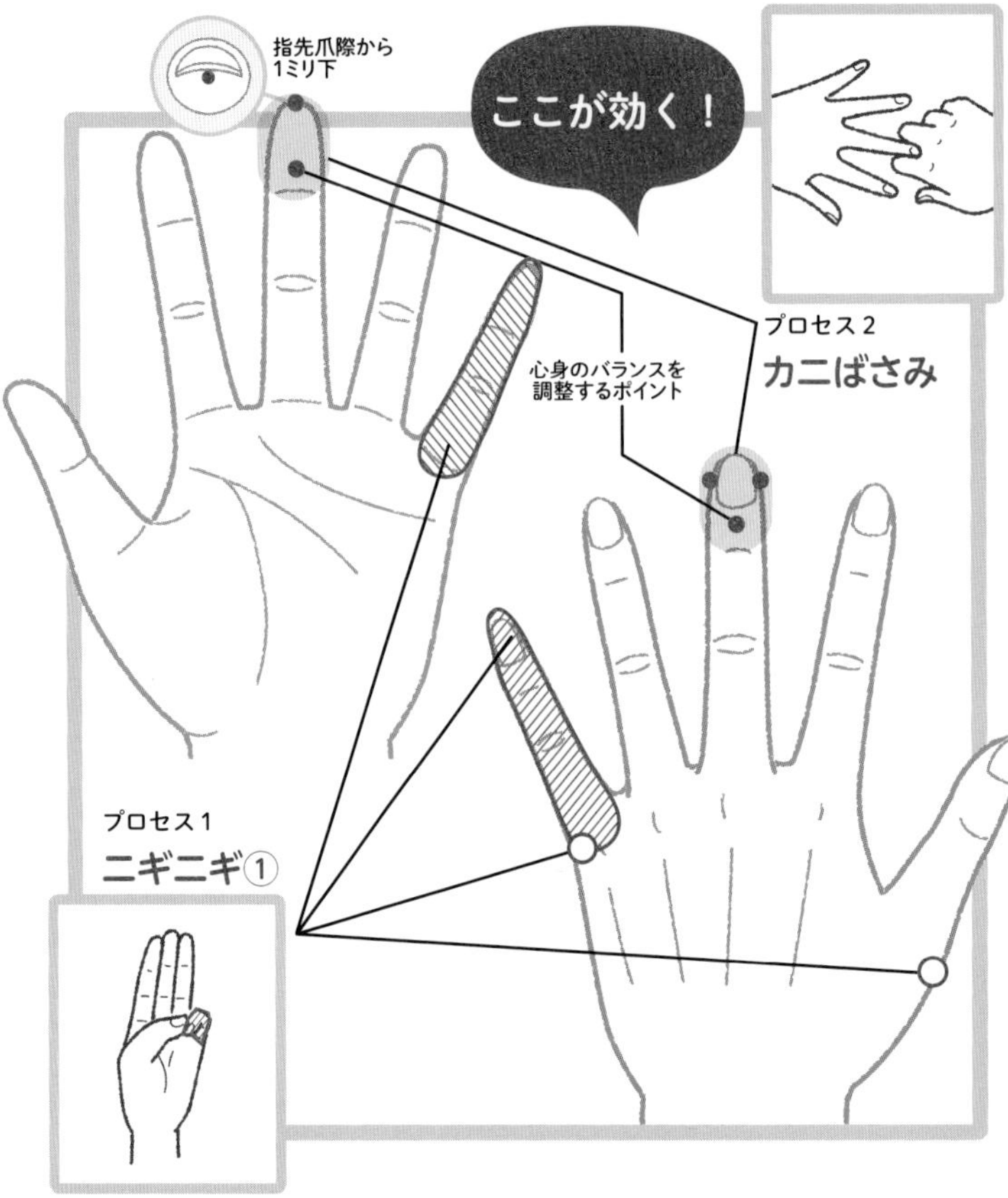

内科的な悩み

⑮

耳

難聴・耳鳴り・めまい

☑ニギニギ①
☑カニばさみ

慢性化の場合は気長に刺激を

難聴、耳鳴りの症状は「耳」ですが、ストレスや内科的な要因が考えられるケースも多く、現代医学でも改善が困難な症状です。体質改善につながるニギニギ運動①が効果的で、ぜひ習慣にしてください。数ヶ月かかるかもしれませんが、かなりの改善が見込めます。症状がある側の手の中指の第1関節から先端までをカニばさみでギュッとはさんだり、ねじりもみします。めまいは心身のバランスを調整するポイントをしっかり刺激します。

プロセス　ニギニギ❶

1：小指を曲げて親指で押さえ手の甲側から握る

左手の手のひらを自分のほうに向け、中指が体の中心線のところにくるようにして、小指を曲げて親指で押さえ、大きく息を吸います。

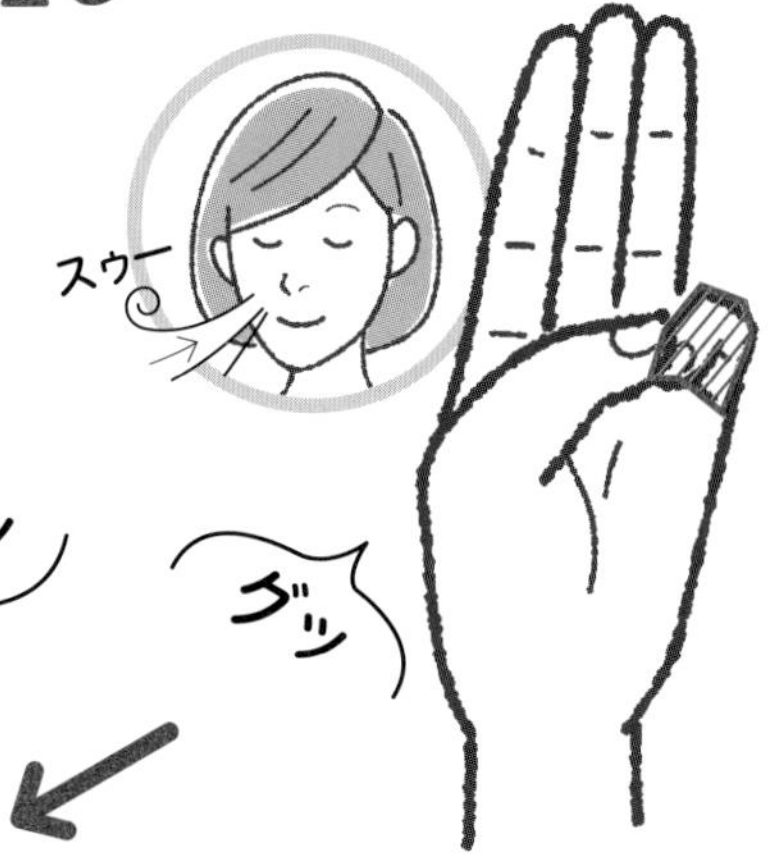

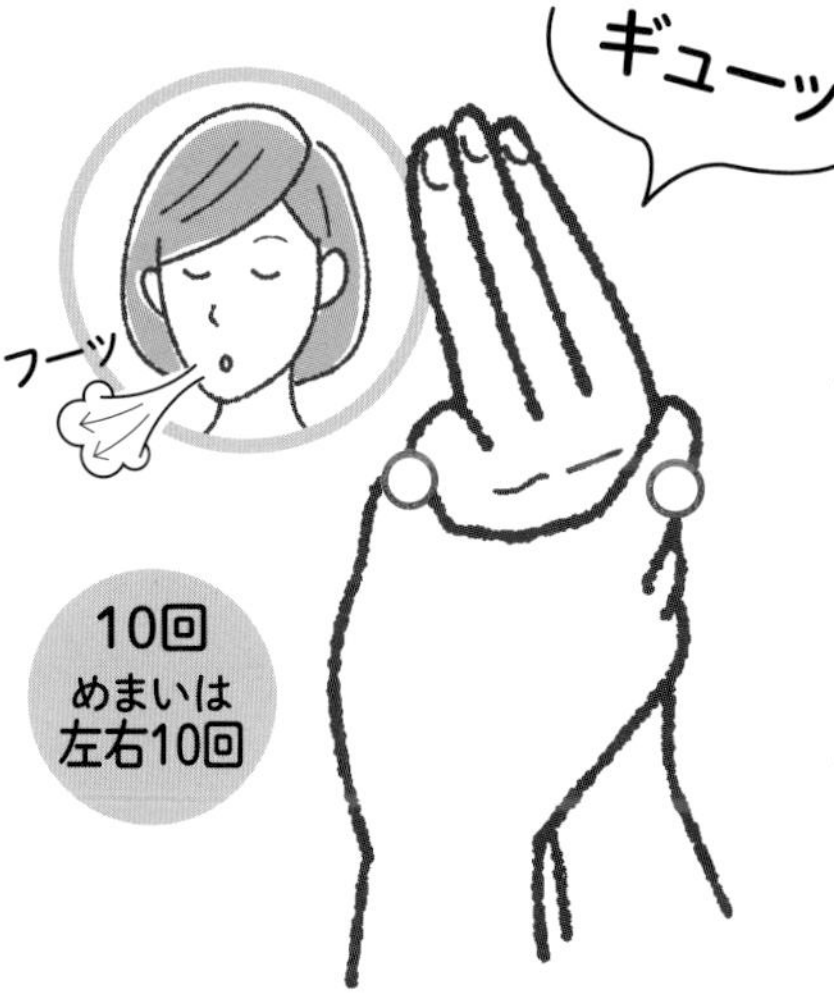

右手の親指で左手の小指の付け根を、右手の４指で左手の親指の付け根を持ち、手の甲側から手首まで全体を握りしめます。同時に５～10秒かけて息を吐き、吐き切ったら右手を離します。

一緒に行えば効果アップ！

プロセス　カニばさみ

2：中指の先のポイントをカニばさみで刺激

20回

症状がある側の手の中指第１関節から先端まで、カニばさみで締めたり、ねじりもみします。即効性は期待できませんが、毎日２～３回行うと、じょじょに改善していきます。

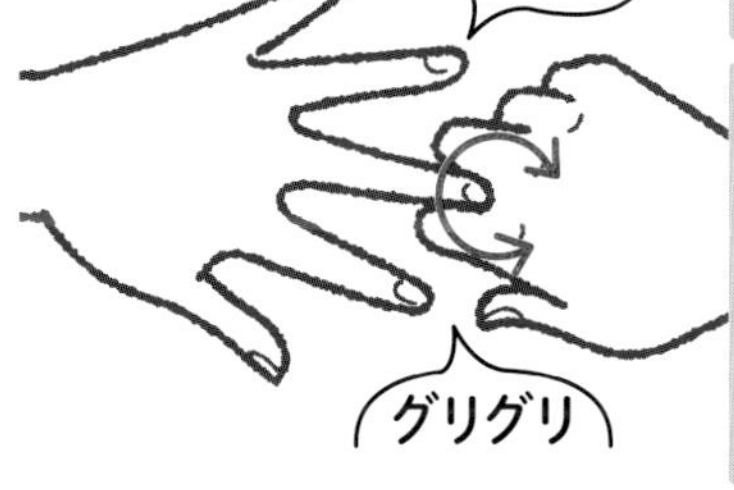

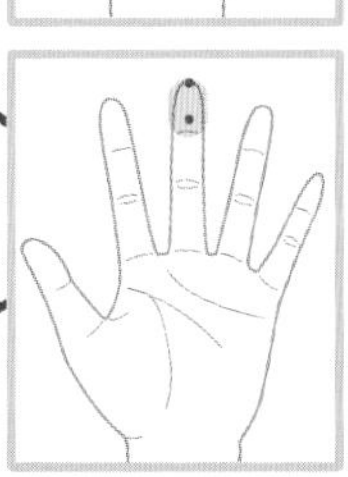

内科的な悩み

⑯

鼻

アレルギー性鼻炎・花粉症

☑ ニギニギ③
☑ 押しモミ

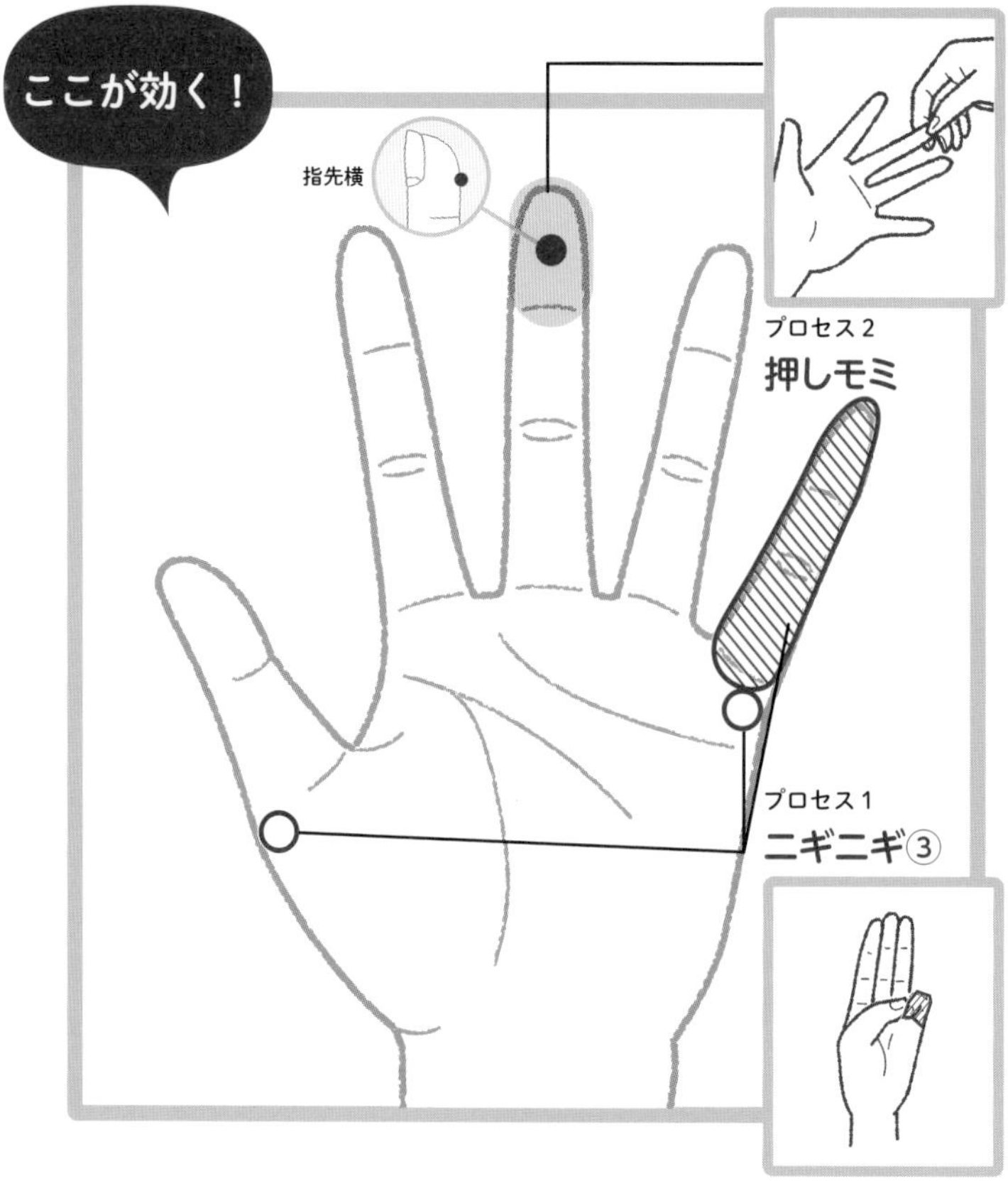

中指刺激で鼻水が軽減

特定の原因物質によって一年中症状のあるアレルギー性鼻炎。一方、花粉シーズンにだけ発症する季節性の花粉症。どちらも中指の第1関節から先のエリアを刺激します。鼻にリンクしているポイントを押すと、鼻水が止まったり、軽減したりします。花粉症の一時的な改善ではなく、しっかり治したいという人は、花粉シーズンの半年くらい前からニギニギ運動③とポイント刺激を続けましょう。

プロセス　ニギニギ❸

1 小指を曲げて親指で押さえ手のひら側から握る

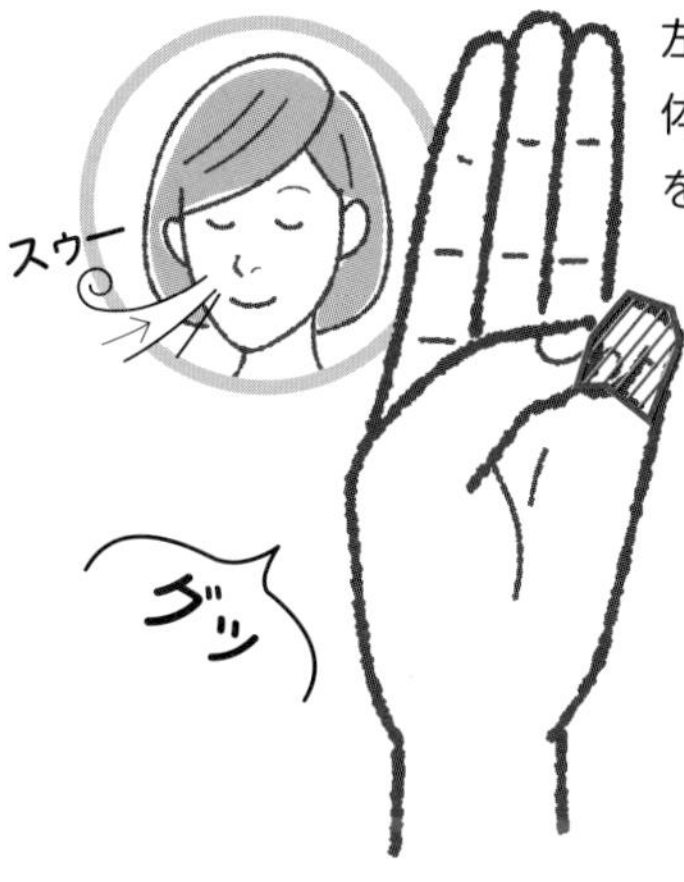

左手の手のひらを自分のほうに向け、中指が体の中心線のところにくるようにして、小指を曲げて親指で押さえ、大きく息を吸います。

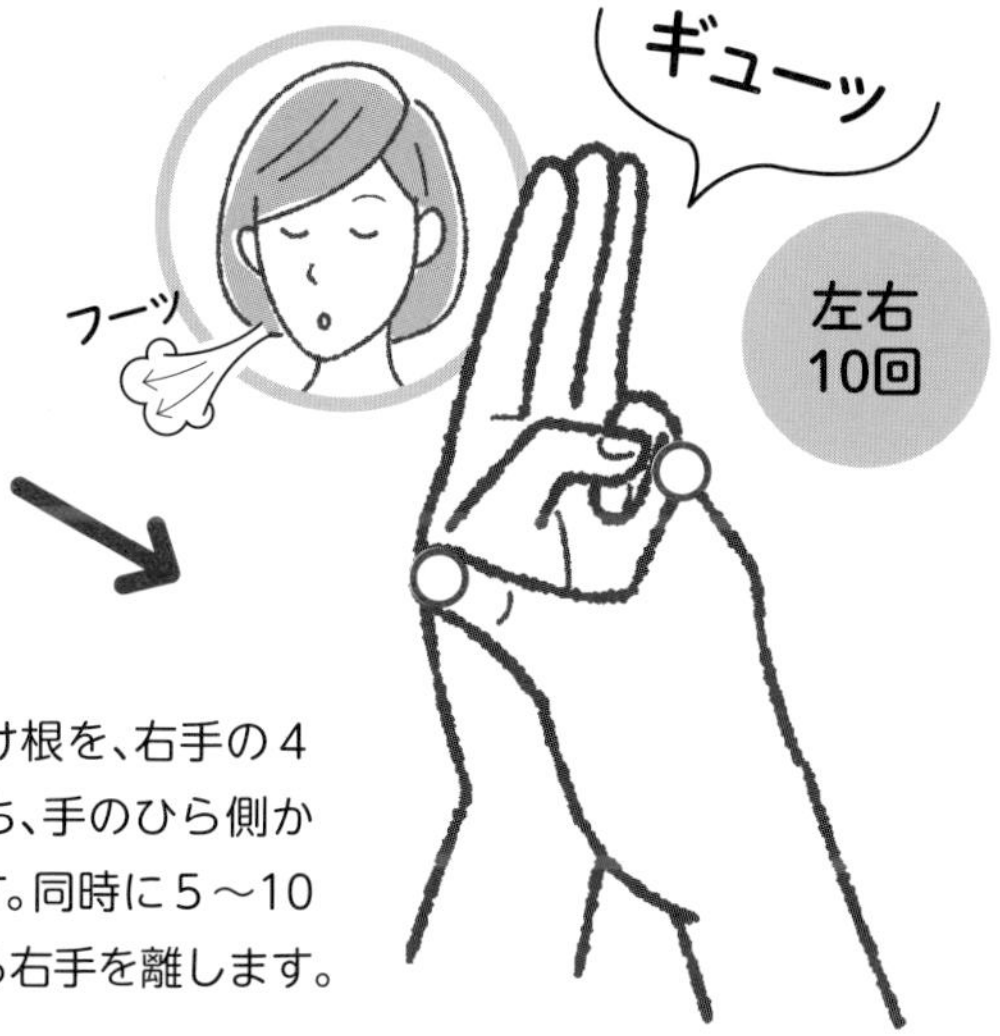

右手の親指で左手の親指の付け根を、右手の4指で左手の小指の付け根を持ち、手のひら側から手首まで全体を握りしめます。同時に5～10秒かけて息を吐き、吐き切ったら右手を離します。

一緒に行えば効果アップ！

プロセス　押しモミ

2 中指第1関節と先端のあいだ、いちばん盛り上がったポイントを刺激

中指の先端エリアを刺激します。このエリアでいちばん盛り上がっているところが鼻のポイントなので、方向を変えながら念入りに押しモミすると、鼻水が一時的に止まります。

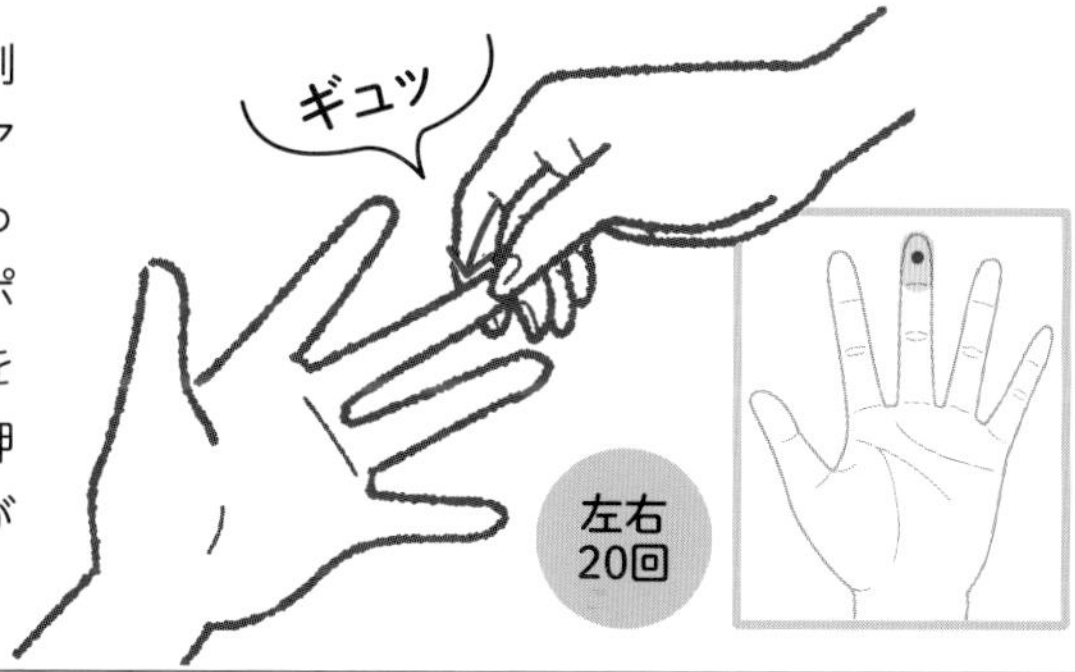

内科的な悩み
⑰
呼吸器

ぜんそく

☑ニギニギ④
☑カニばさみ

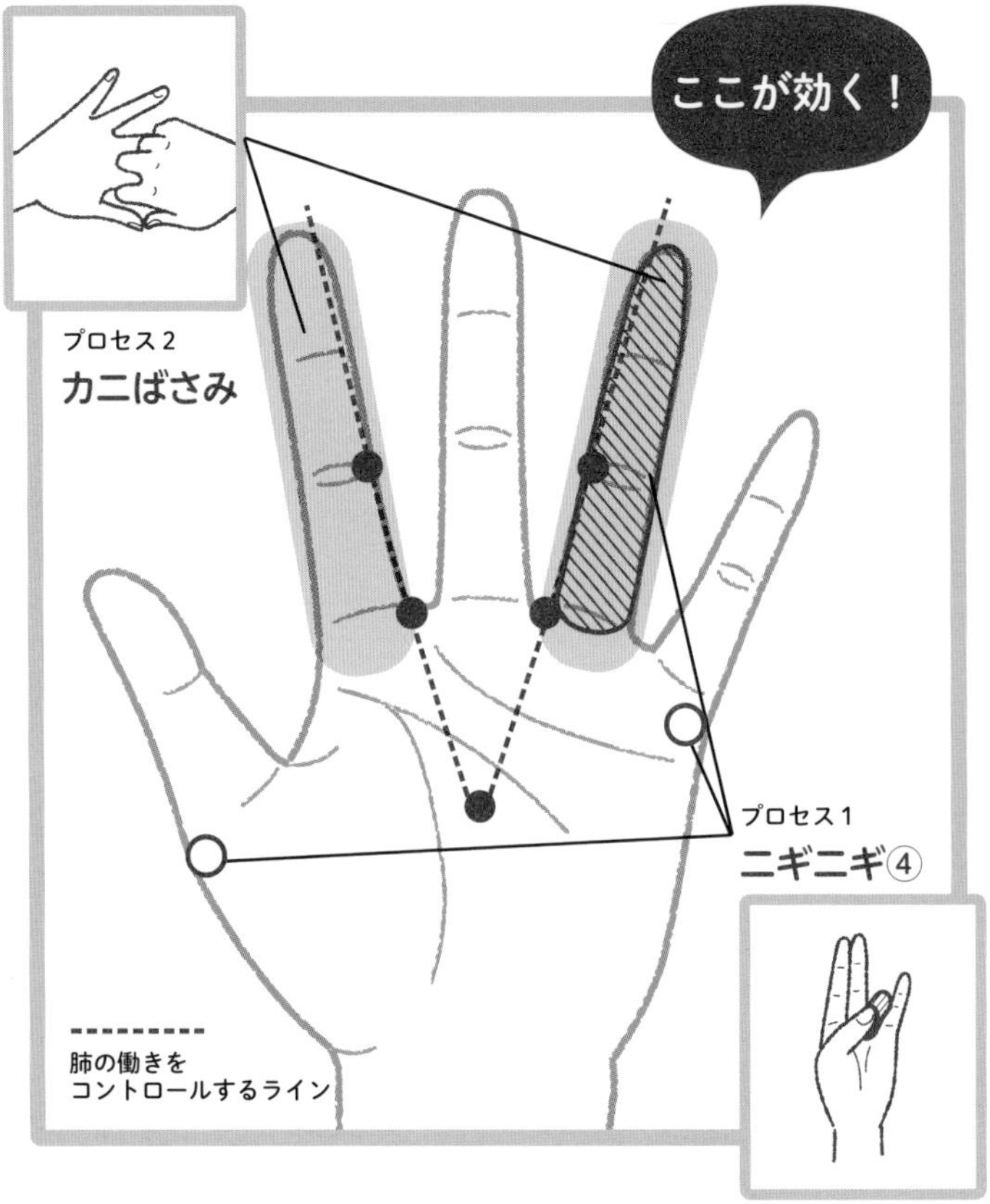

下腹部臓器を調整するニギニギを

ぜんそくは自己免疫疾患なので、ニギニギ運動では免疫機能に関連した下腹部の臓器の調整が可能なニギニギ運動④を回数多めに行います。また「3・2・1フィンガーストレッチ」も効果があります。刺激するエリアは、薬指の先端から付け根までと人差し指の先端から付け根まで、カニばさみでねじりもみします。対応ポイントへの刺激を継続することで、ぜんそくの発作は減っていきます。手のひらの中央部の凹んだ部分を押さえると、腹部の免疫機能を整えます。

プロセス　ニギニギ❹

1・薬指を曲げて親指で押さえ ・手のひら側から握る

左手の手のひらを自分のほうに向け、中指が体の中心線のところにくるようにして、薬指を曲げて親指で押さえ、大きく息を吸います。

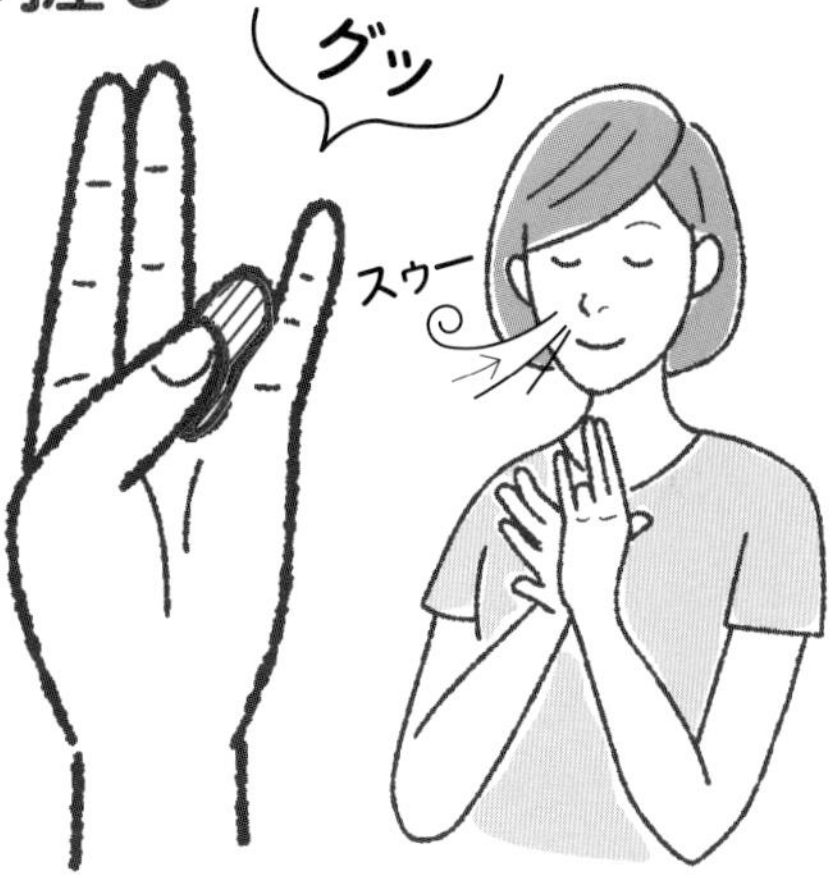

左右
10回

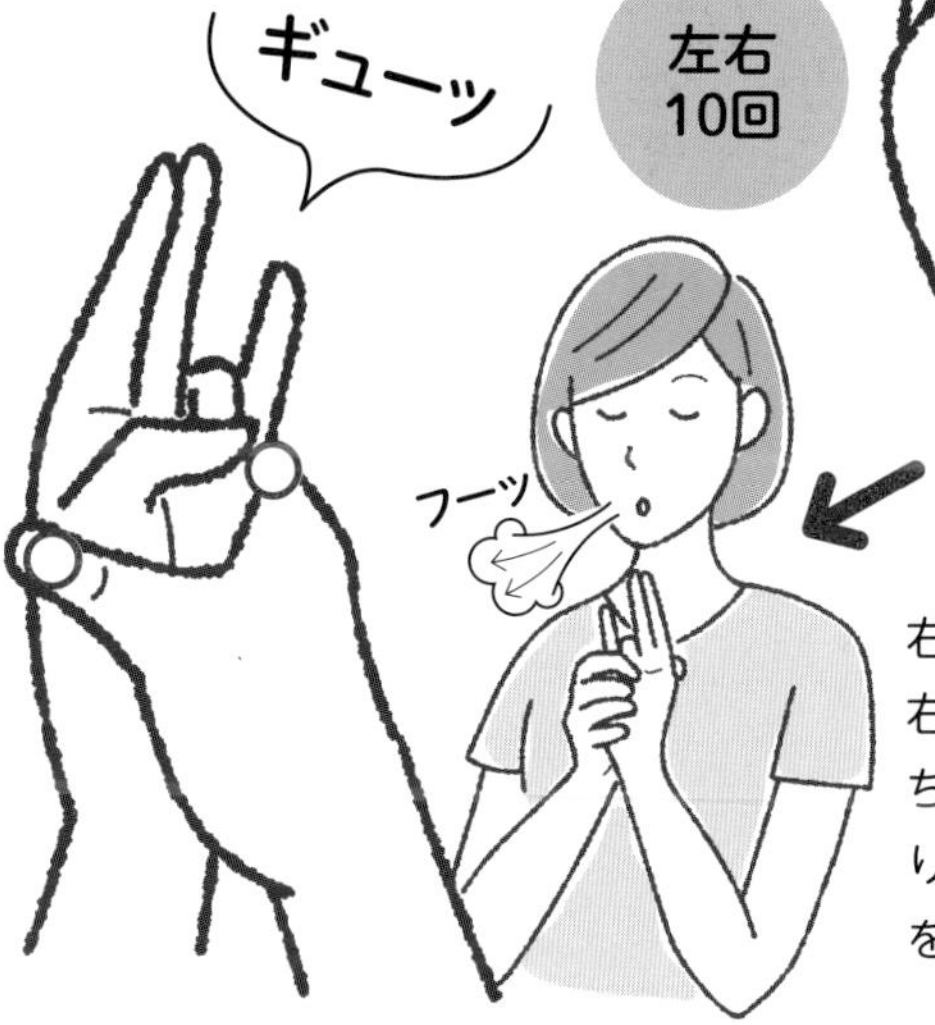

右手の親指で左手の親指の付け根を、右手の４指で左手の小指の付け根を持ち、手のひら側から手首まで全体を握りしめます。同時に５～10秒かけて息を吐き、吐き切ったら右手を離します。

一緒に行えば効果アップ！

プロセス　カニばさみ

2・薬指と人差し指全体を ・指の付け根までねじりもみ

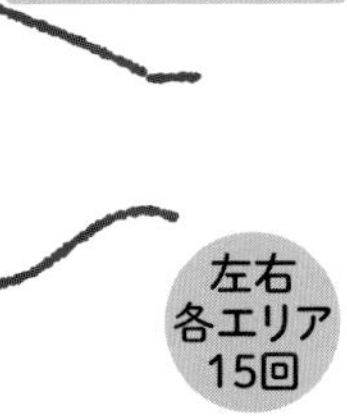

薬指と人差し指全体をカニばさみでグリグリとねじりもみします。指の付け根に肺にリンクしたポイントがあるので、付け根までしっかり刺激しましょう。

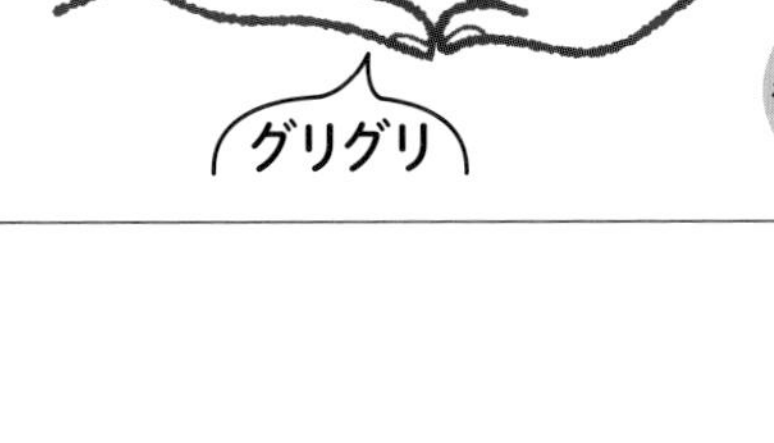

左右
各エリア
15回

内科的な悩み
⑱
のど

のど風邪

☑ニギニギ④
☑押しモミ

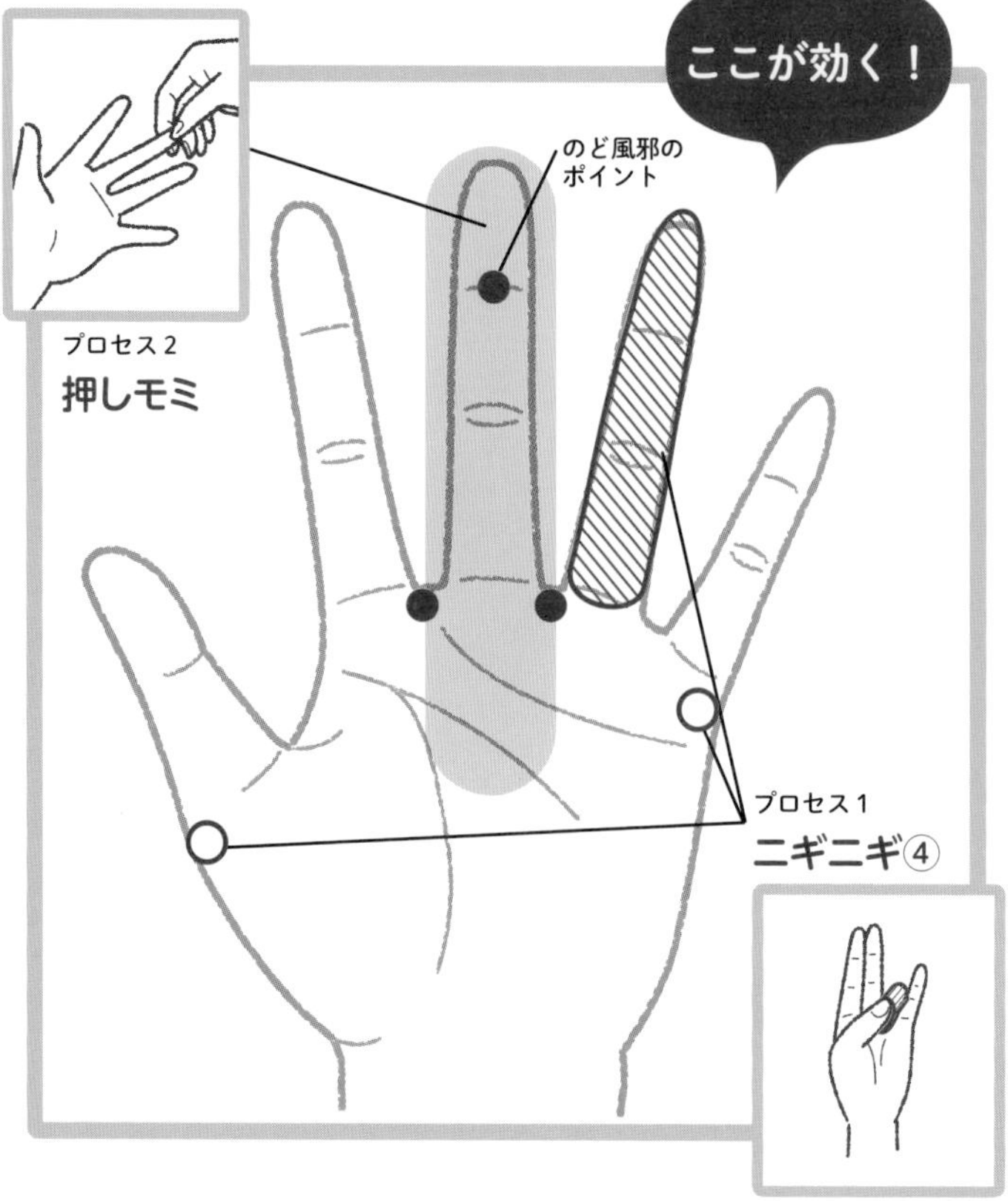

中指第1関節のしこりを取る

日頃から「3・2・1フィンガーストレッチ」を日課にしていると、四肢が伸展し、筋肉と骨格のバランスが整い、血流循環もスムーズなので、のど風邪はひきにくくなります。それでも「ひいたかな？」という初期の段階なら、手のひら側の中指の第1関節の横筋あたりに触れてみましょう。しこりができているはずです。この段階でここを押しモミして、しこりをなくせば、本格的な風邪は回避でき、症状も治まってきます。

プロセス　ニギニギ④

1・薬指を曲げて親指で押さえ・手のひら側から握る

左手の手のひらを自分のほうに向け、中指が体の中心線のところにくるようにして、薬指を曲げて親指で押さえ、大きく息を吸います。

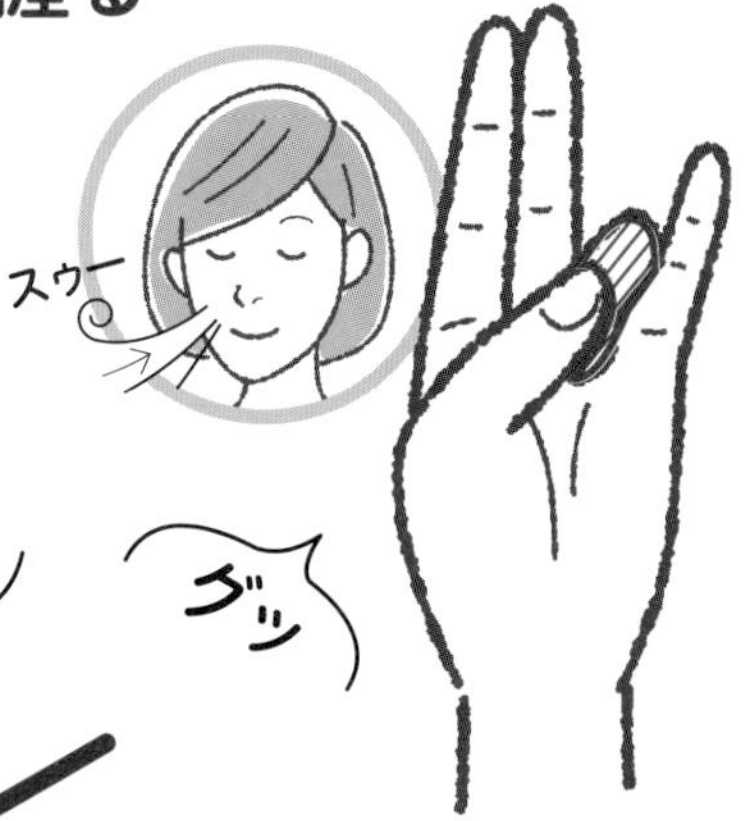

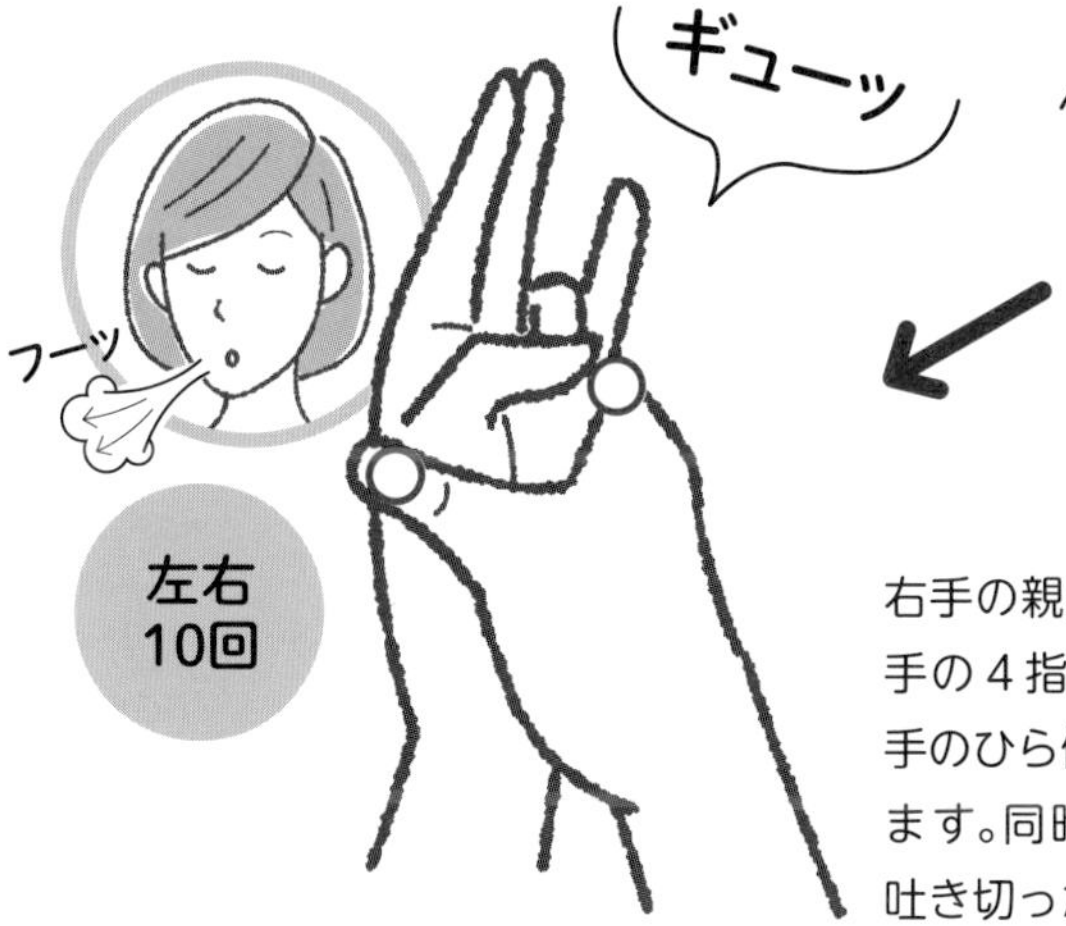

右手の親指で左手の親指の付け根を、右手の４指で左手の小指の付け根を持ち、手のひら側から手首まで全体を握りしめます。同時に５～10秒かけて息を吐き、吐き切ったら右手を離します。

一緒に行えば効果アップ！

プロセス　押しモミ

2・しこりになっている・中指第1関節を押しモミで消す

中指全体を押しモミします。特に第１関節の横筋あたりが硬くなっていたり、しこりがあるときは、親指でゴリゴリ押しモミします。しこりが小さくなるまで何セットもくり返します。

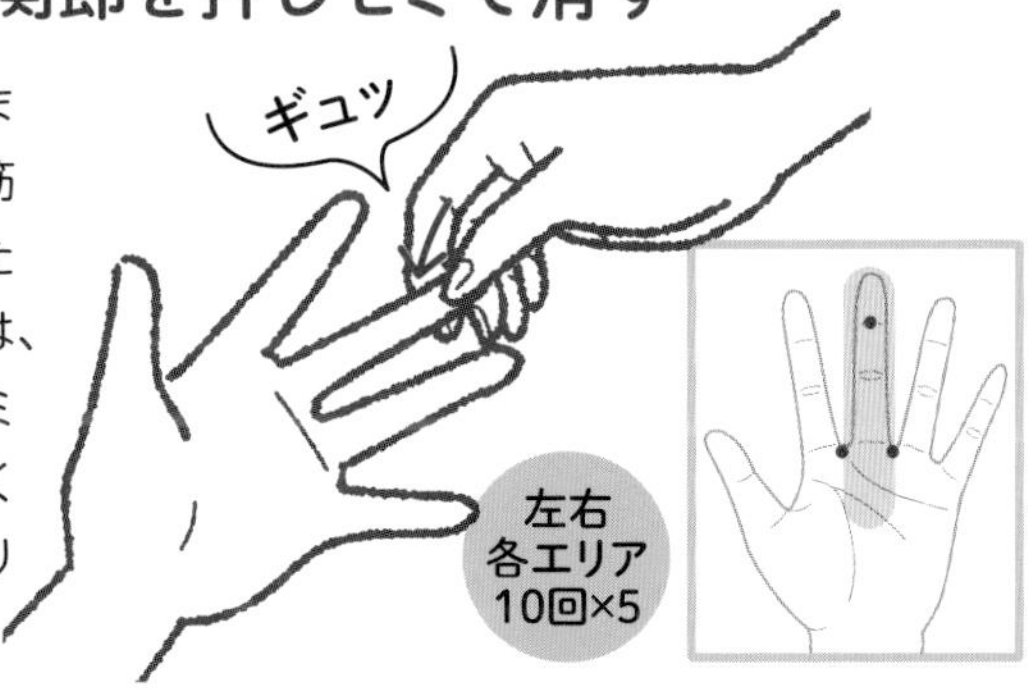

内科的な悩み
⑲

全身

風邪のひき始めの発熱

☑ニギニギ①②
☑カニばさみ

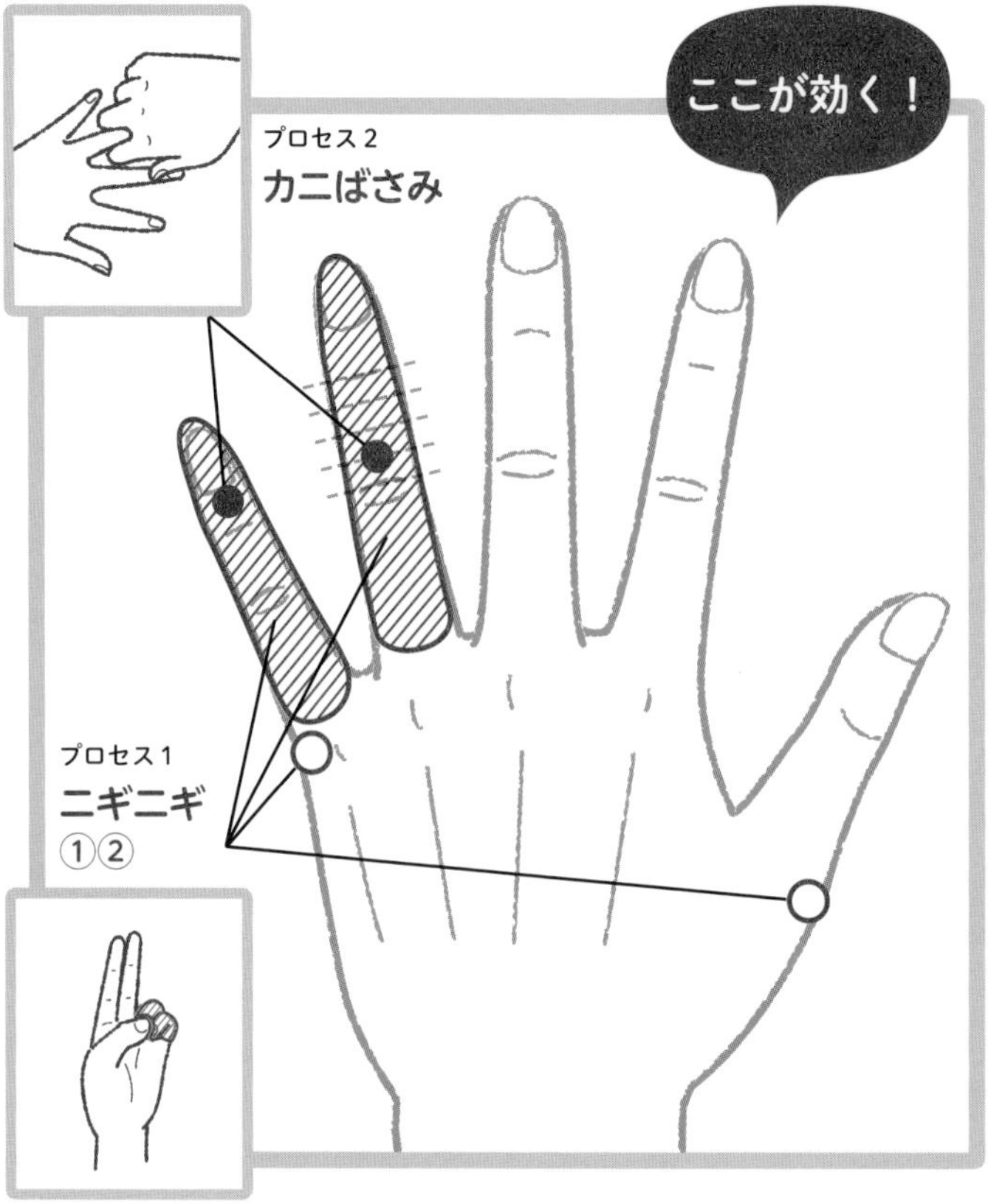

薬指と小指のポイントを刺激

エリア刺激では解熱効果が薄いので、**薬指と小指のポイントを刺激**します。このポイントは普段は痛みのないところですが、高熱になると強い痛みを発します。まず、**ニギニギ運動では変則的に**「**小指と薬指を同時に折り曲げる**」カタチで行います。その後、**手の甲側の薬指と小指をカニばさみで刺激**します。該当する部分から、痛みを感じるポイントを探し出しましょう。

プロセス　ニギニギ❶❷

1・小指と薬指を曲げて親指で押さえ ・手の甲側から握る

左手の手のひらを自分のほうに向け、中指が体の中心線のところにくるようにして、小指と薬指を曲げて親指で押さえ、大きく息を吸います。

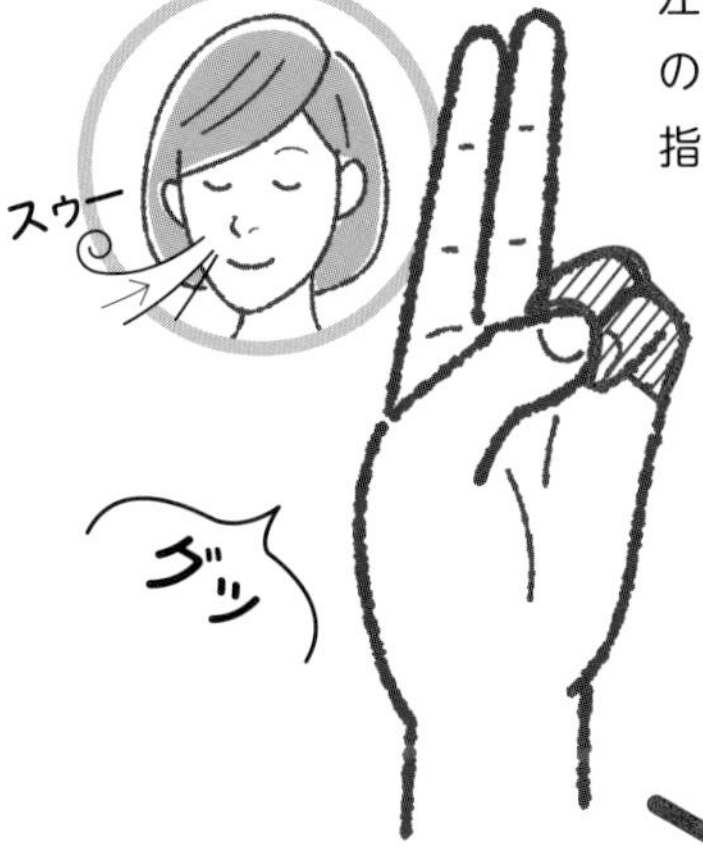

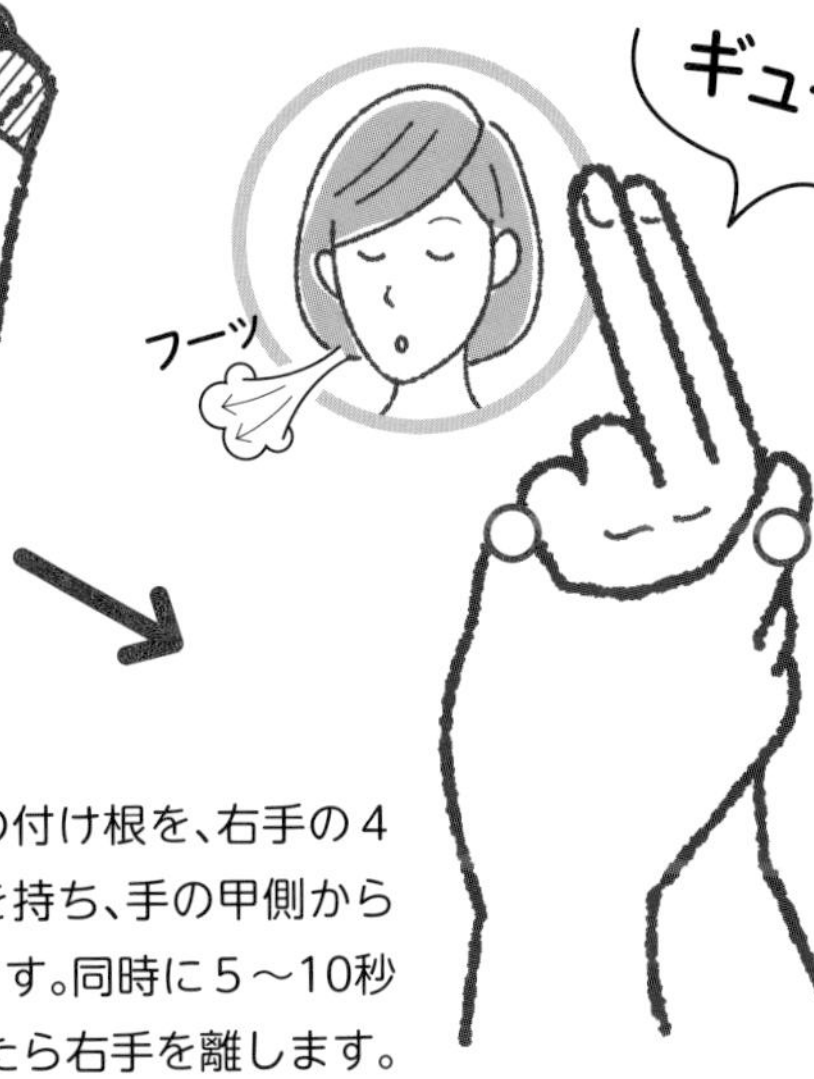

左右
10回

右手の親指で左手の小指の付け根を、右手の４指で左手の親指の付け根を持ち、手の甲側から手首まで全体を握りしめます。同時に５～10秒かけて息を吐き、吐き切ったら右手を離します。

一緒に行えば効果アップ！

プロセス　カニばさみ

2・薬指と小指の中心ラインをカニばさみで ・ねじりもみしてポイントを探す

左右
各ポイント
15回

手の甲側から薬指の第１、第２関節間の下から４分の１のところと、小指の爪下と第１関節の中間点あたりをカニばさみでグリグリとねじりもみします。

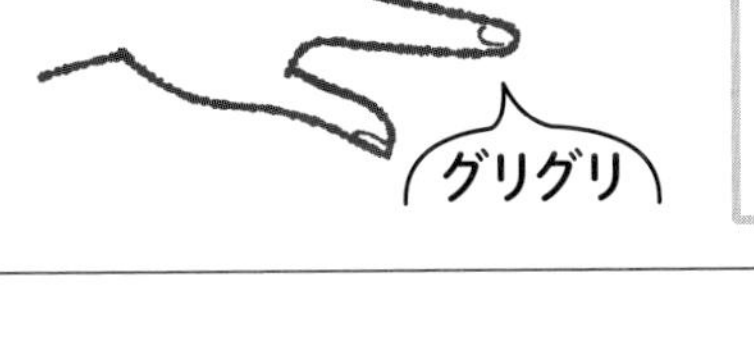

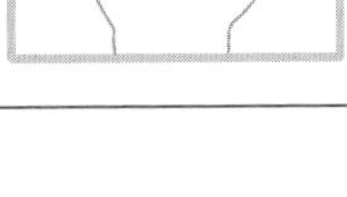

内科的な悩み

⑳

肺

せき

☑ニギニギ④
☑カニばさみ

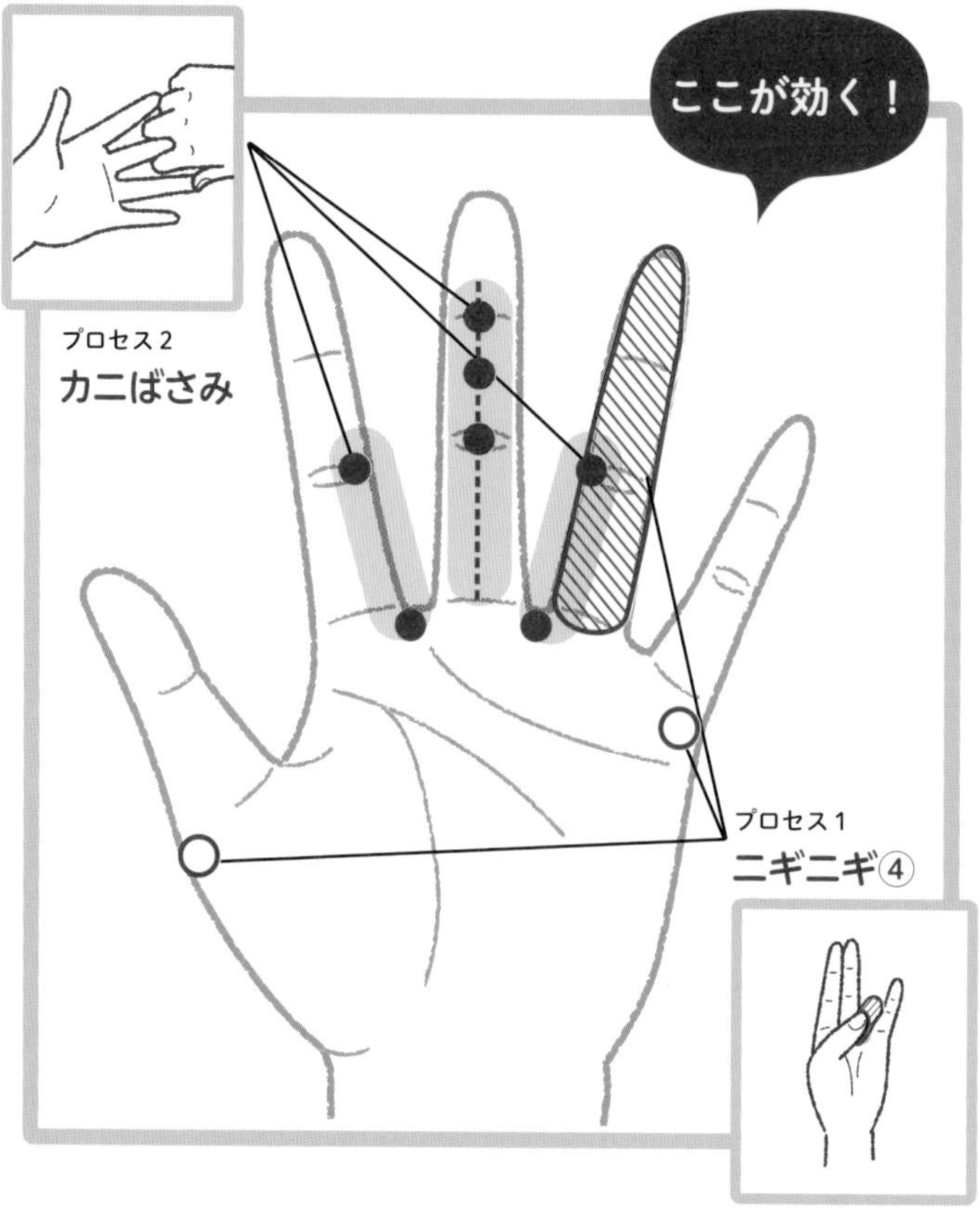

のどと肺の対応エリアを刺激

せきにはぜんそくのせきから飲食中にむせるせき込み、風邪などの後遺症で長く続くせきなど、いろいろな原因があります。ここでご紹介するのは、どんなせきでもほぼ止められる可能性の高い方法です。中指はのどに、中指と薬指の側面は肺に対応しています。このエリアをカニばさみでねじりもみします。

プロセス **ニギニギ❹**

1・薬指を曲げて親指で押さえ
・手のひら側から握る

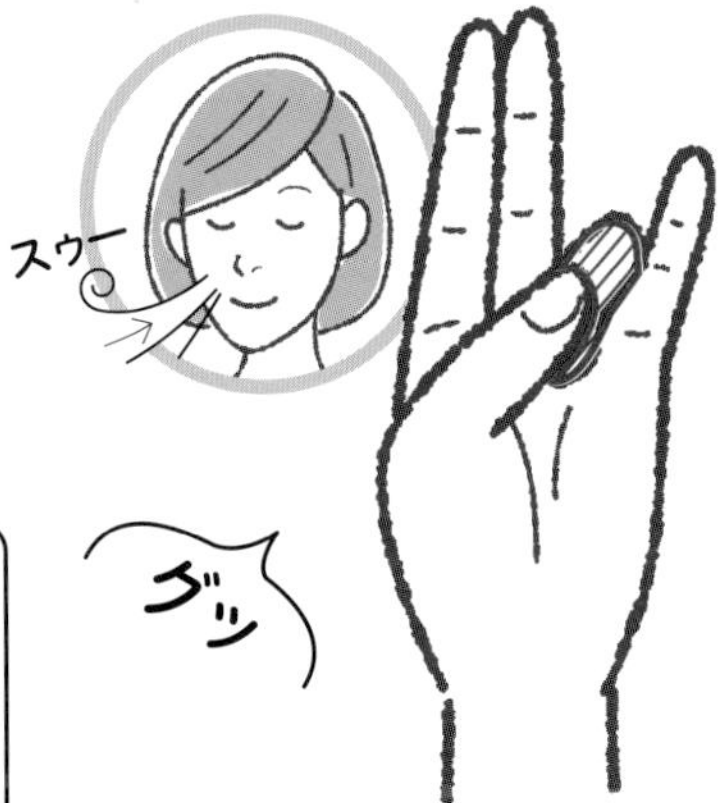

左手の手のひらを自分のほうに向け、中指が体の中心線のところにくるようにして、薬指を曲げて親指で押さえ、大きく息を吸います。

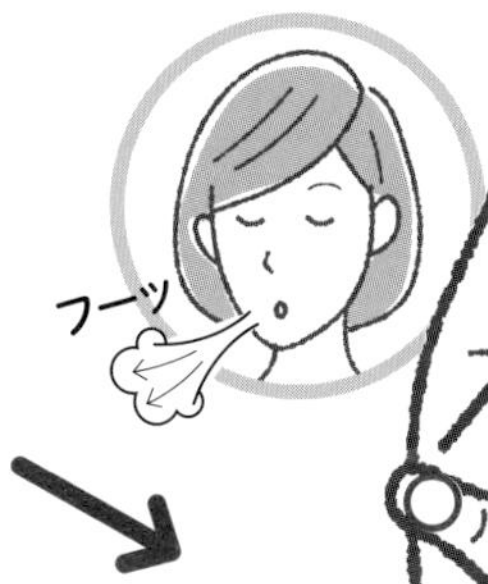

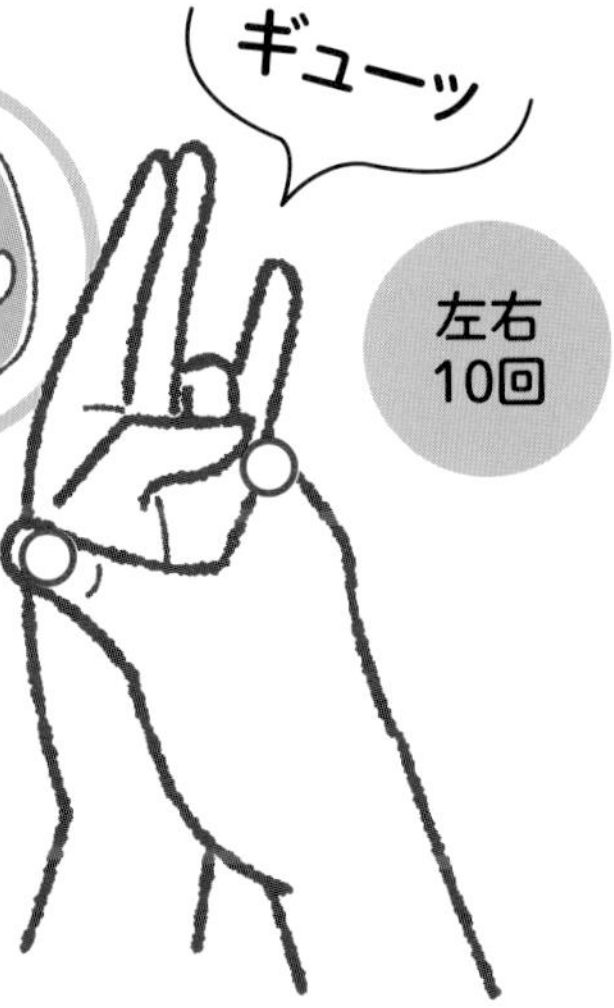

右手の親指で左手の親指の付け根を、右手の４指で左手の小指の付け根を持ち、手のひら側から手首まで全体を握りしめます。同時に５～10秒かけて息を吐き、吐き切ったら右手を離します。

一緒に行えば効果アップ！

プロセス **カニばさみ**

2・中指、人差し指、薬指を
・カニばさみでねじりもみ

中指の中心ラインを上から下までカニばさみにしてねじりもみします。人差し指と薬指は第２関節の横筋あたりの中指側、中指側の指の付け根付近を念入りに。

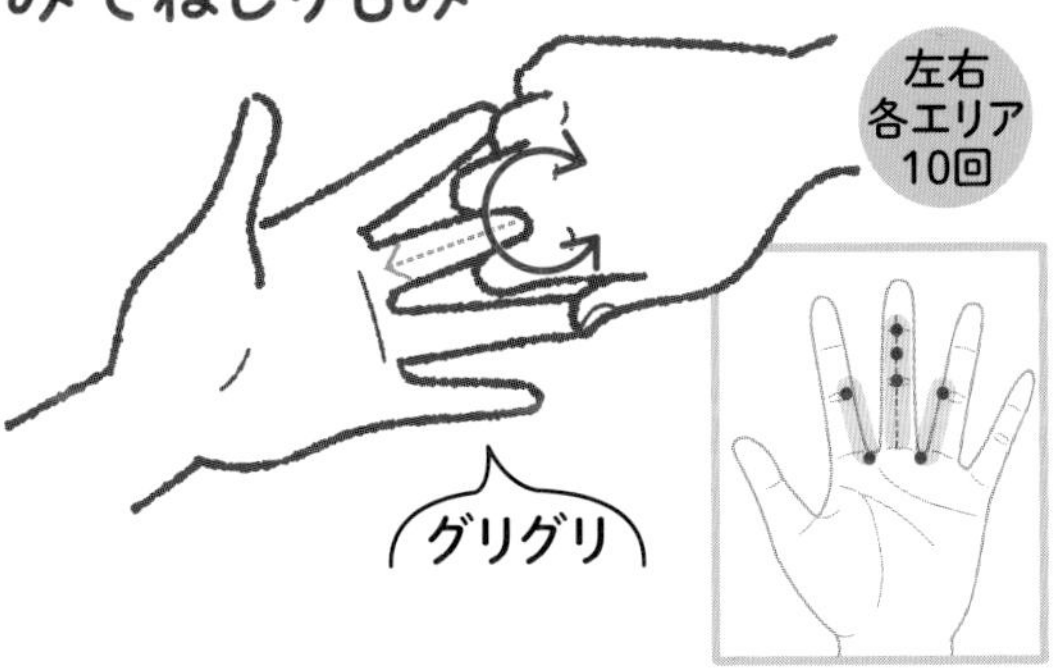

内科的な悩み
㉑
皮膚

肌荒れ

☑ニギニギ③
☑さすりモミ

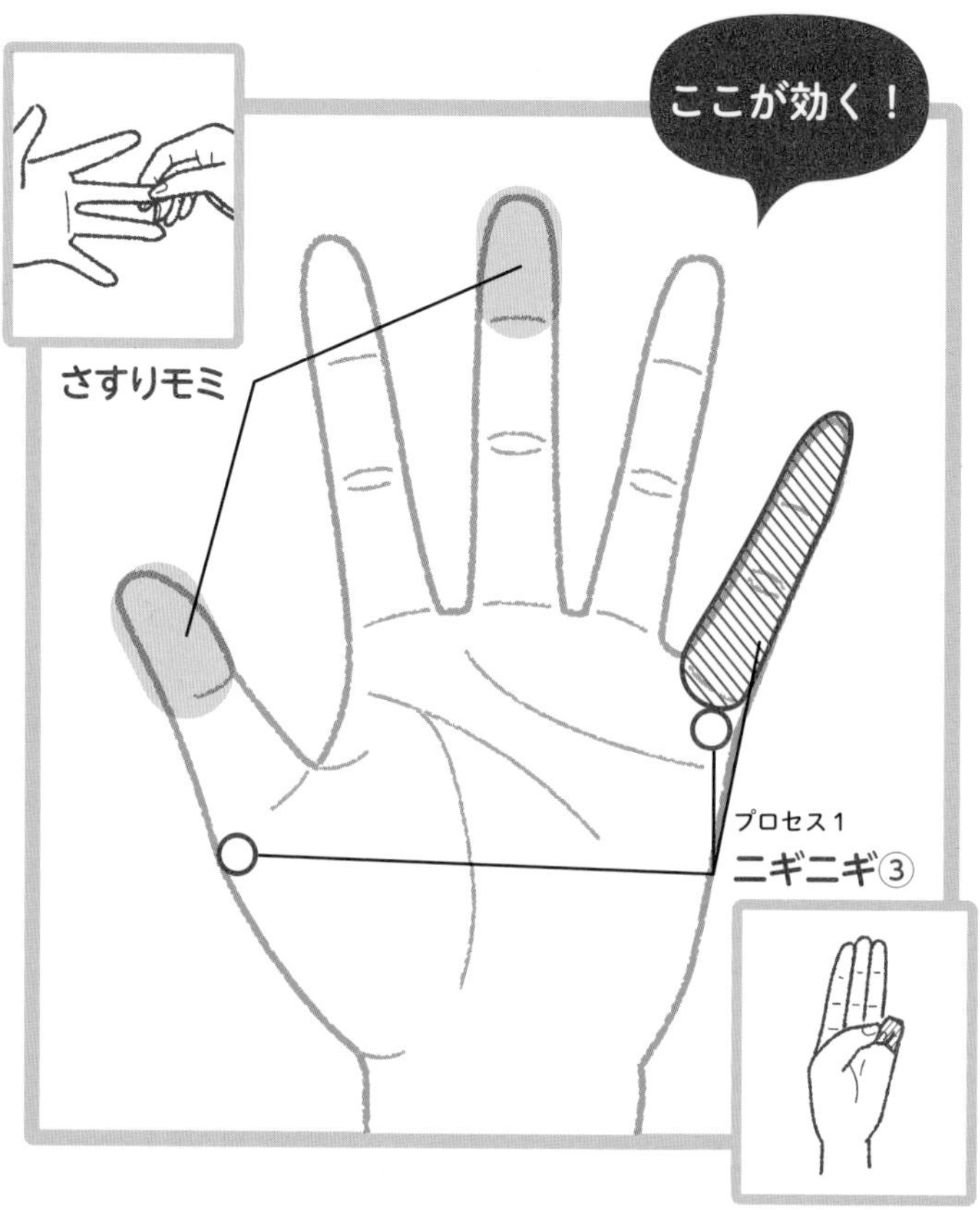

肌荒れは胃腸を整える刺激を

肌荒れは胃腸や肝臓など消化器官への高負荷が発端で起こりやすくなるので、顔の肌荒れをはじめ、全身の肌荒れの場合も含めて、解消には胃腸を整えることが第一です。これはおもにニギニギ運動③で対応します。ここで示している中指の先と親指の先のエリアは、顔の肌荒れに対応するところで、特にポイントはありません。このエリアをまんべんなくさすりモミします。

プロセス　ニギニギ❸

1・小指を曲げて親指で押さえ・手のひら側から握る

左手の手のひらを自分のほうに向け、中指が体の中心線のところにくるようにして、小指を曲げて親指で押さえ、大きく息を吸います。

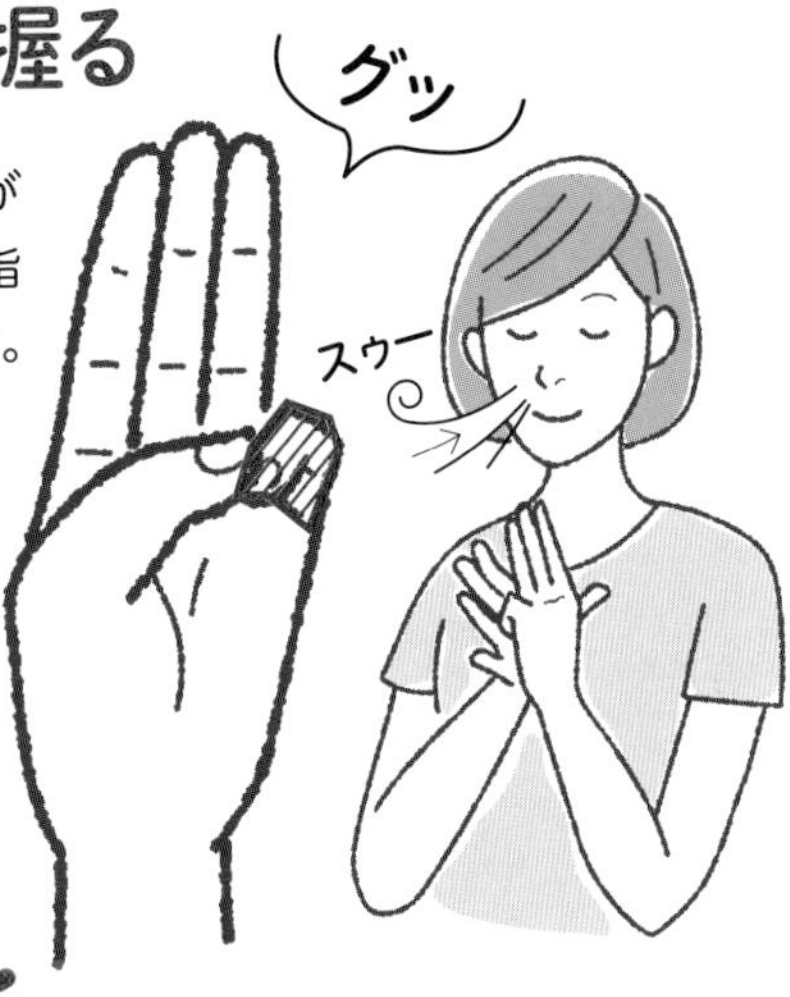

左右
10回

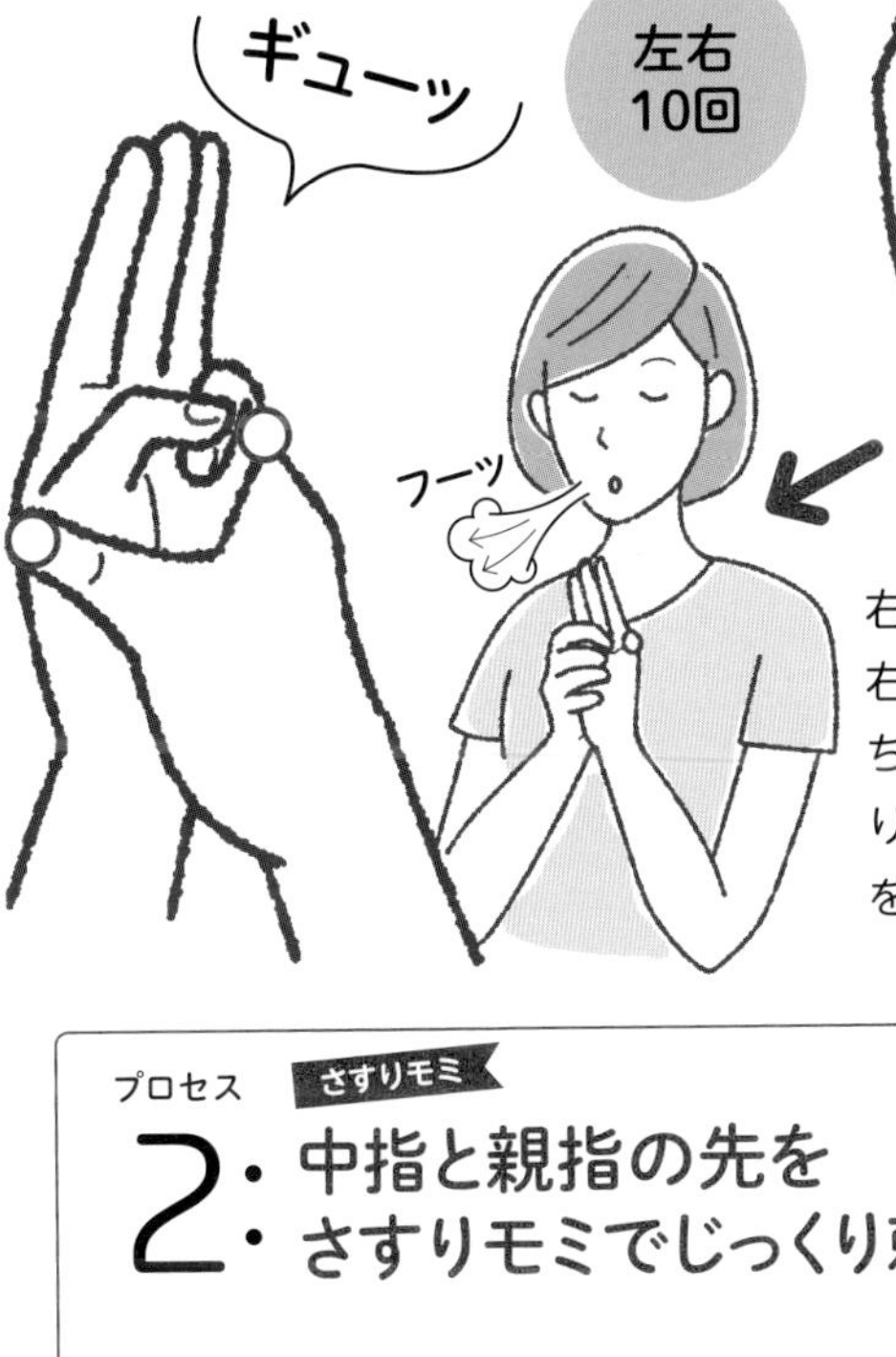

右手の親指で左手の親指の付け根を、右手の４指で左手の小指の付け根を持ち、手のひら側から手首まで全体を握りしめます。同時に５～10秒かけて息を吐き、吐き切ったら右手を離します。

一緒に行えば効果アップ！

プロセス　さすりモミ

2・中指と親指の先を・さすりモミでじっくり刺激

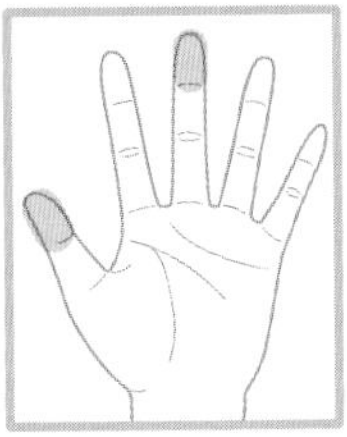

手のひら側から中指の第１関節から先と、親指の第１関節から先をさすりモミします。特に中指の第１関節の上と中指の腹はじっくり刺激します。

左右
各エリア
10回

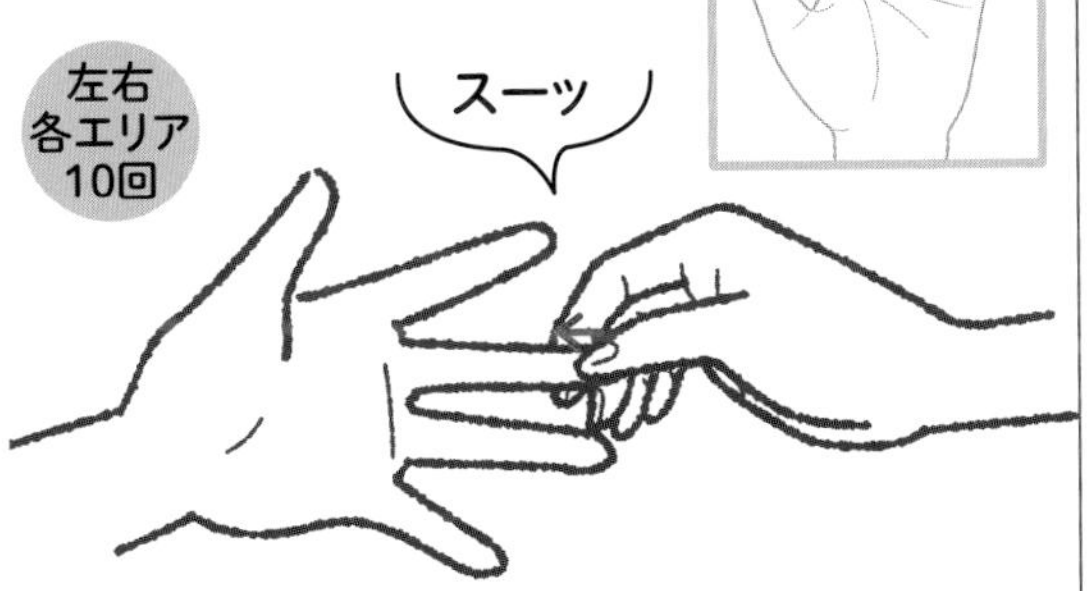

内科的な悩み ㉒

胃腸

下痢

☑ニギニギ④
☑カニばさみ

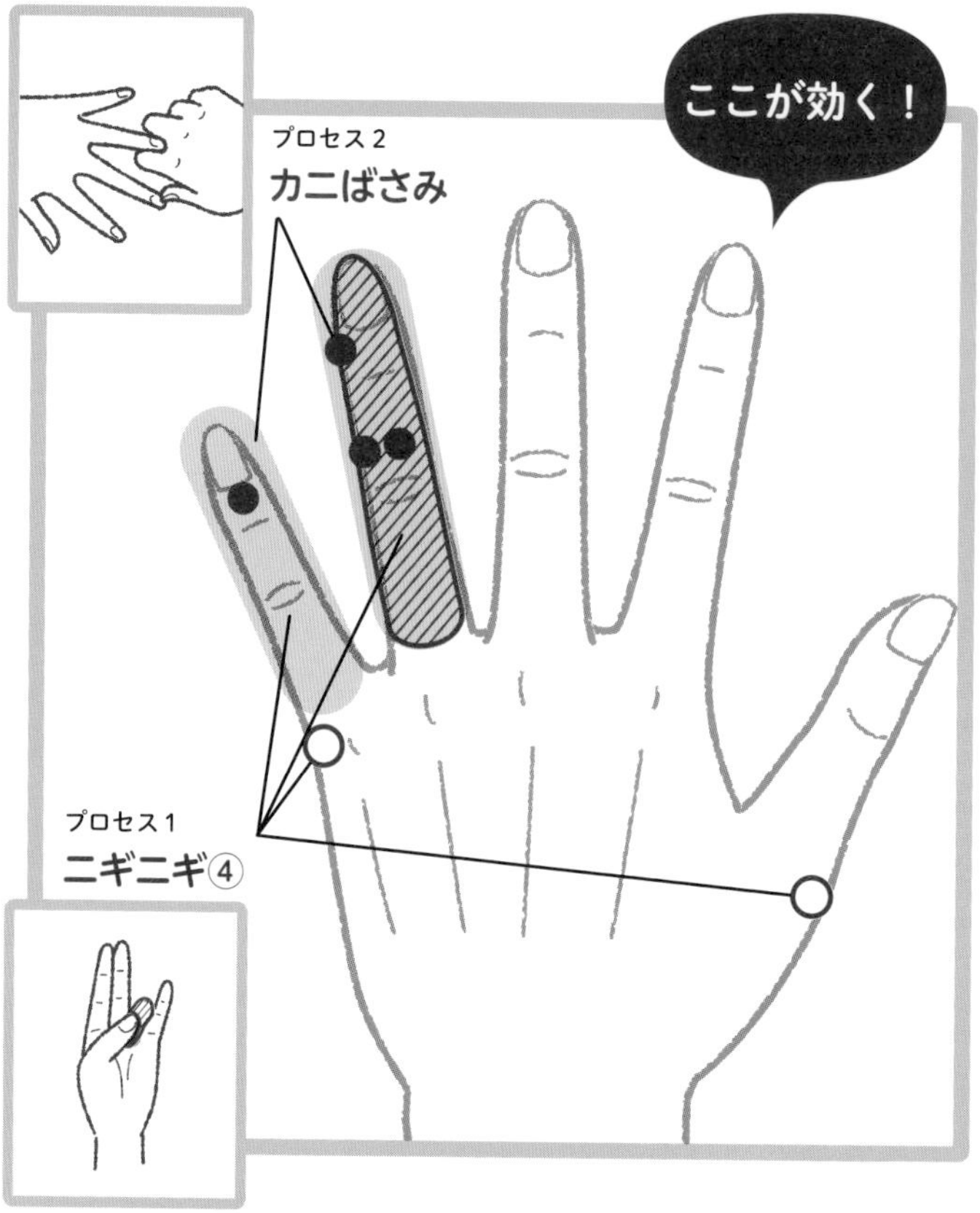

大腸の動きをしずめる薬指を刺激

「3・2・1フィンガーストレッチ」は四肢やおなかの血流をアップし、大腸機能を整えることができます。ニギニギ運動④も、骨盤を整え、内臓機能の安定に役立ちます。大腸の動きをしずめるための対応エリアは薬指。指先から指の付け根に向かって、カニばさみでグリグリまわしもみしましょう。次に小指を5回、指先から付け根までまわしもみします。左手の指もみが終わったら、右手も同様に行います。

プロセス　ニギニギ④

1 薬指を曲げて親指で押さえ手のひら側から握る

左手の手のひらを自分のほうに向け、中指が体の中心線のところにくるようにして、薬指を曲げて親指で押さえ、大きく息を吸います。

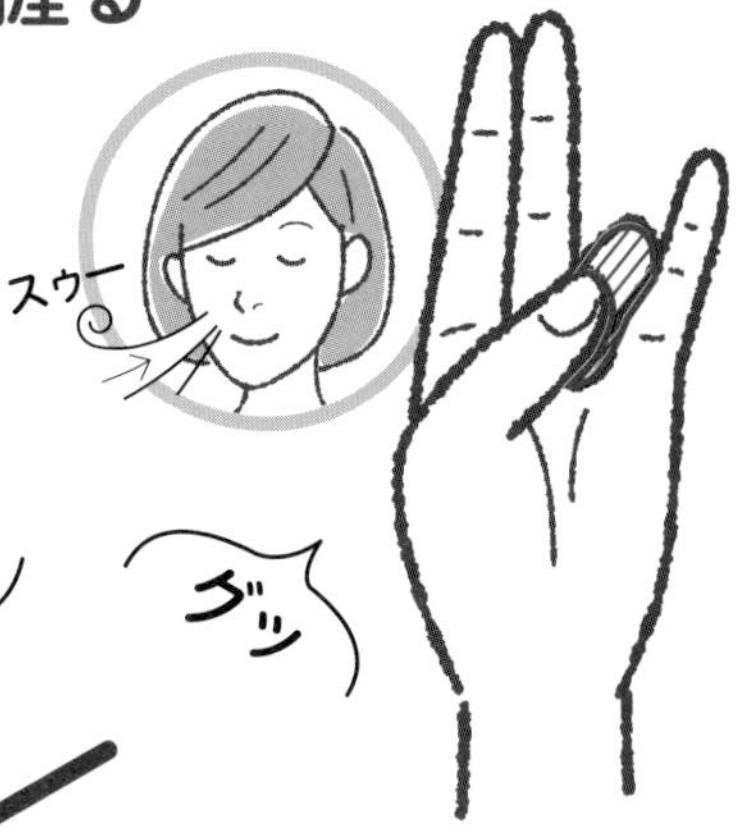

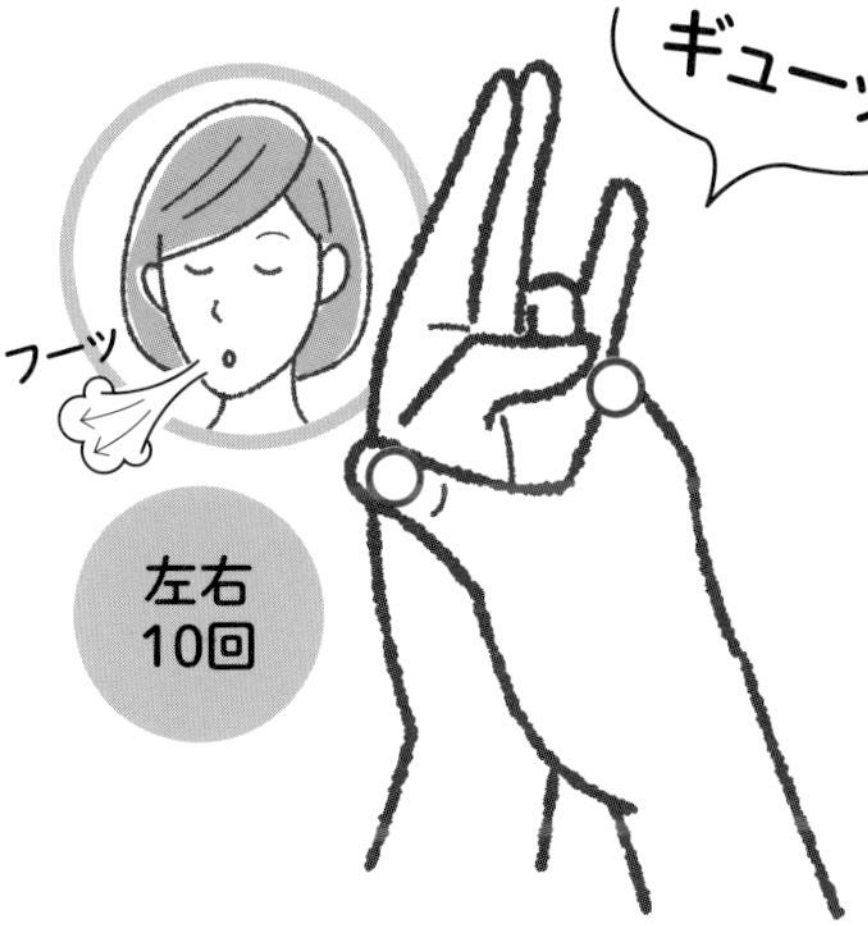

右手の親指で左手の親指の付け根を、右手の４指で左手の小指の付け根を持ち、手のひら側から手首まで全体を握りしめます。同時に５～10秒かけて息を吐き、吐き切ったら右手を離します。

一緒に行えば効果アップ！

プロセス　カニばさみ

2 手の甲側の薬指と小指を指先から付け根に向けて

薬指をカニばさみして、指先から付け根までまわしもみします。小指側の側面をしっかり刺激します。同様に、小指も指先から付け根までまわしもみします。

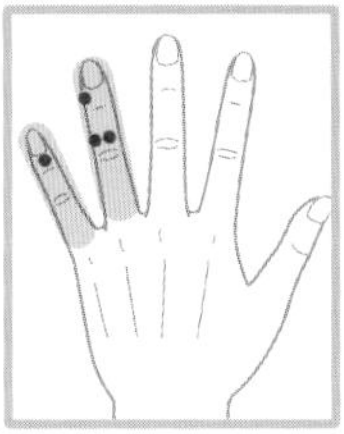

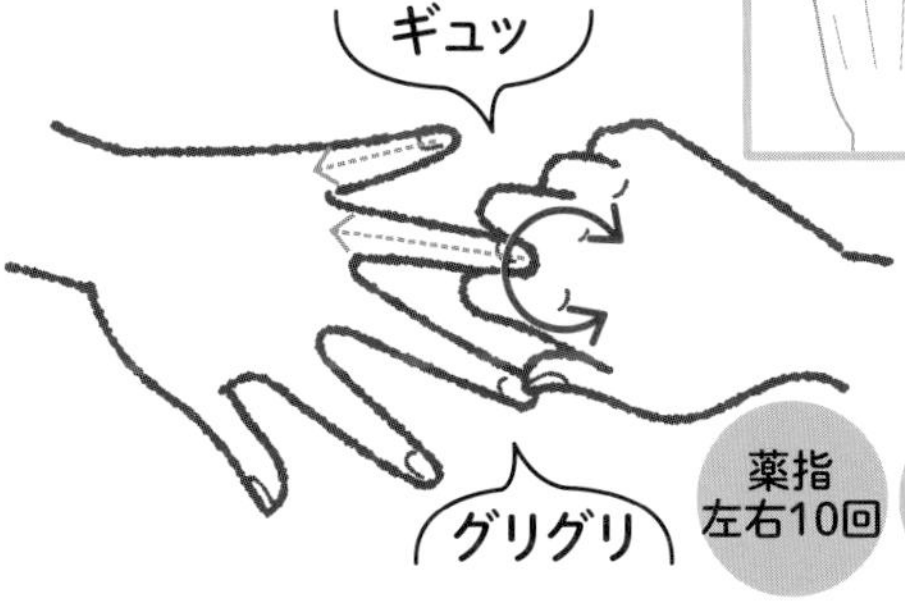

薬指
左右10回

小指
左右5回

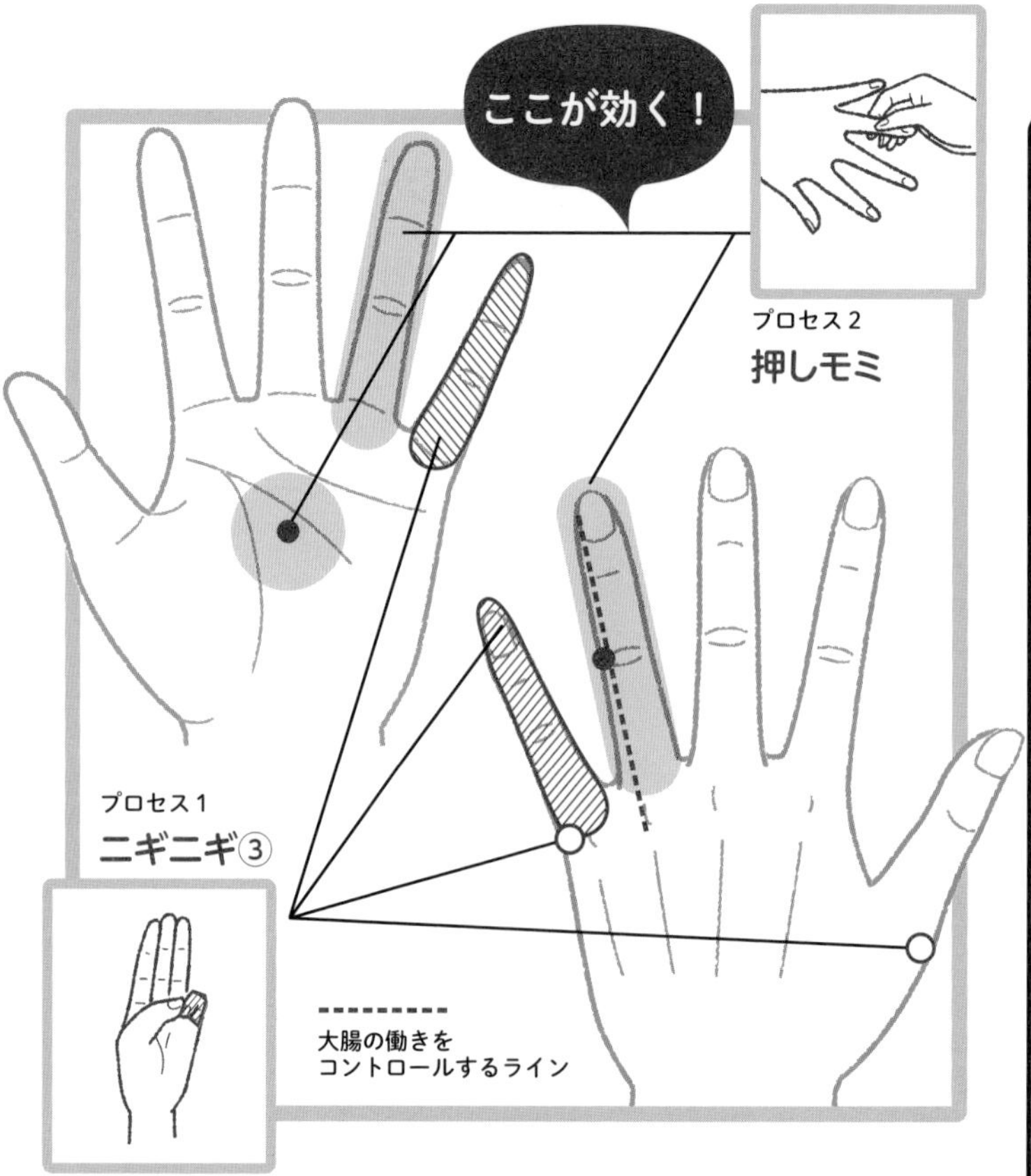

内科的な悩み

㉓

胃腸

便秘

☑ニギニギ③
☑押しモミ

薬指と手の甲の真ん中を刺激

「3・2・1フィンガーストレッチ」は、「1」の手のひらの中央を広げる動作を意識して、しっかり広げてから息を吐きます。ここは大腸を含む臓器の対応エリアだからです。刺激エリアは手の甲側から薬指の第2関節の小指側の端を中心に押しモミします。便秘症の人はここを強く押すと痛みますが、少しガマンしながら約1分。「3・2・1フィンガーストレッチ」で広げた手のひらの中央部分の凹みも押しモミすると、さらに効果があがります。

プロセス　ニギニギ③

1・小指を曲げて親指で押さえ・手のひら側から握る

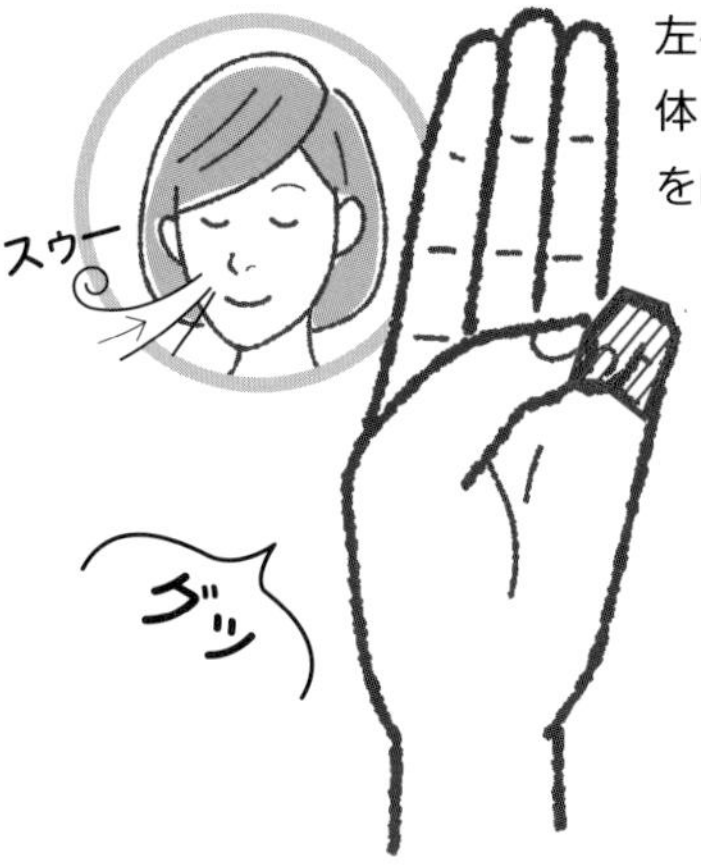

左手の手のひらを自分のほうに向け、中指が体の中心線のところにくるようにして、小指を曲げて親指で押さえ、大きく息を吸います。

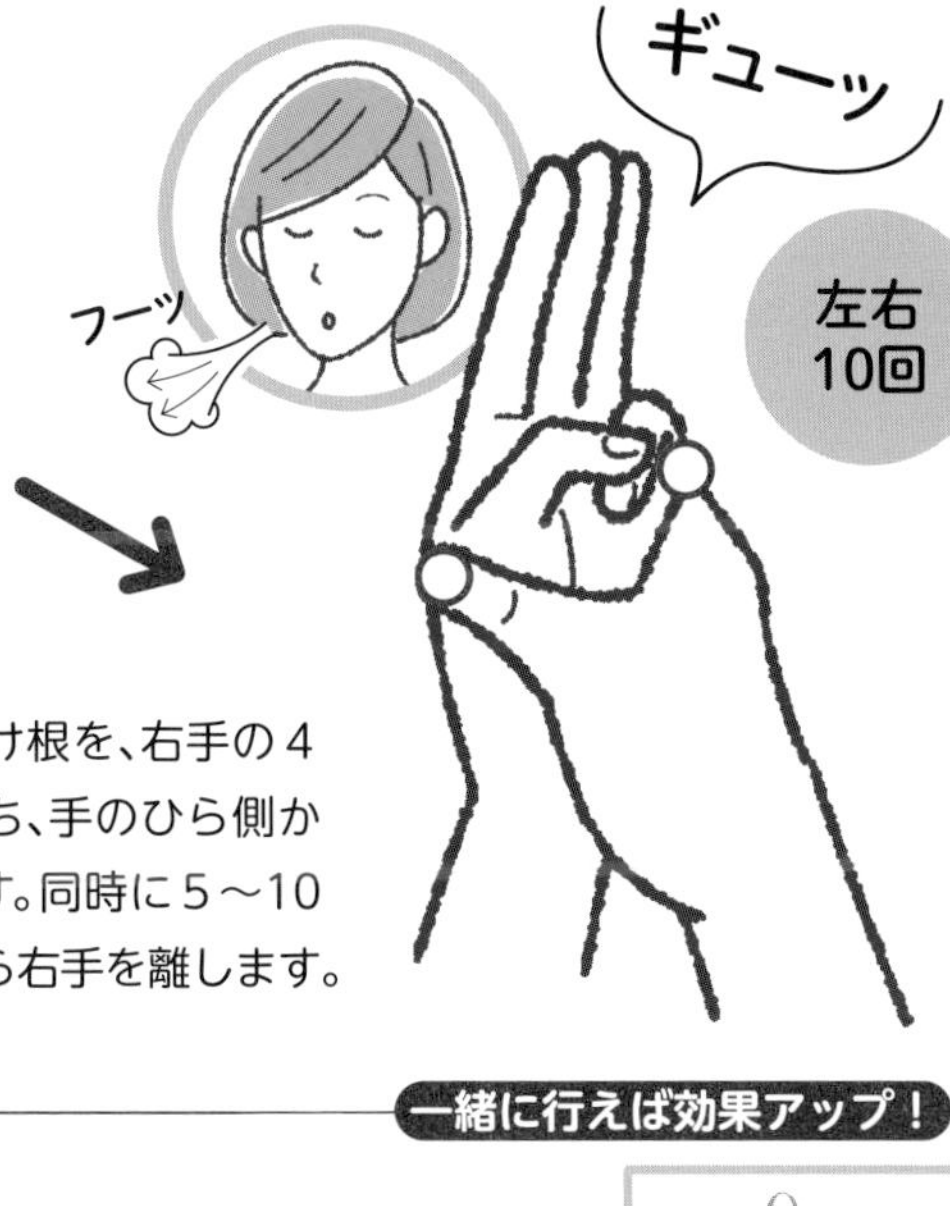

左右
10回

右手の親指で左手の親指の付け根を、右手の４指で左手の小指の付け根を持ち、手のひら側から手首まで全体を握りしめます。同時に５～10秒かけて息を吐き、吐き切ったら右手を離します。

一緒に行えば効果アップ！

プロセス　押しモミ

2・薬指と手のひら中央のいちばん・凹んでいるところを押しモミ

薬指全体を指先から手首方面に向かって押しモミします。外側の第２関節のポイントを１分押します。次に手のひら中央のいちばん凹んでいるところを押しモミします。

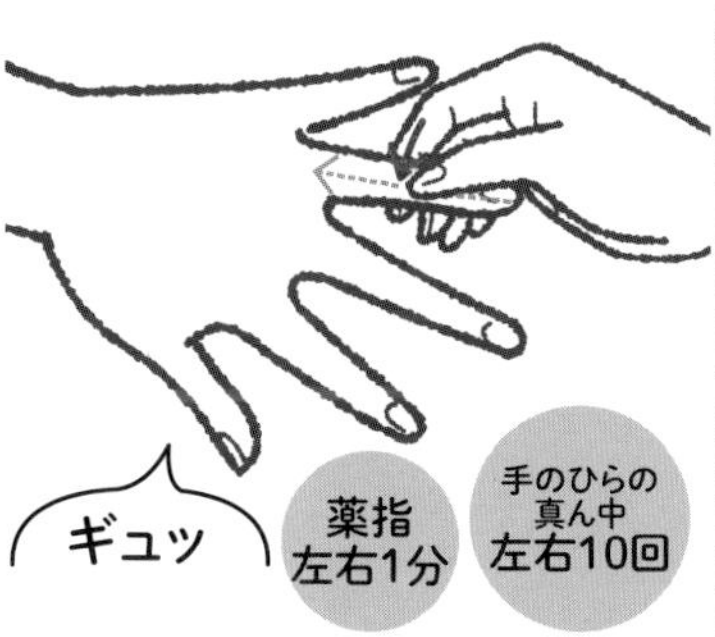

薬指
左右1分

手のひらの
真ん中
左右10回

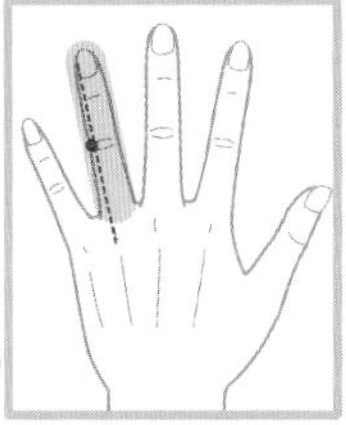

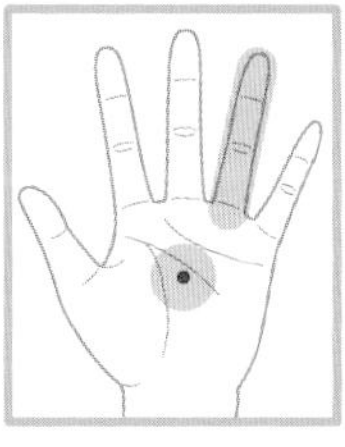

内科的な悩み
㉔
婦人科

生理痛

☑ニギニギ③
☑押しモミ

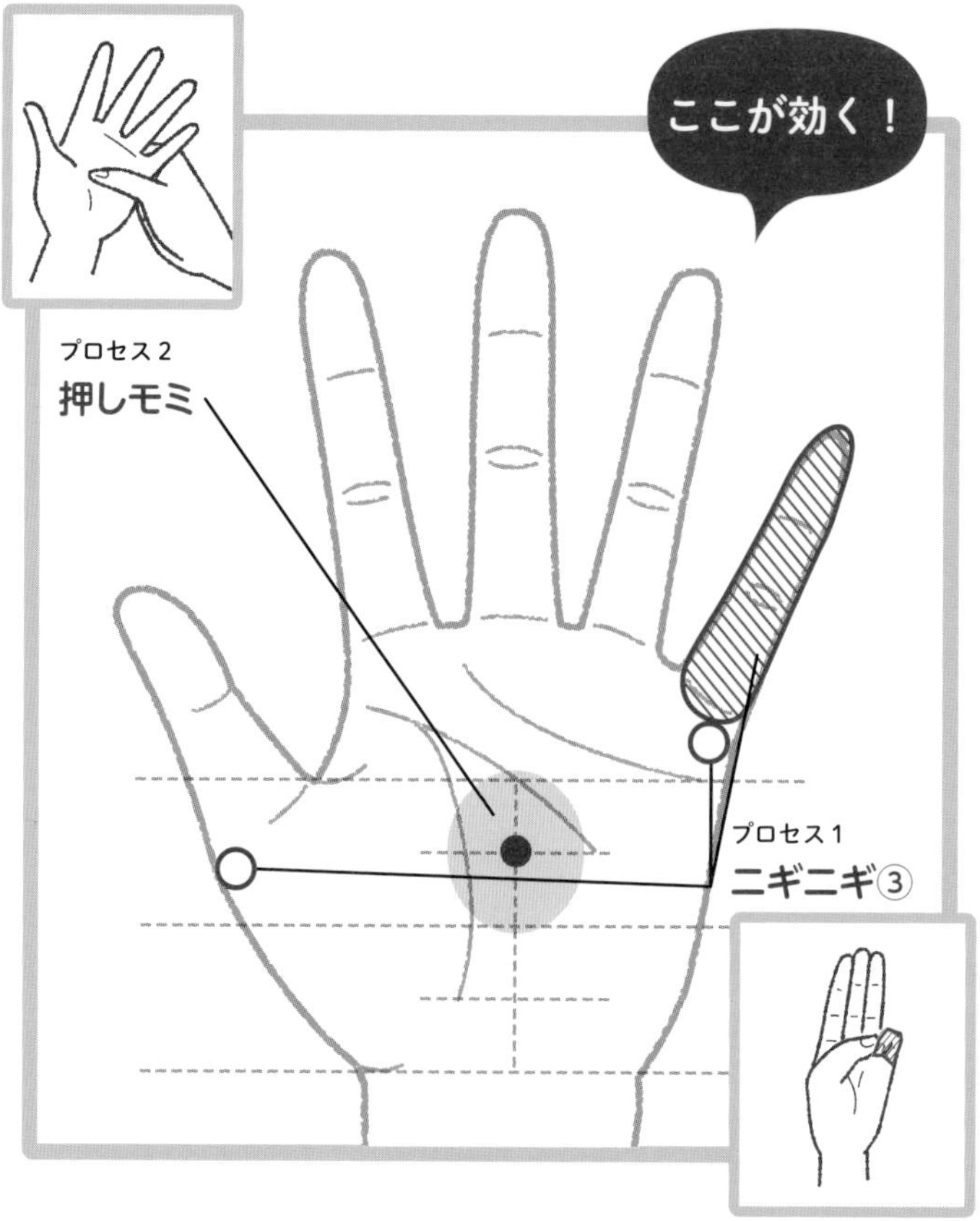

子宮の対応エリアへの刺激を習慣に

生理痛は慢性化している人がほとんどで、その痛みは放っておくと更年期まで続きます。力を入れて強くもまなくてもいいので、痛むときだけではなく、この手指ほぐしを毎日の習慣にして行うと、少しずつ痛みが軽くなっていきます。卵巣・子宮に対応する手のひらの中央の凹んだところとその少し下あたりを押しモミします。押しモミしやすいエリアなので、1日1分間ずつでも続けましょう。

プロセス ニギニギ❸

1・小指を曲げて親指で押さえ・手のひら側から握る

左手の手のひらを自分のほうに向け、中指が体の中心線のところにくるようにして、小指を曲げて親指で押さえ、大きく息を吸います。

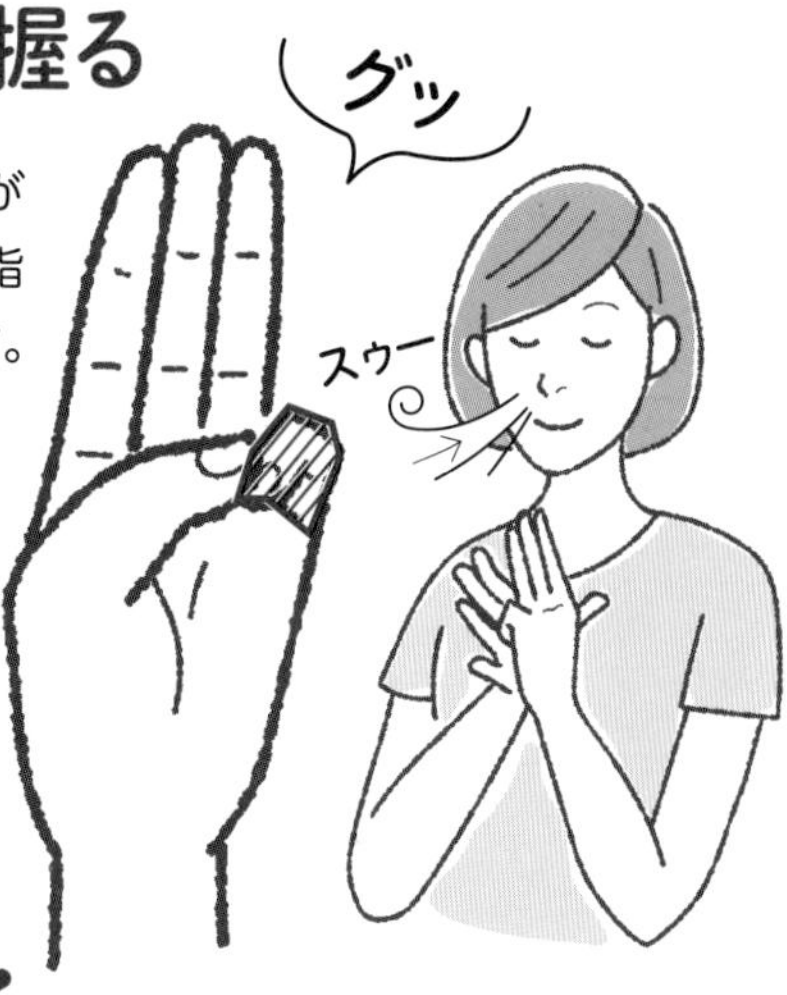

左右
10回

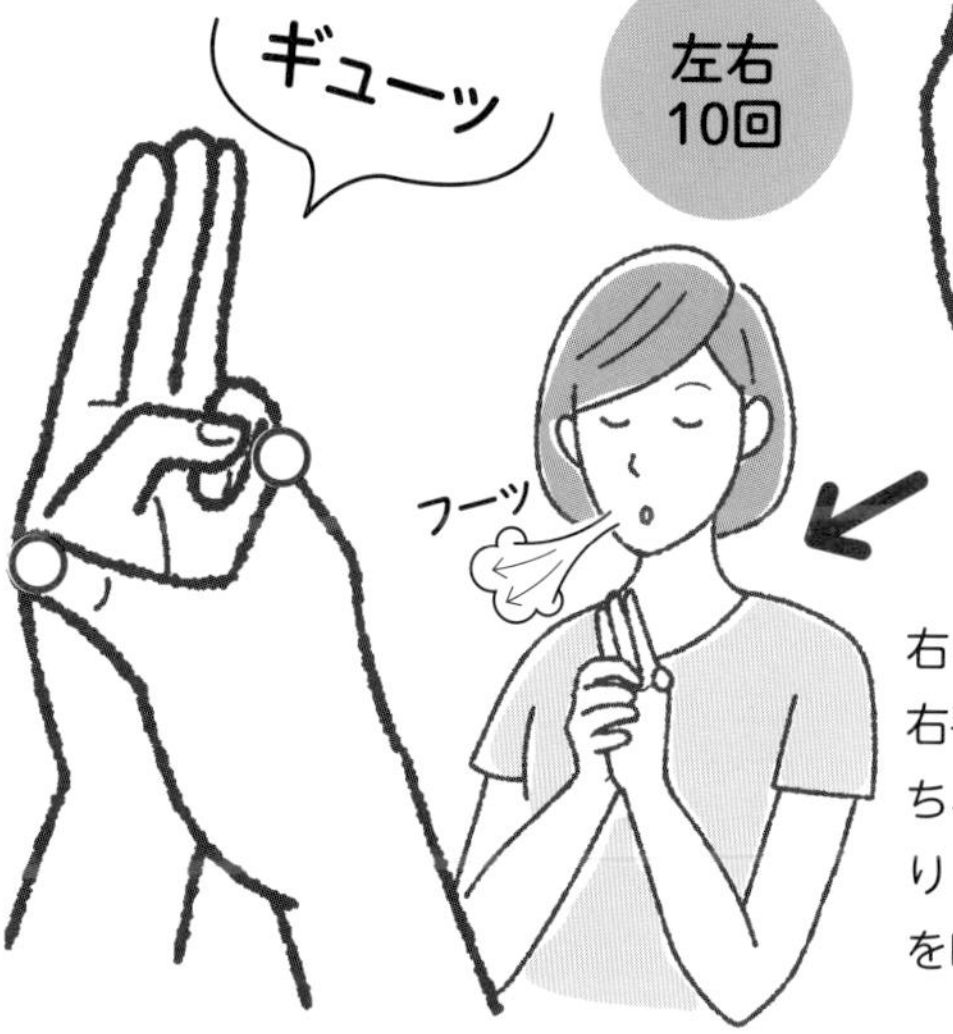

右手の親指で左手の親指の付け根を、右手の４指で左手の小指の付け根を持ち、手のひら側から手首まで全体を握りしめます。同時に５～10秒かけて息を吐き、吐き切ったら右手を離します。

一緒に行えば効果アップ！

プロセス 押しモミ

2・手のひらの真ん中凹み部分と・その少し下の押しモミを習慣に

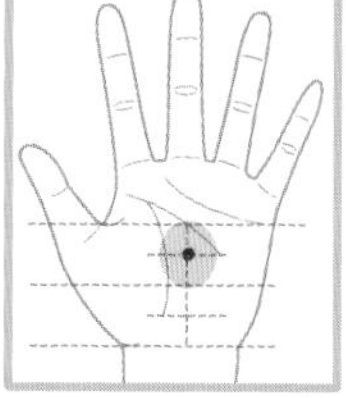

生理痛のある女性は、手のひらの真ん中あたりが少し硬くなっています。凹んでいるところとそこから１センチほど下がったところをよく押しモミします。習慣化することが大切です。

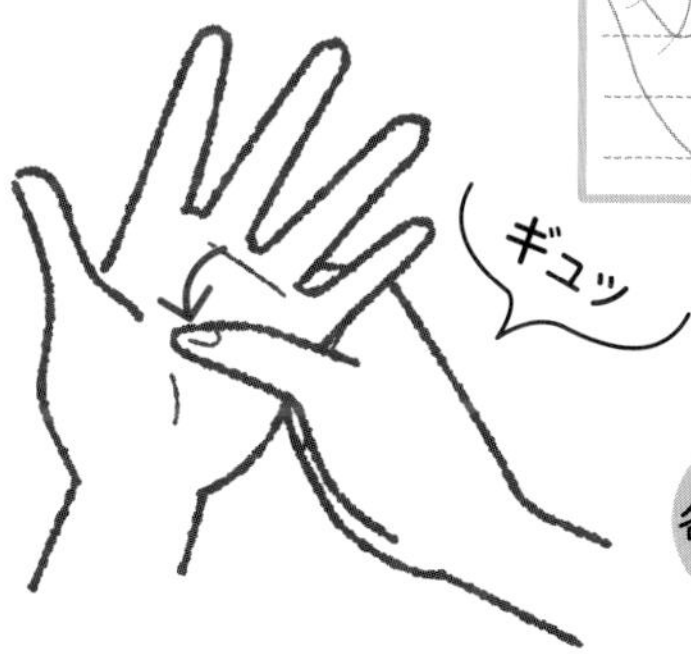

左右
各エリア
1分

内科的な悩み
㉕
排尿障害

夜間頻尿

✓ニギニギ③
✓指きり

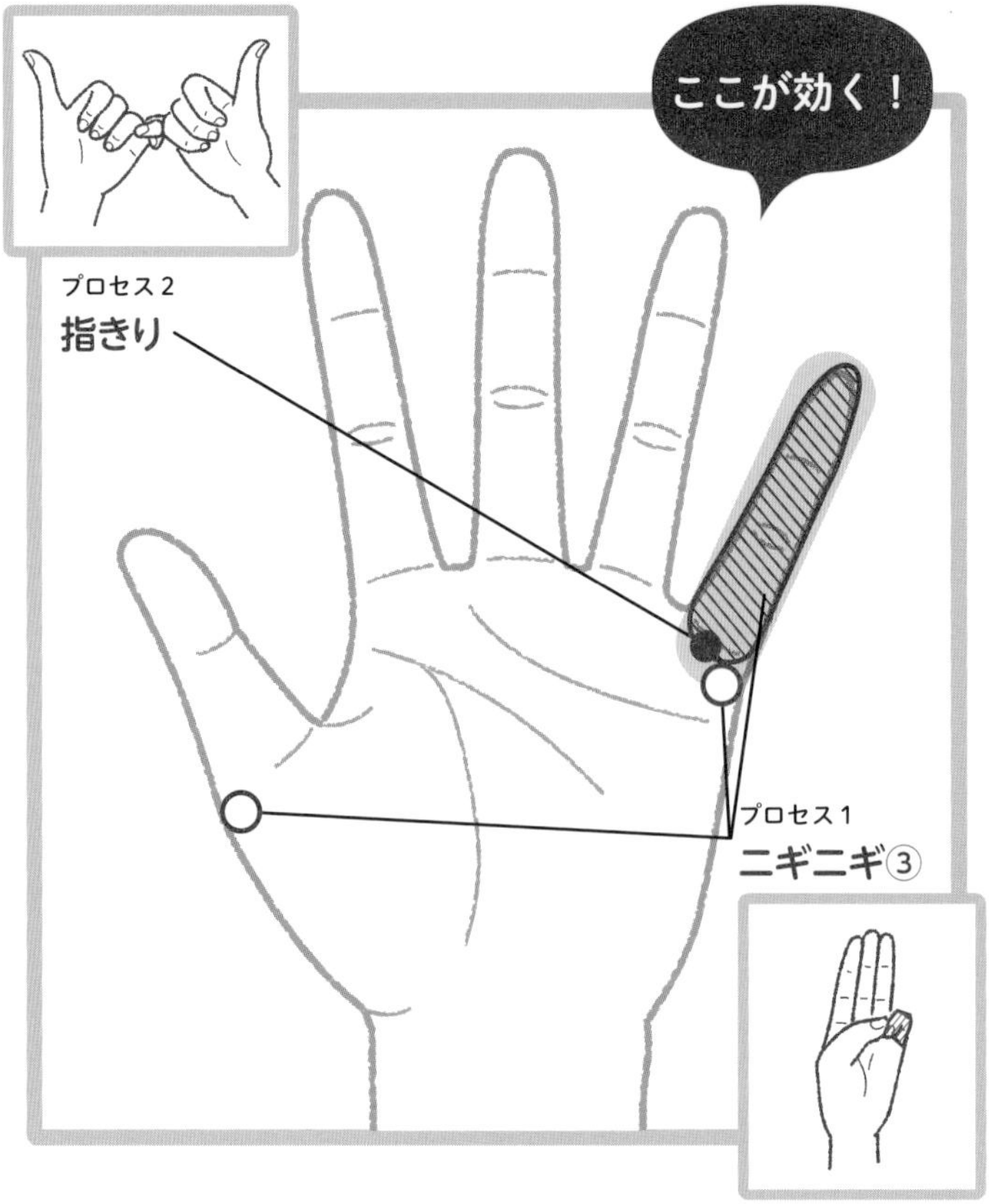

小指の付け根を指きりで刺激

多くは加齢によるものですが、同じ頻尿でも夜間と昼間（100ページ参照）では原因が異なります。夜間頻尿は特に男性で悩む方が多く、前立腺肥大の方は夜中に何度もトイレに通い、よく眠れないという声も聞きます。まずはニギニギ運動③を。小指の付け根には泌尿器疾患のポイントがありますので、次にここを刺激します。小指の根元どうしをひっかける「指きり」のカタチで強く引っ張って付け根のポイントを刺激すると、トイレに行く回数が減ります。

プロセス ニギニギ❸

1・小指を曲げて親指で押さえ・手のひら側から握る

左手の手のひらを自分のほうに向け、中指が体の中心線のところにくるようにして、小指を曲げて親指で押さえ、大きく息を吸います。

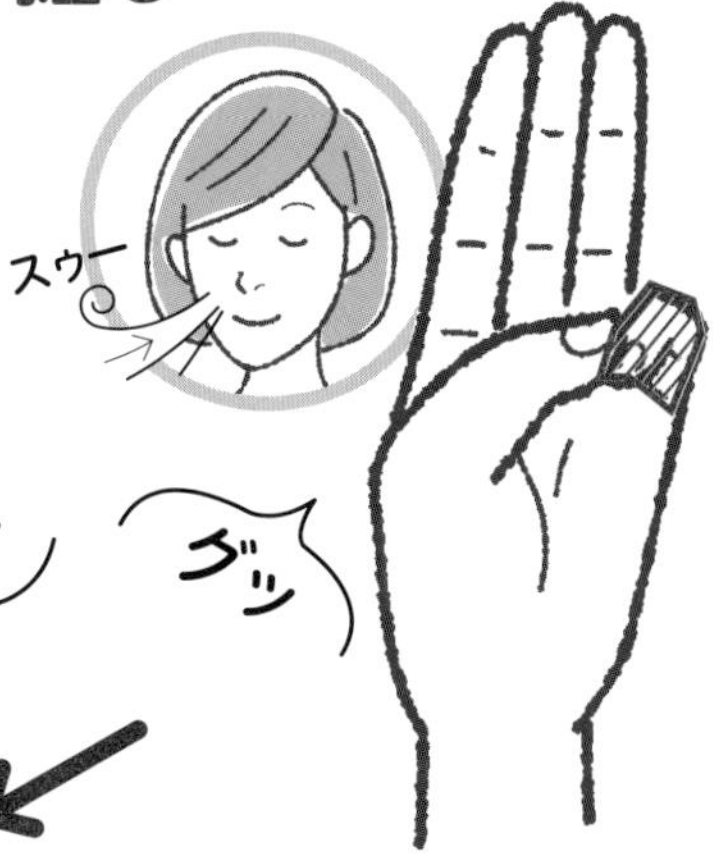

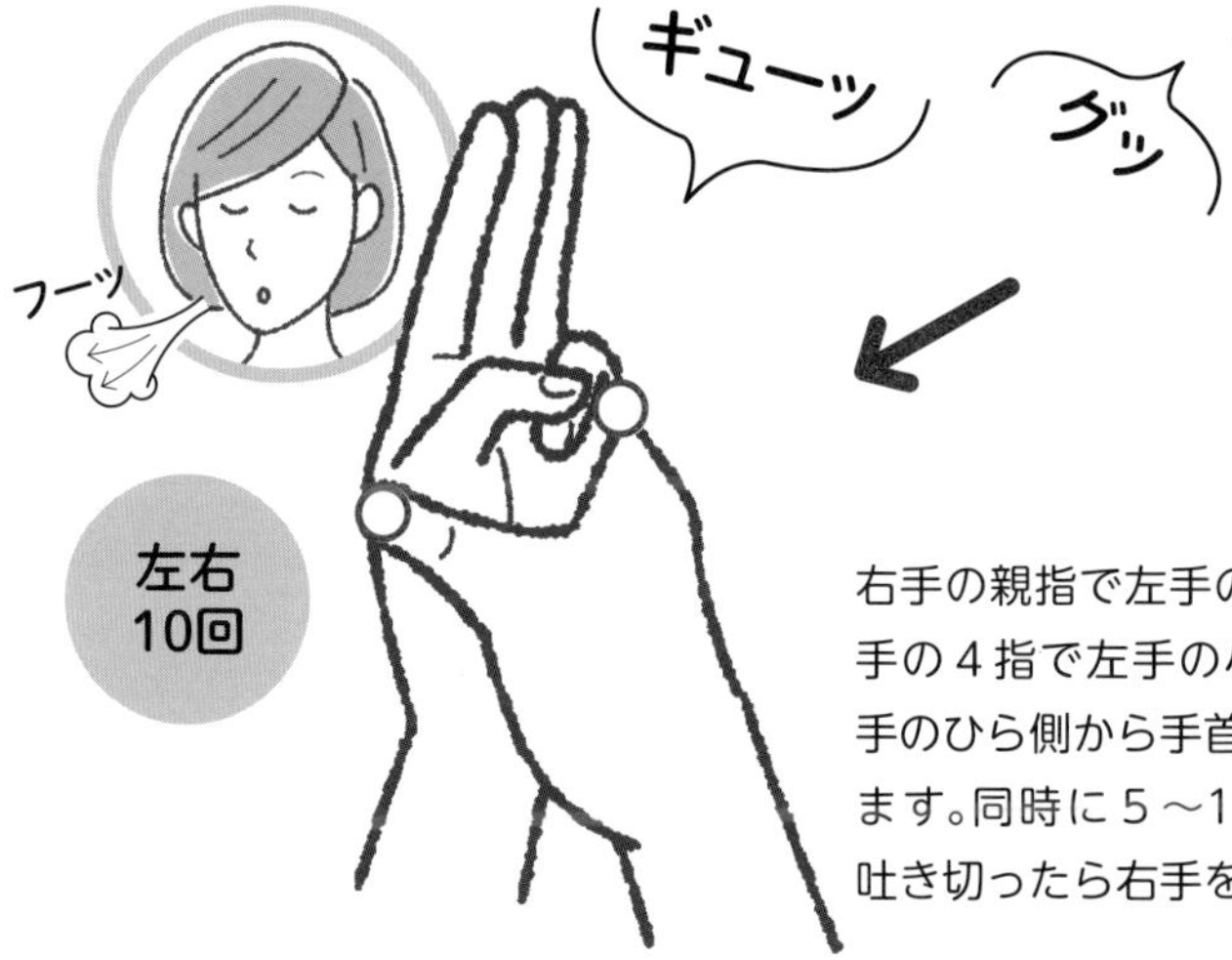

左右
10回

右手の親指で左手の親指の付け根を、右手の４指で左手の小指の付け根を持ち、手のひら側から手首まで全体を握りしめます。同時に５～10秒かけて息を吐き、吐き切ったら右手を離します。

一緒に行えば効果アップ！

プロセス 指きり

2・小指の付け根は泌尿器疾患のポイント・指きりで刺激すると夜間トイレの回数が減る

左手の小指の根元に右手の小指をひっかけて、少し力を入れて小指の付け根をグリグリこすり、「指きり」のカタチで小指どうしを強く引っ張り合います。

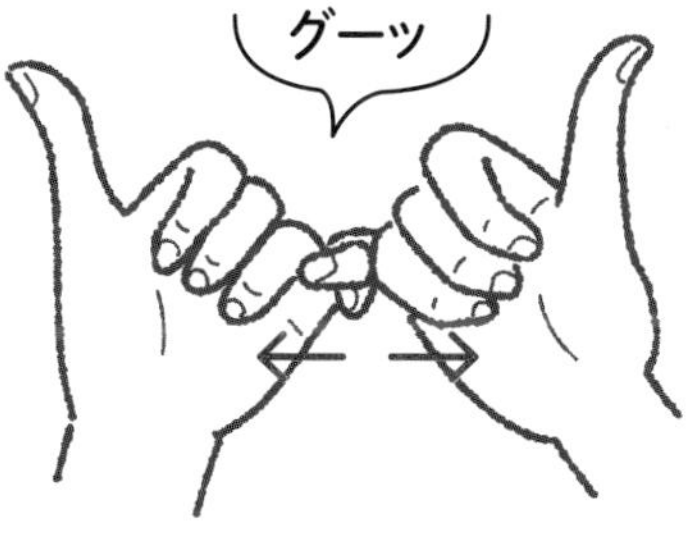

昼
10回

夜就寝前
左右とも
20回

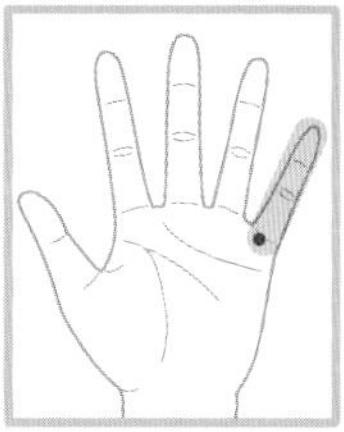

内科的な悩み

㉖

排尿障害

頻尿（昼間）

☑ニギニギ①

☑押しモミ

手のひらの膀胱エリアを刺激

夜間頻尿とは異なり、昼間の頻尿に悩むのは圧倒的に女性です。排尿は脳との関係が深く、仕事や対人関係などへの緊張や不安、ストレスが自律神経を狂わせてしまっている結果、起こりやすくなります。中指のストレスポイントと手のひらの膀胱エリアを押しモミします。トイレに行きたくても行けないときは、前ページの小指の指きりを10～20回行うと、しばらくガマンできます。

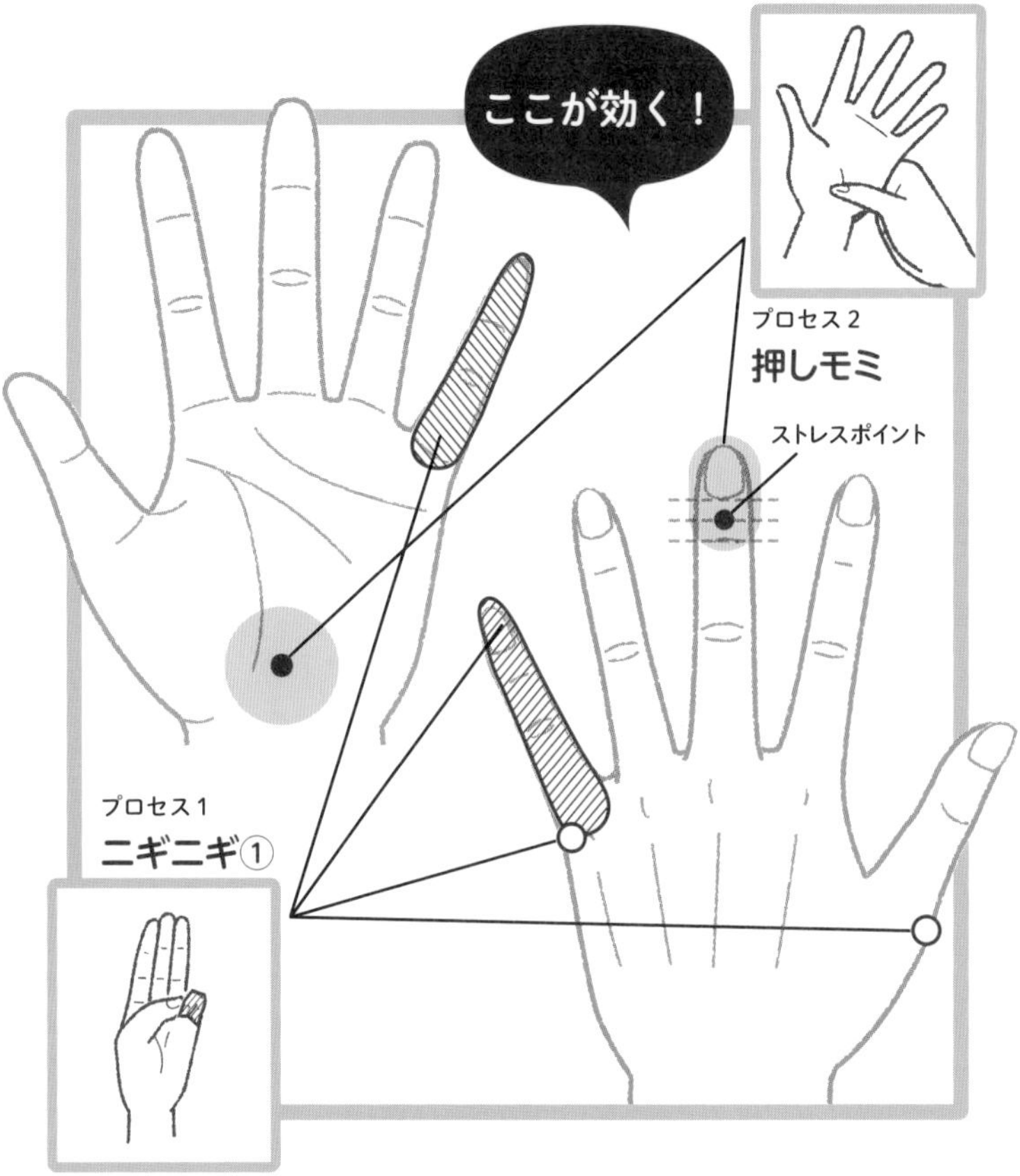

プロセス　ニギニギ❶

1・小指を曲げて親指で押さえ・手の甲側から握る

左手の手のひらを自分のほうに向け、中指が体の中心線のところにくるようにして、小指を曲げて親指で押さえ、大きく息を吸います。

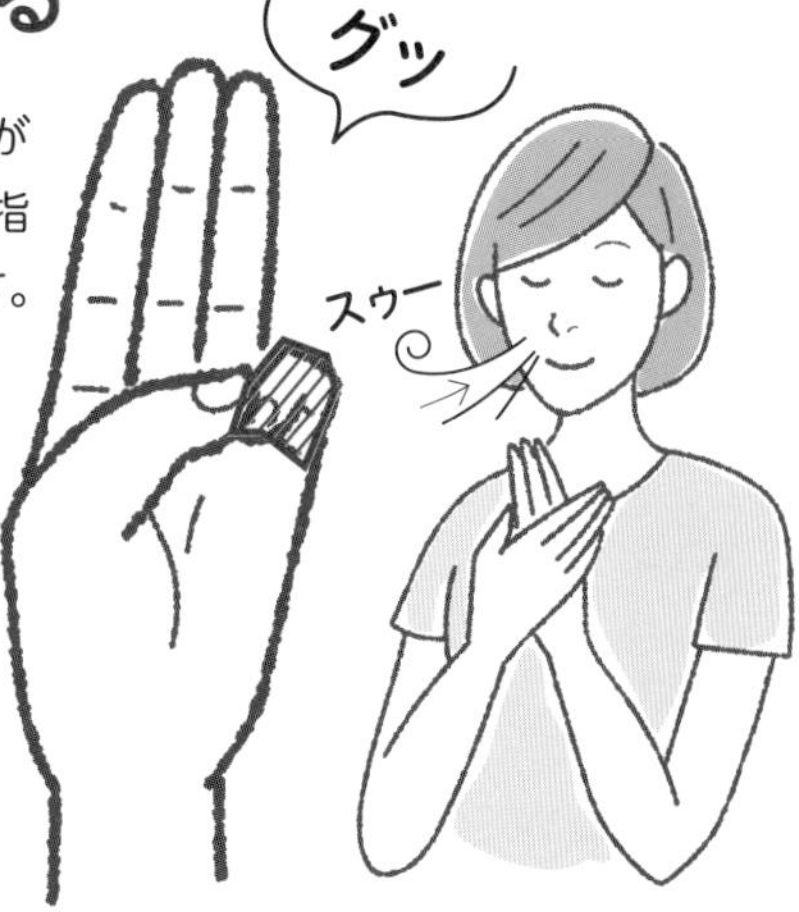

左右
10回

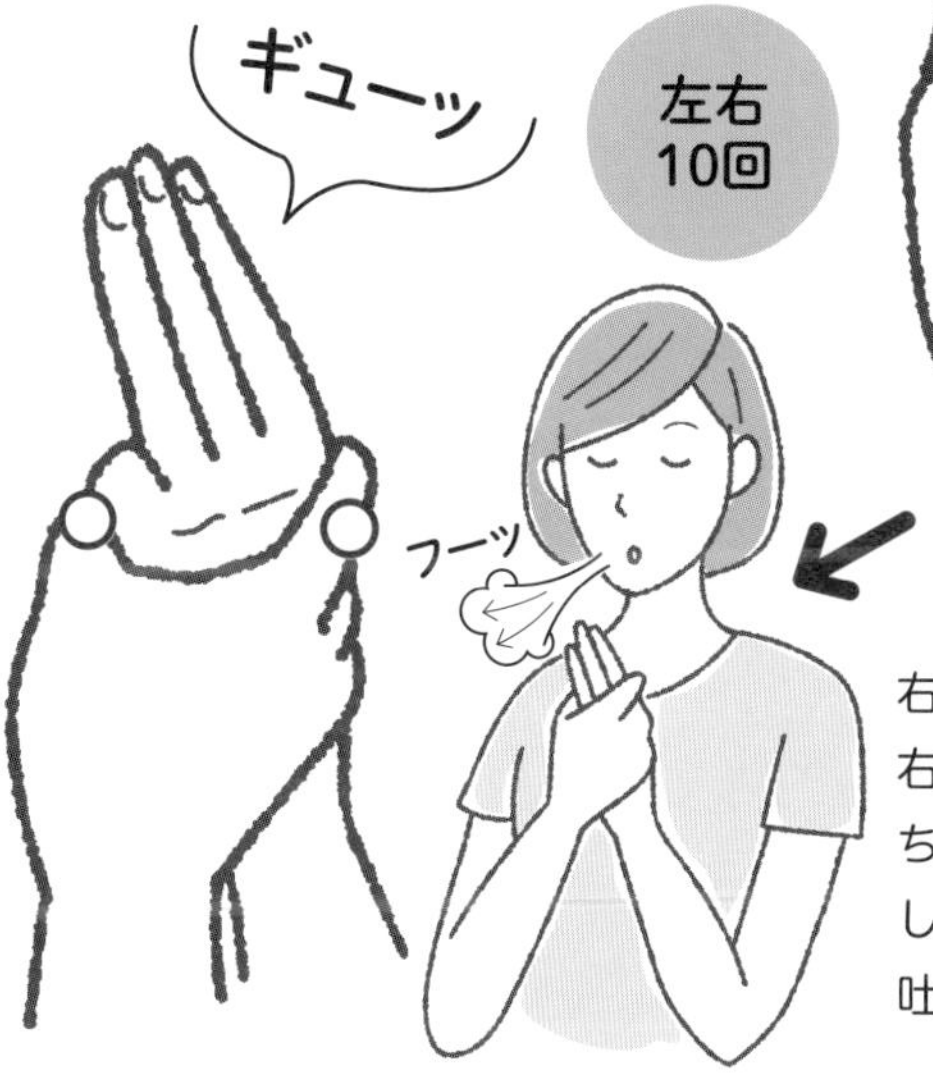

右手の親指で左手の小指の付け根を、右手の４指で左手の親指の付け根を持ち、手の甲側から手首まで全体を握りしめます。同時に５～10秒かけて息を吐き、吐き切ったら右手を離します。

一緒に行えば効果アップ！

プロセス　押しモミ

2・ストレスポイントと手のひらの・手首の上のエリアを押しモミ

中指のストレスポイントを約１分間ギューッと強く押モミします。膀胱の対応エリアは、手首から少し上の肉の盛り上がったところ。ここを押しモミします。

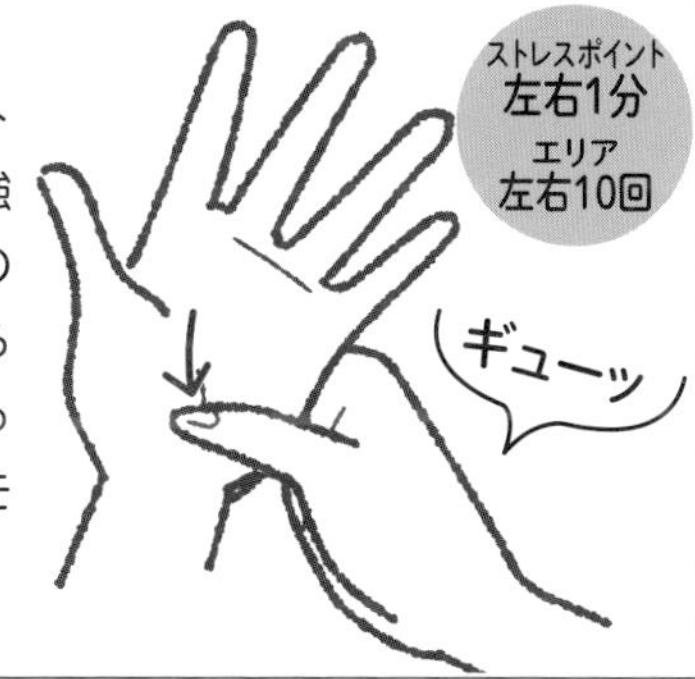

ストレスポイント
左右1分
エリア
左右10回

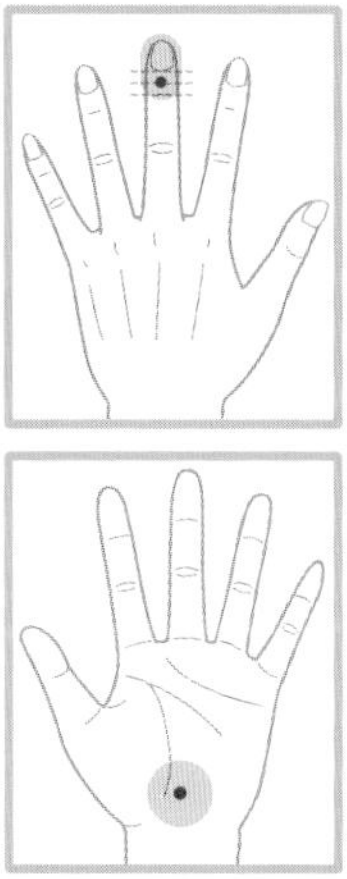

内科的な悩み
㉗
生活習慣病

高血圧

☑ニギニギ④
☑押しモミ

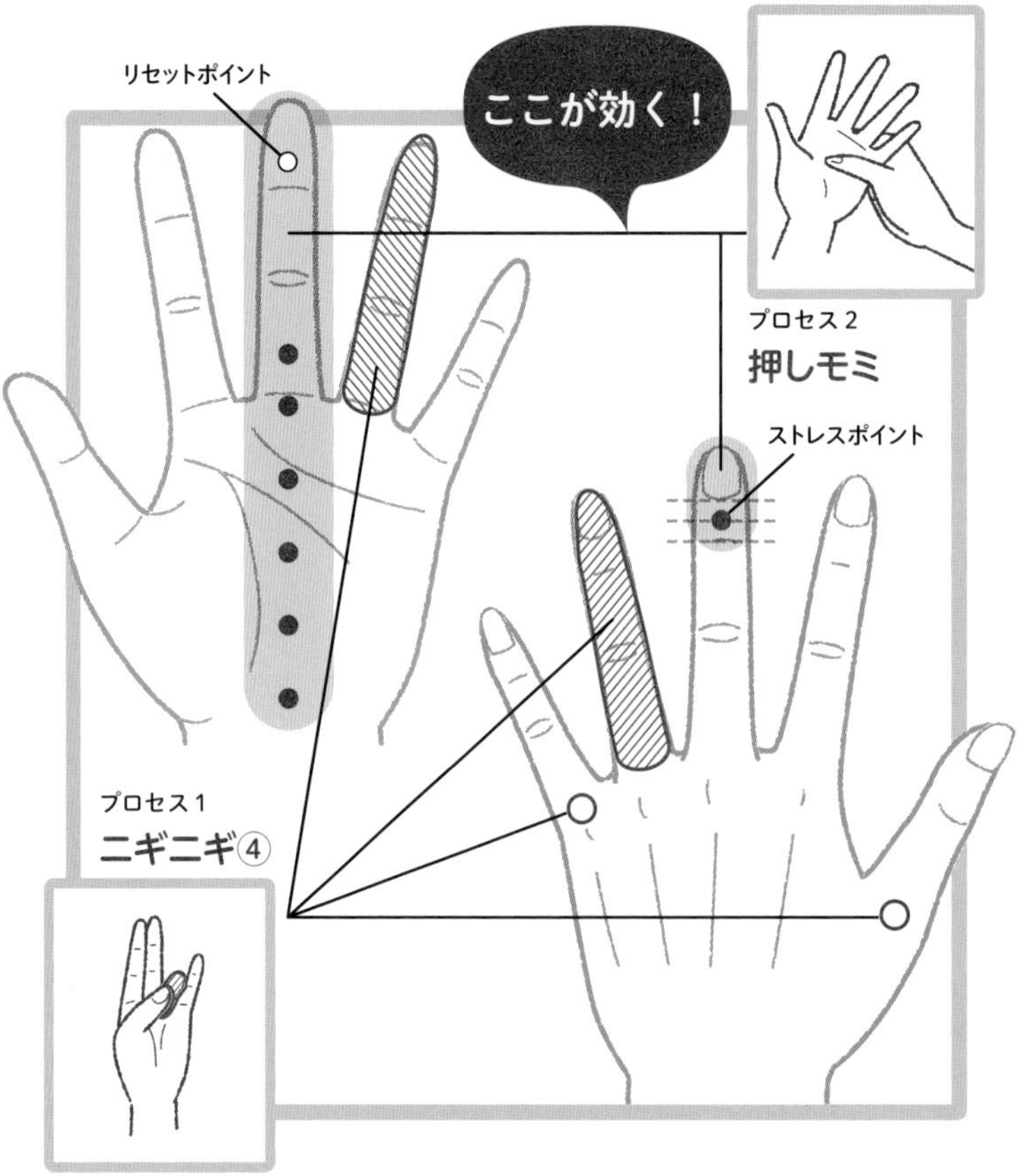

中指の縦エリアを刺激

高血圧は遺伝要素や腎臓病に関係しているといわれていますが、最近はストレス性の高血圧も増えています。ストレス性の場合、薬（降圧剤）が効かないケースもあり、やっかいですが、逆に手指ほぐしでは、薬の効かないケースに効果があります。中指の先から手首の上までの縦のエリアを刺激します。このエリアには内臓の多くのポイントが集まっています。時間があれば、ポイントをひとつずつ確認してみましょう。

プロセス　ニギニギ④

1 ・薬指を曲げて親指で押さえ ・手のひら側から握る

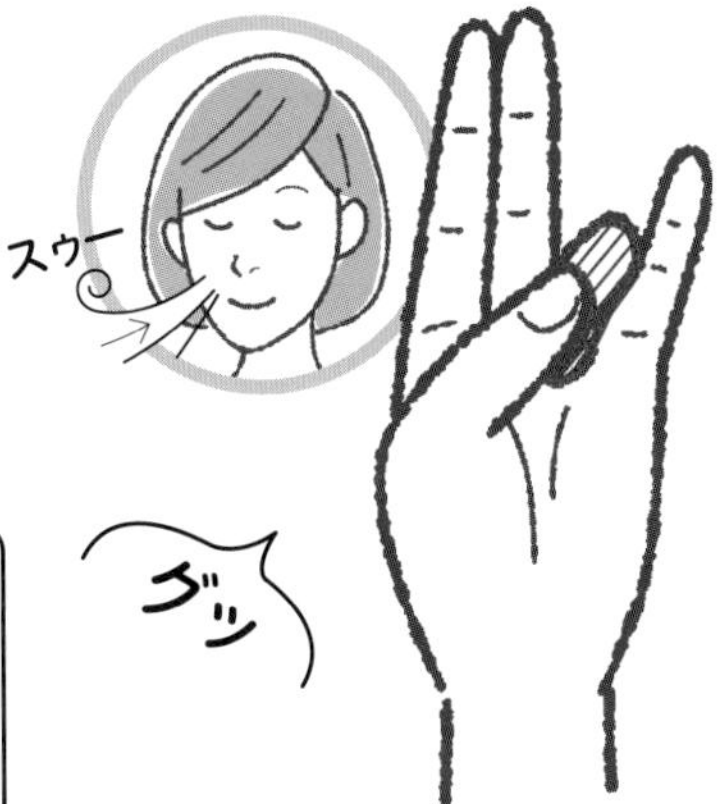

左手の手のひらを自分のほうに向け、中指が体の中心線のところにくるようにして、薬指を曲げて親指で押さえ、大きく息を吸います。

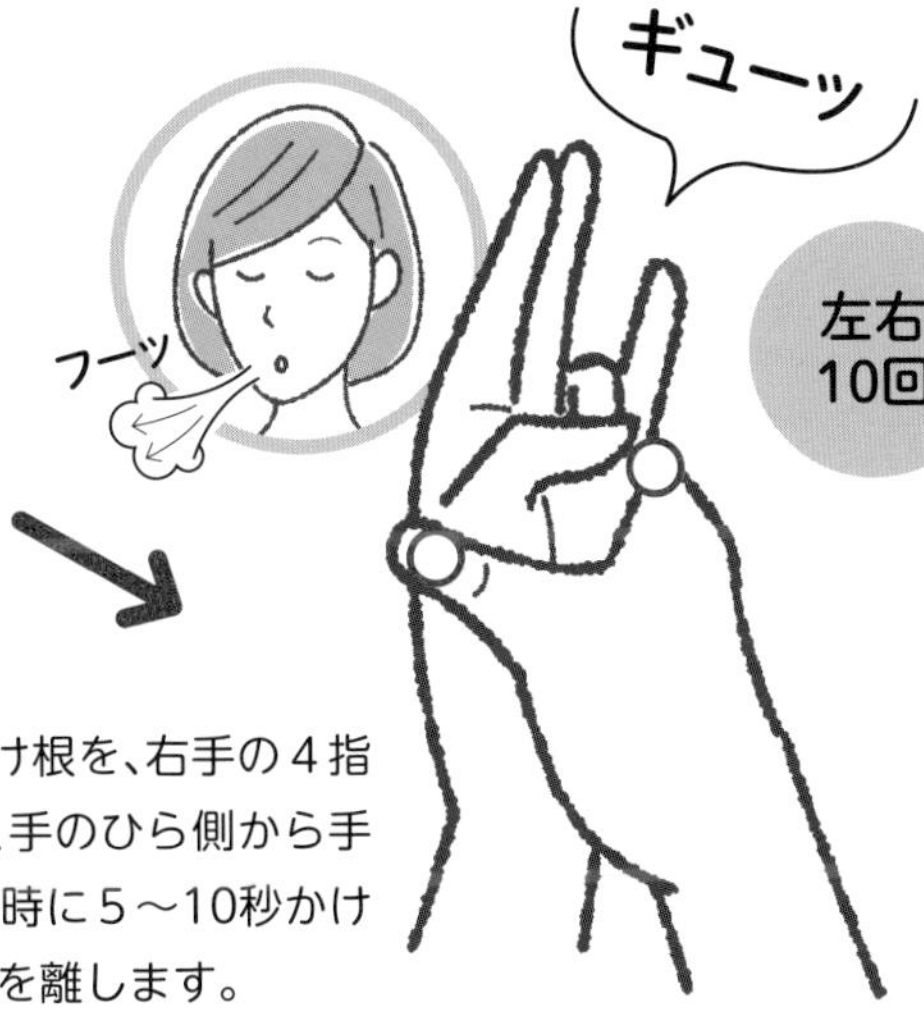

左右10回

右手の親指で左手の親指の付け根を、右手の４指で左手の小指の付け根を持ち、手のひら側から手首まで全体を握りしめます。同時に５～10秒かけて息を吐き、吐き切ったら右手を離します。

一緒に行えば効果アップ！

プロセス　押しモミ

2 ・手のひら側の中指の縦エリアと ・ストレスポイント押しで自律神経も整える

中指の先端から手のひらの真ん中を通り、手首の上までの縦のエリアをゆっくり押しモミしていきます。その後、手の甲側の中指にあるストレスポイントも刺激します。

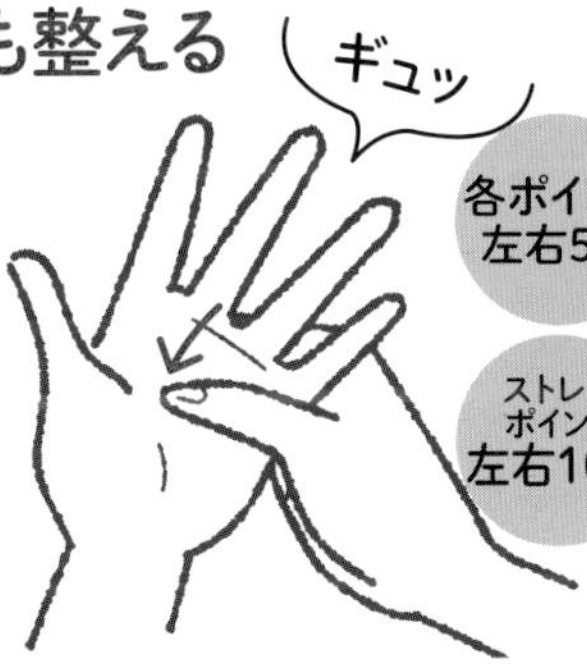

各ポイント左右5回

ストレスポイント左右10回

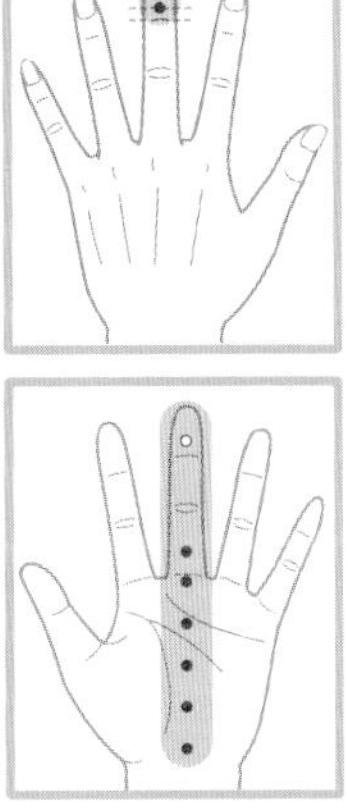

内科的な悩み

㉘

生活習慣病

冷え性

☑ニギニギ③
☑カニばさみ

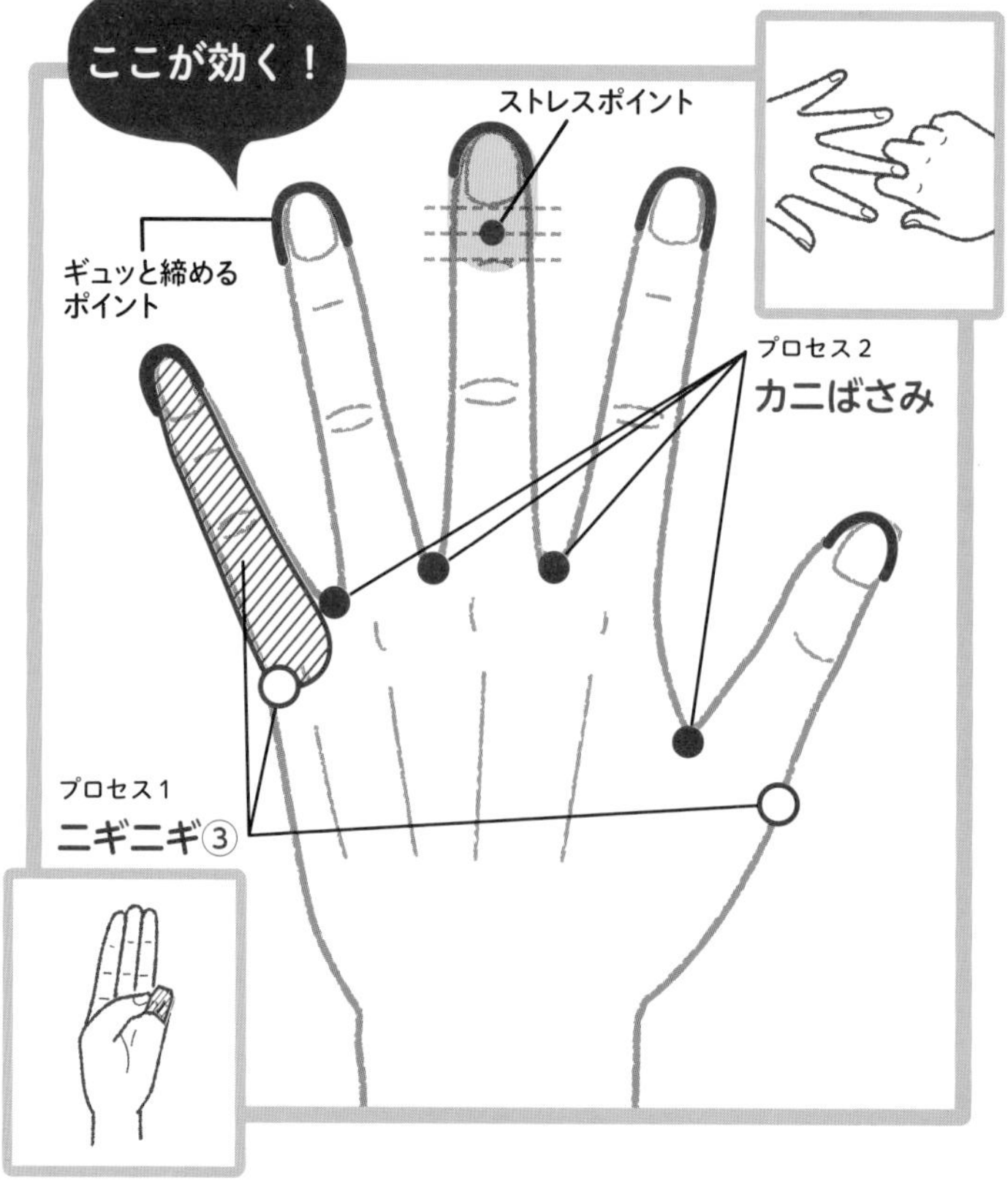

各指の先と付け根をそれぞれ刺激

おなか、背中などさまざまな部位の冷えがありますが、最も多いのはやはり手足の冷えです。「3・2・1フィンガーストレッチ」とニギニギ運動③だけでも毎日の習慣にすると、手足の血行が改善します。また、各指の先端と、指の付け根をカニばさみで刺激します。すべての指に行うので、片手で2セット、両手で4セットほどに。手が疲れるようなら、息を吐いて肩の力を抜いてから始めましょう。毎日続けることが大切です。

プロセス　ニギニギ③

1 ・小指を曲げて親指で押さえ ・手のひら側から握る

左手の手のひらを自分のほうに向け、中指が体の中心線のところにくるようにして、小指を曲げて親指で押さえ、大きく息を吸います。

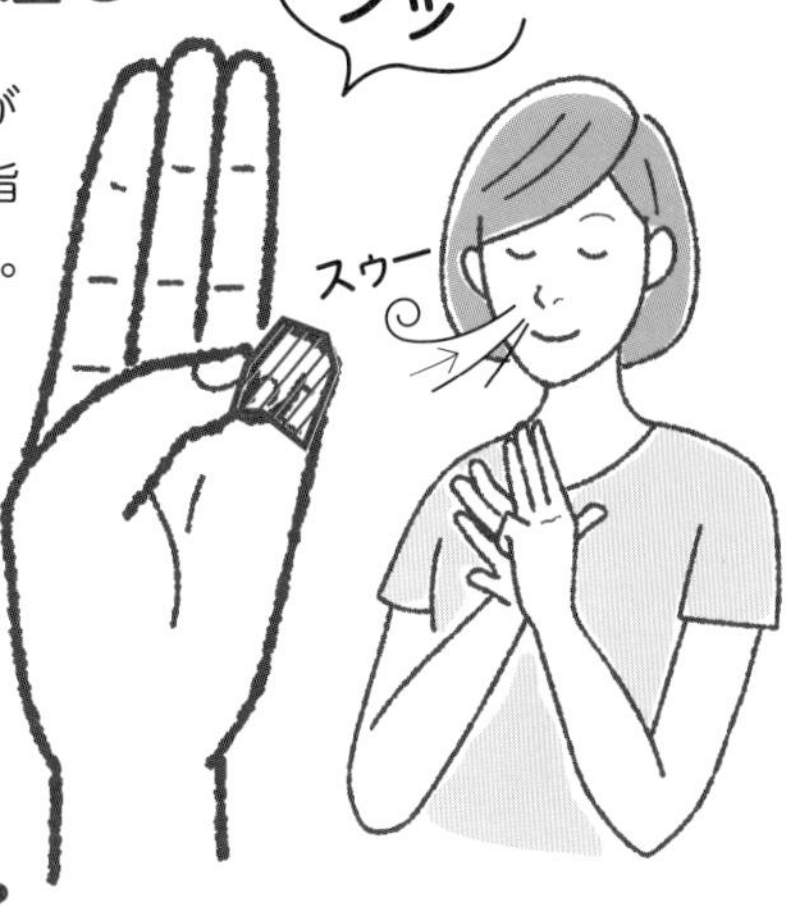

左右
10回

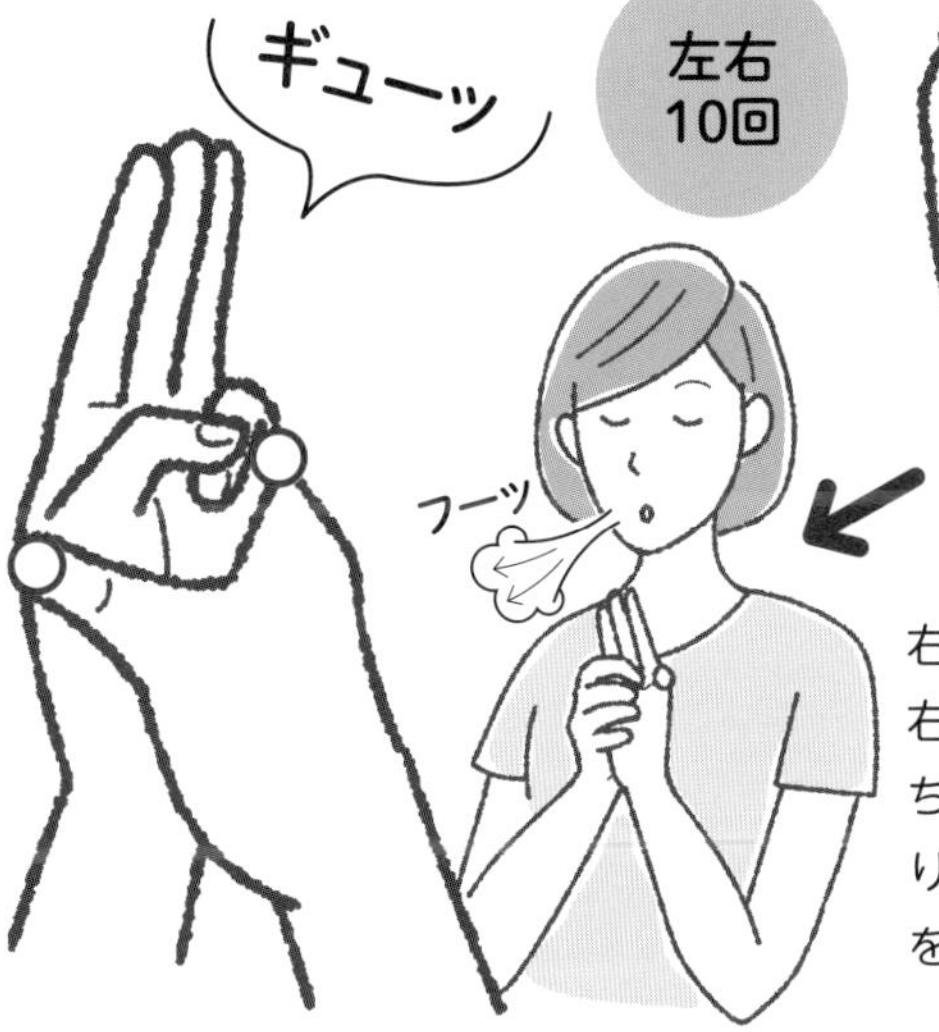

右手の親指で左手の親指の付け根を、右手の４指で左手の小指の付け根を持ち、手のひら側から手首まで全体を握りしめます。同時に５～10秒かけて息を吐き、吐き切ったら右手を離します。

一緒に行えば効果アップ！

プロセス　カニばさみ

2 ・カニばさみで指先を締めて ・付け根をねじりもみ

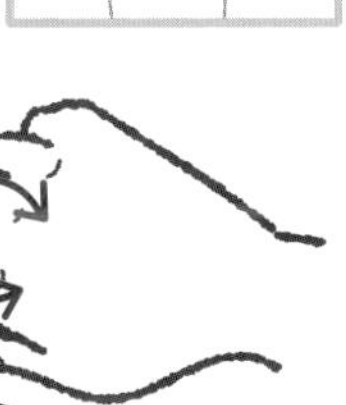

指先をギュッと強く締めて、付け根まで左右に動かしながらほぐします。指の付け根はさらに５回ねじりもみ。すべての指を行って１セット。これを２セット行います。

各指の
付け根の
ねじりもみ
5回

左右
各2セット

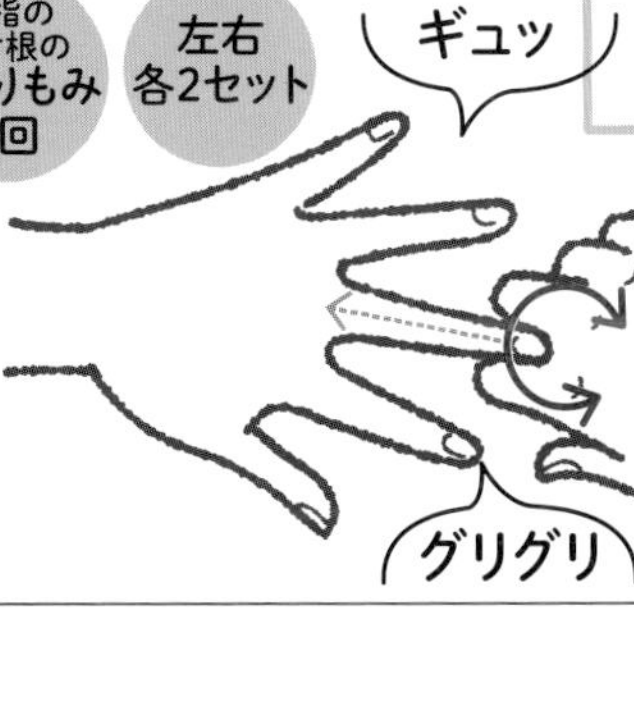

内科的な悩み

㉙

心と自律神経

胃痛

☑ニギニギ③
☑押しモミ

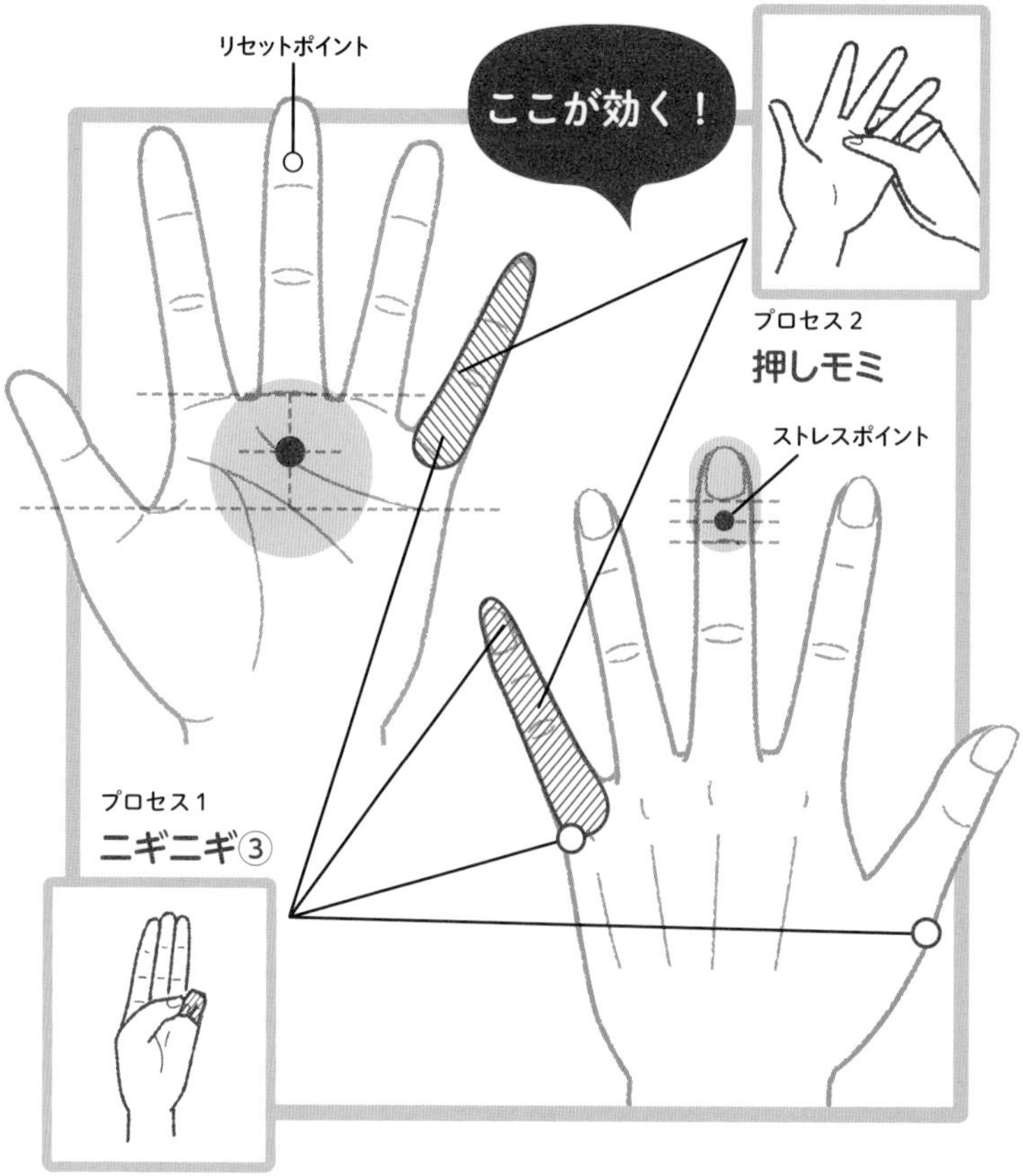

手のひらの中央部より上を刺激

胃痛は日本人に多い症状です。胃そのものの症状なら、手のひらの中央部よりも上のエリアを押しモミします。ただし、昨今、目立つのはストレスによる神経性の胃痛です。ご本人にその自覚があるかどうかはわかりませんので、手のひらを押しモミしてみて効果が感じられない場合は、ストレスポイントとリセットポイント（48ページ・コラム参照）を強く刺激します。

プロセス　ニギニギ❸

1・小指を曲げて親指で押さえ
・手のひら側から握る

左手の手のひらを自分のほうに向け、中指が体の中心線のところにくるようにして、小指を曲げて親指で押さえ、大きく息を吸います。

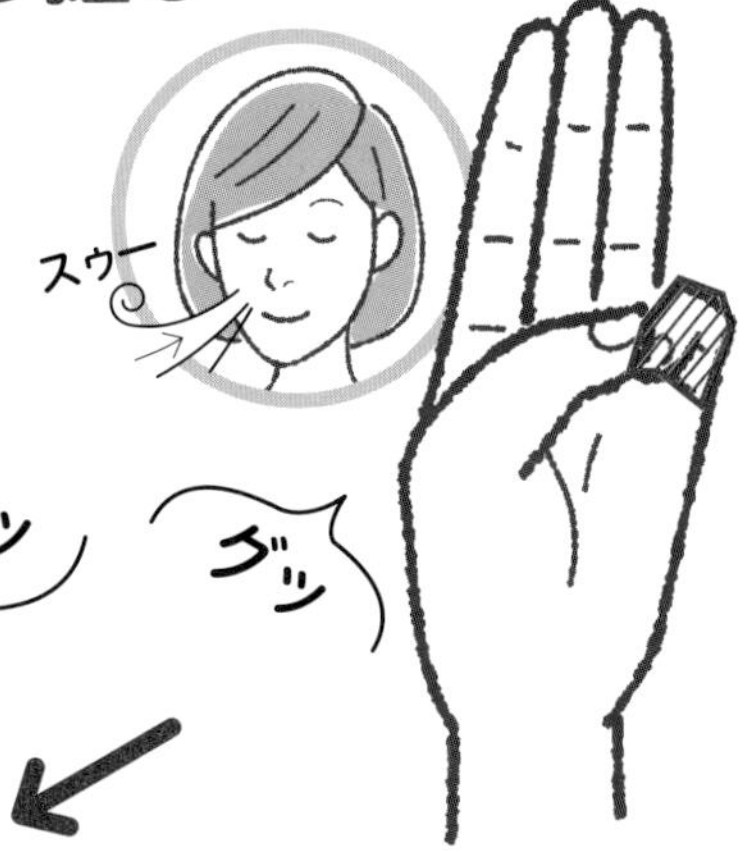

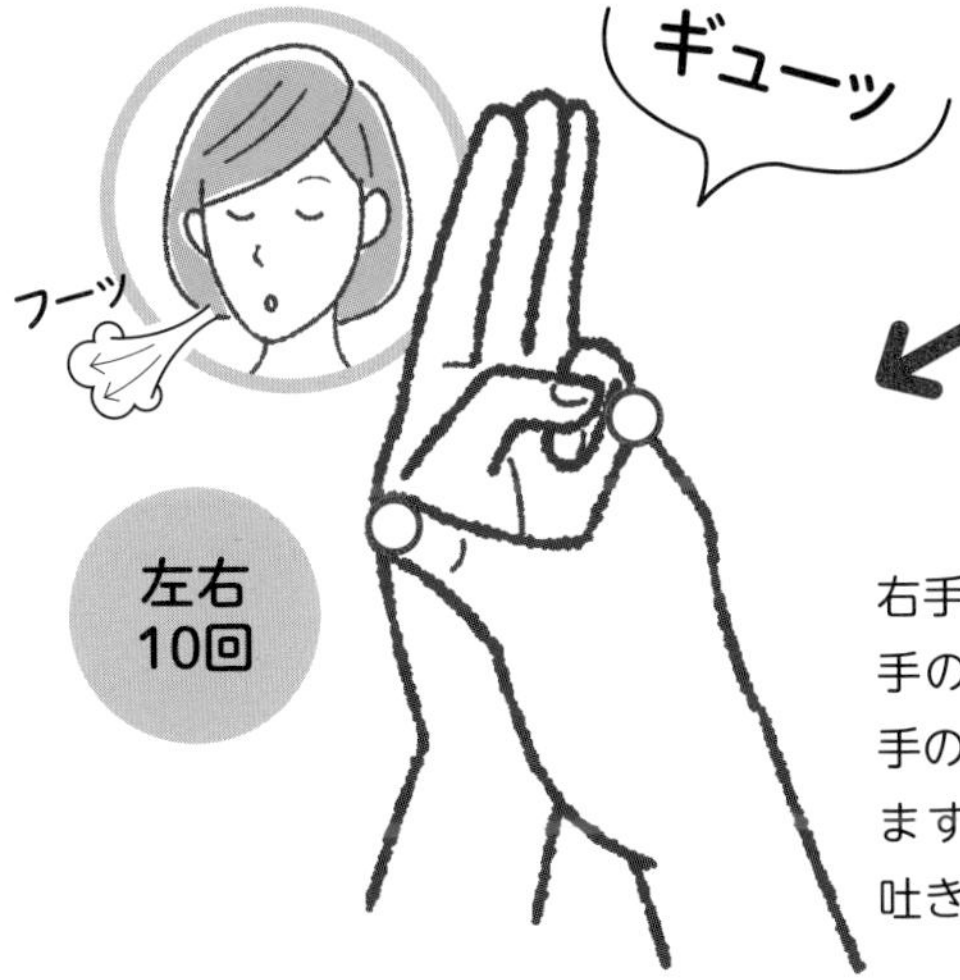

右手の親指で左手の親指の付け根を、右手の４指で左手の小指の付け根を持ち、手のひら側から手首まで全体を握りしめます。同時に５～10秒かけて息を吐き、吐き切ったら右手を離します。

一緒に行えば効果アップ！

プロセス　押しモミ

2・手のひらかストレスポイントと
・リセットポイントを押しモミ

手のひらの中心部の凹みと、その凹みから中指の付け根までのエリアを押しモミします。神経性の場合は、中指の手の甲側のストレスポイントと手のひら側のリセットポイントを刺激します。

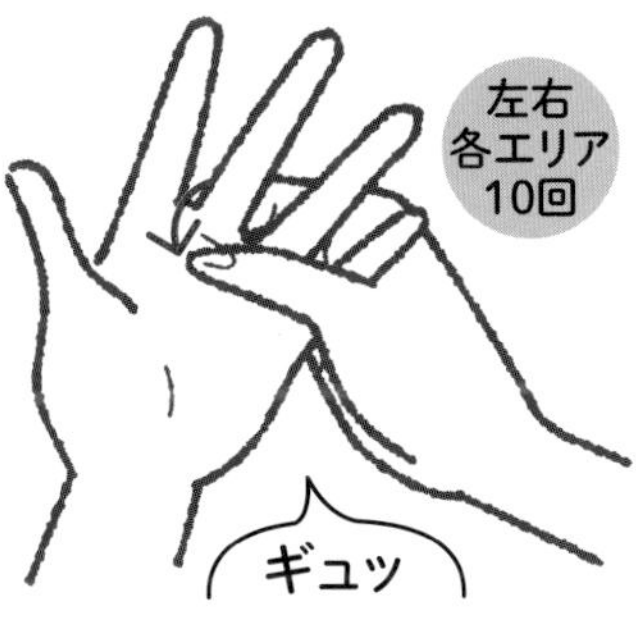

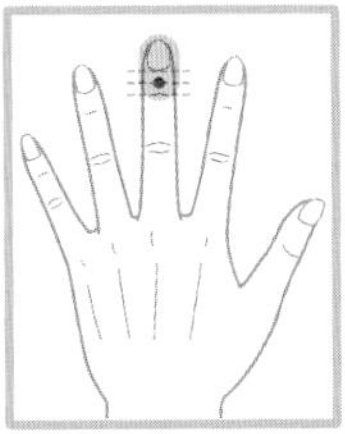

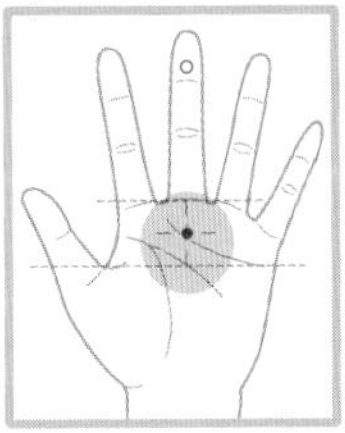

内科的な悩み
30
心と自律神経

不眠症

☑ニギニギ①
☑押しモミ

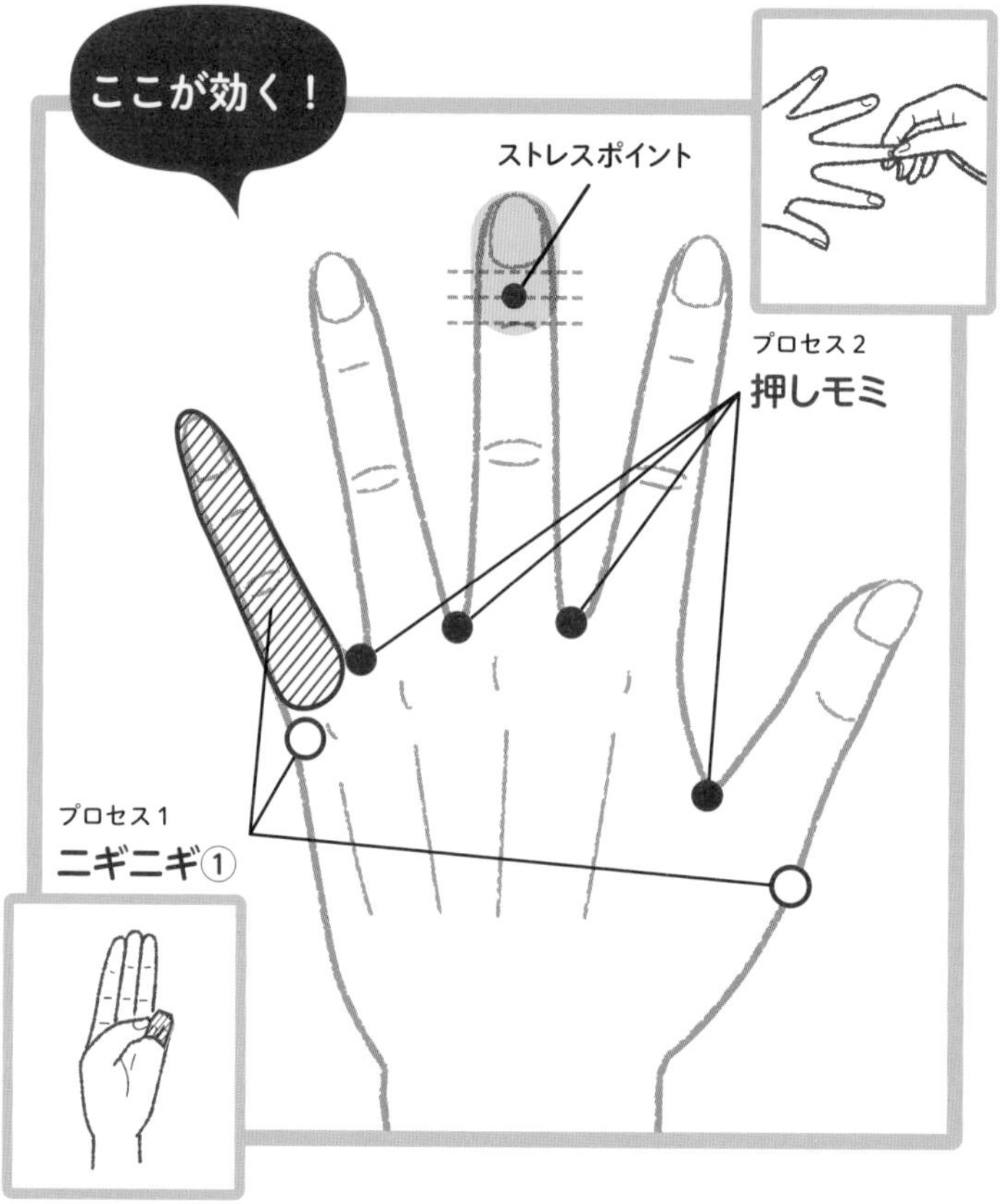

ニギニギ①で頭部をクールダウン

不眠症にはさまざまな原因があり、慢性化しやすく、長期化すれば脳が疲弊し、うつ病などに移行する可能性もあります。日中の緊張や興奮が冷めずにいると、眠りにつく状態に切り替える副交感神経が優位になりにくいものです。深い呼吸を伴うニギニギ運動①は、頭に上った血液を末梢に分散し、頭部のクールダウンを促して、神経をしずめる働きがあり効果的です。寝床で横になった状態で行うのがおすすめです。

プロセス　ニギニギ❶

1：小指を曲げて親指で押さえ手の甲側から握る

左手の手のひらを自分のほうに向け、中指が体の中心線のところにくるようにして、小指を曲げて親指で押さえ、大きく息を吸います。

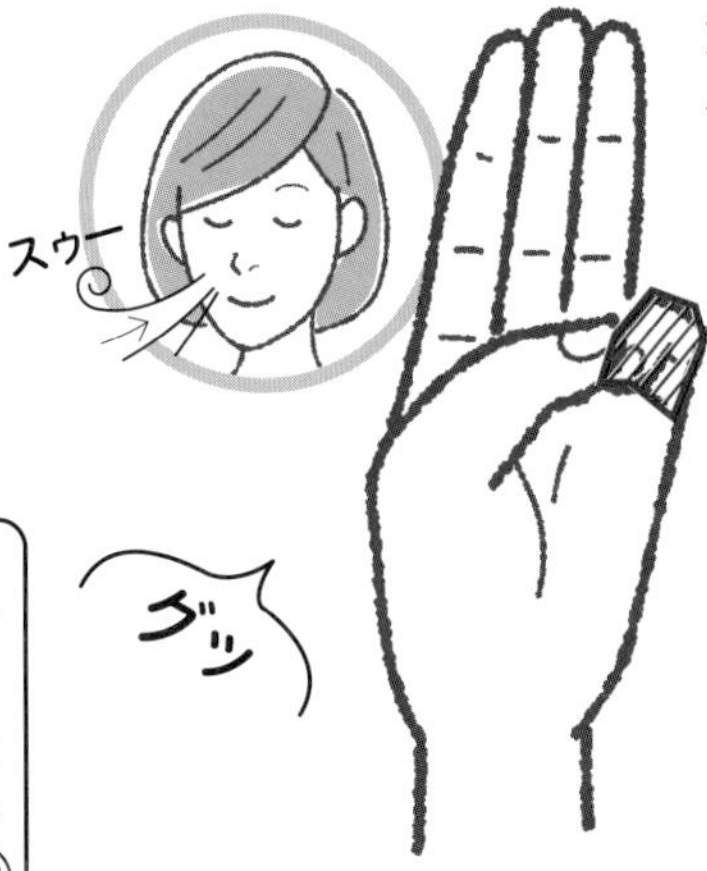

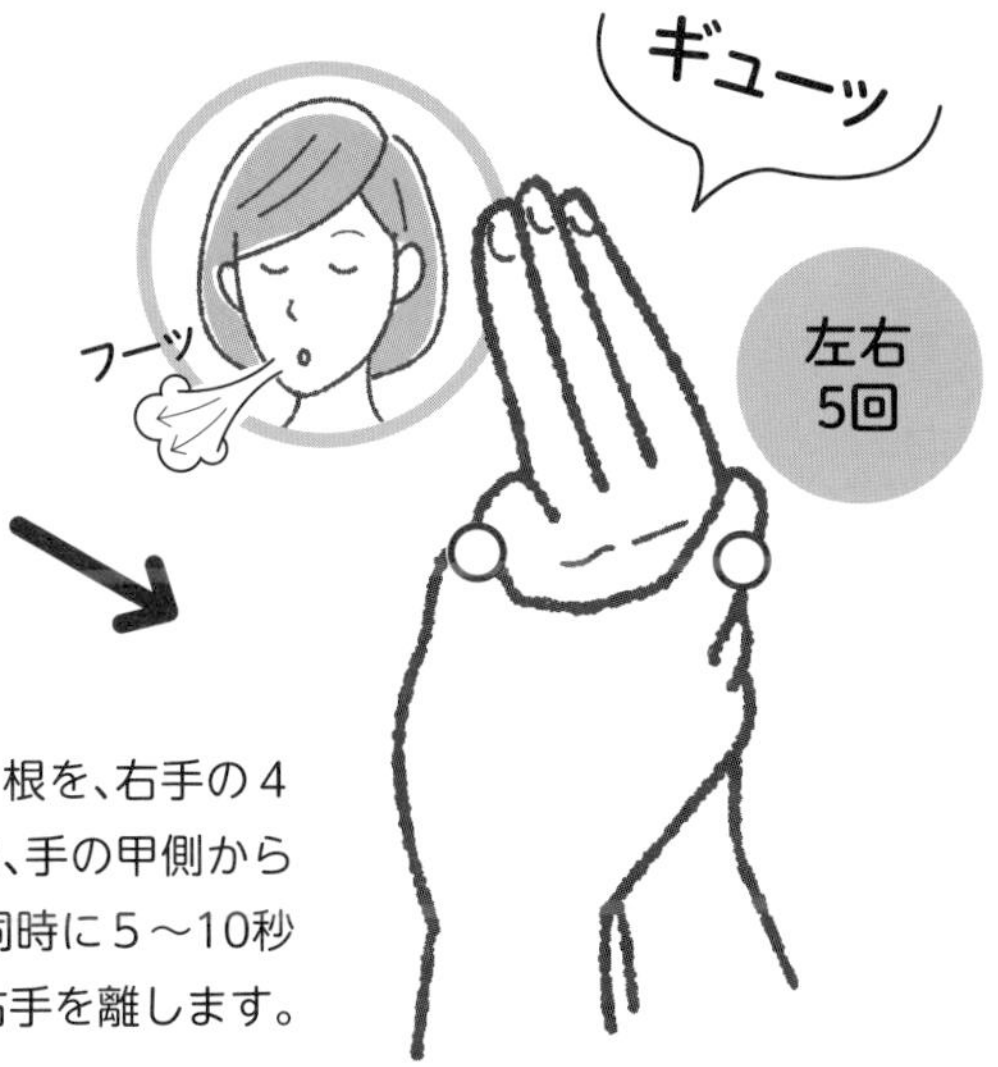

右手の親指で左手の小指の付け根を、右手の４指で左手の親指の付け根を持ち、手の甲側から手首まで全体を握りしめます。同時に５～10秒かけて息を吐き、吐き切ったら右手を離します。

一緒に行えば効果アップ！

プロセス　押しモミ

2：中指のストレスポイントと指の付け根を刺激して血流を改善

中指の指先全体を押しモミします。特に交感神経の緊張を軽減するストレスポイントをていねいに。各指の付け根４ヶ所は、左右に手を動かしながら押しモミします。

ストレスポイント　左右30回

各指の付け根　左右10回

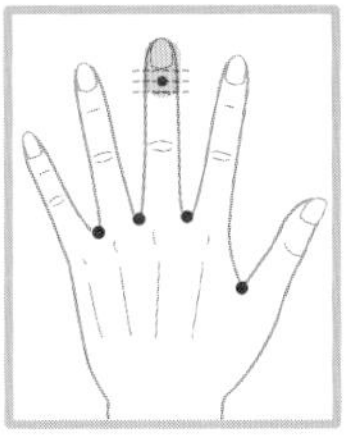

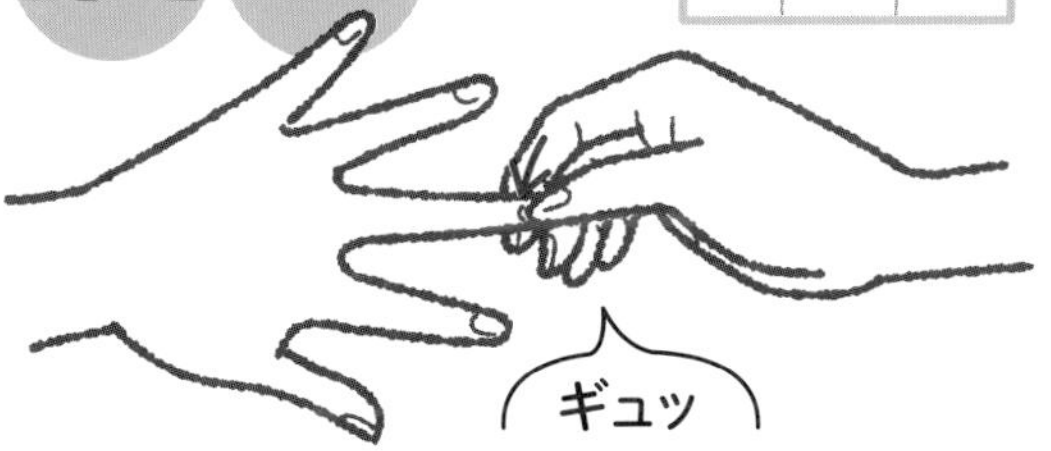

内科的な悩み
㉛
心と自律神経

不整脈・動悸・息切れ

☑ ニギニギ④
☑ 押しモミ

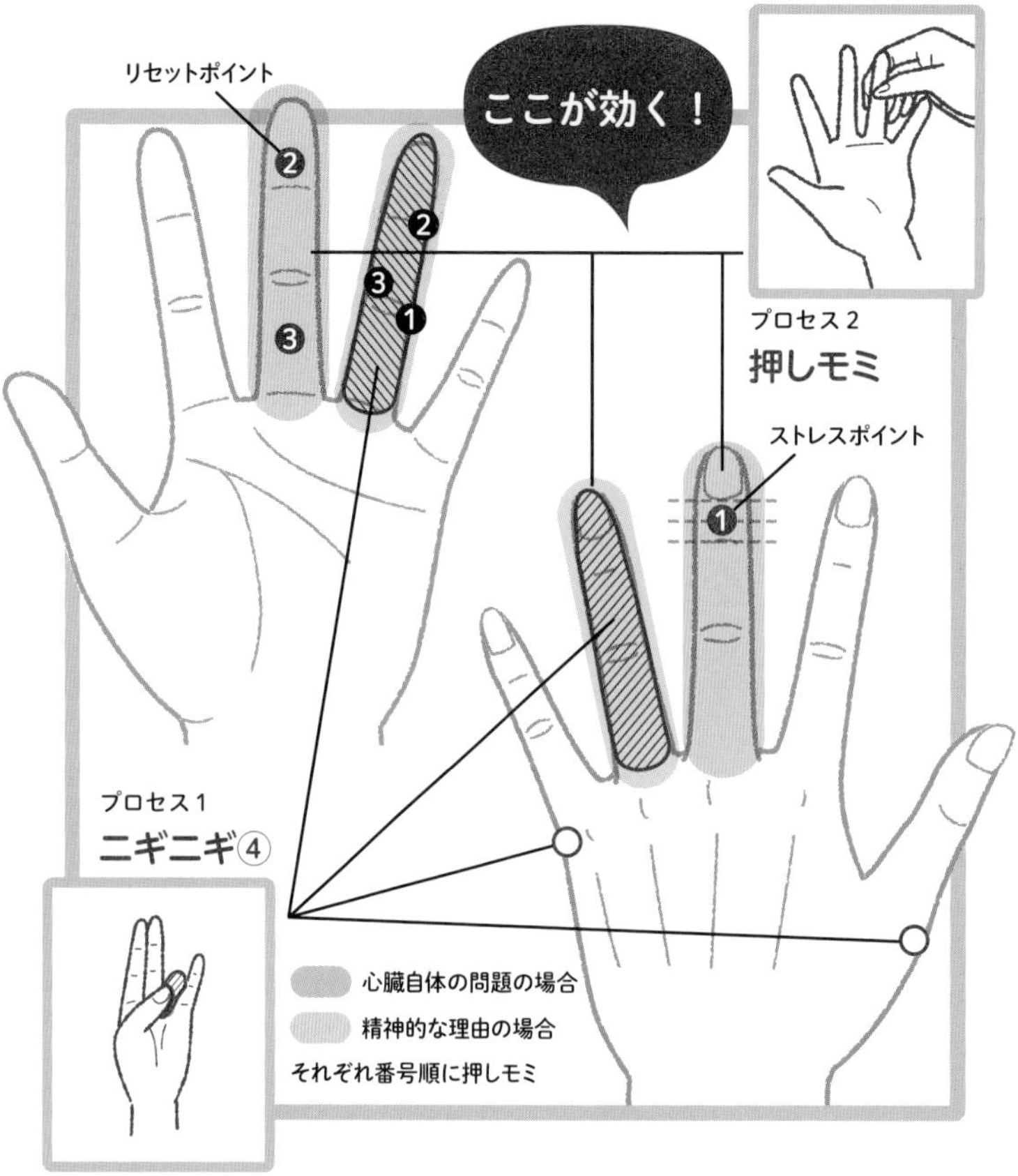

心臓が原因なら薬指を刺激

精神的な理由によるものと、心臓自体の問題で起こる場合があります。精神的な理由の場合は中指のエリアを刺激します。ストレスポイントとリセットポイントは特に念入りに。心臓が原因なら、手のひら側から薬指を押しモミします。特に薬指にある3ヶ所のポイントをていねいにほぐします。どちらが原因かわからない場合は、薬指から行いましょう。ただし、心臓自体の問題の場合は急を要するので必ず受診を。

プロセス **ニギニギ④**

1・薬指を曲げて親指で押さえ・手のひら側から握る

左手の手のひらを自分のほうに向け、中指が体の中心線のところにくるようにして、薬指を曲げて親指で押さえ、大きく息を吸います。

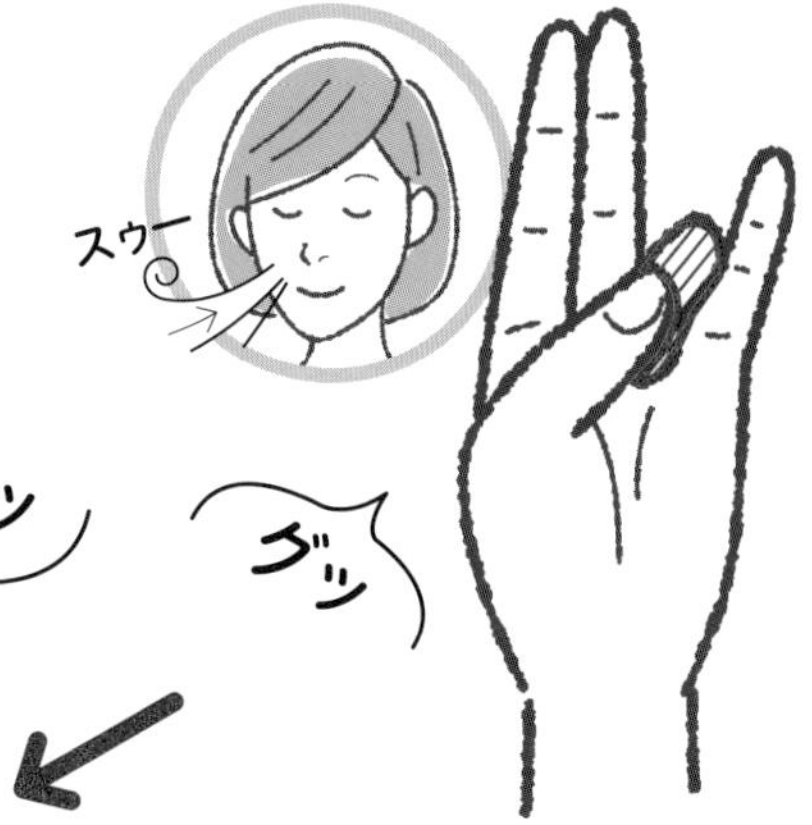

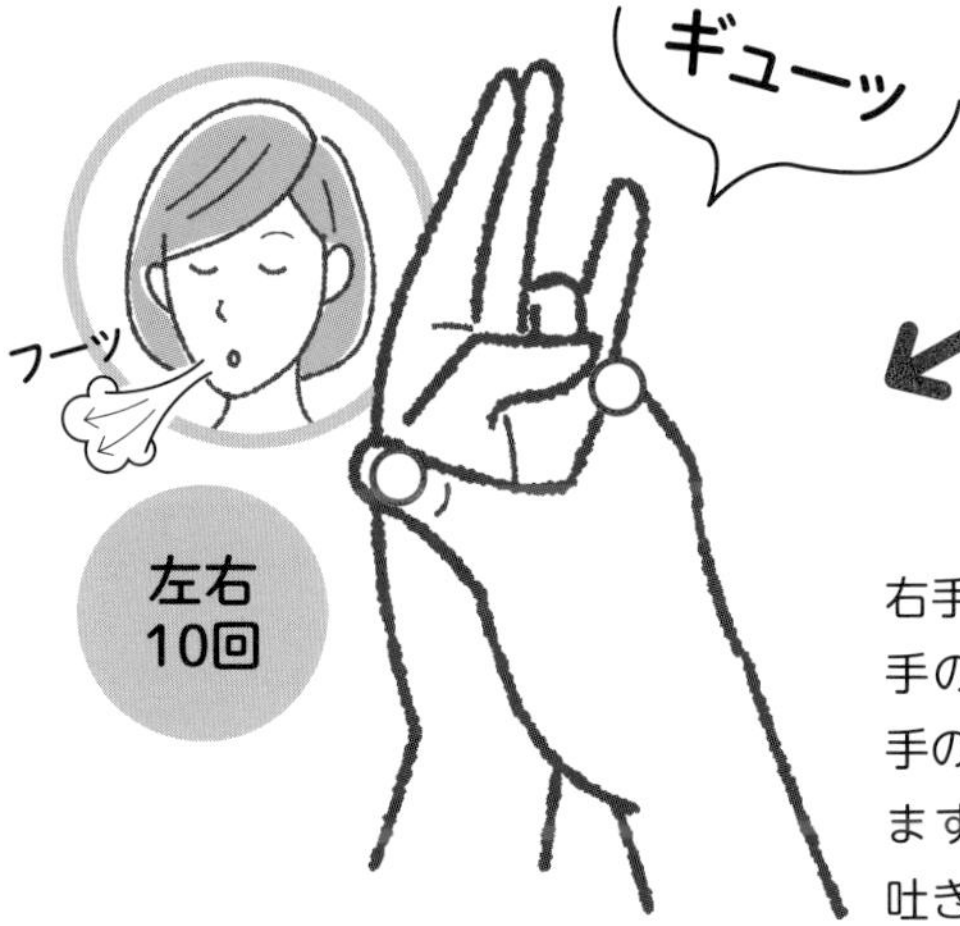

右手の親指で左手の親指の付け根を、右手の４指で左手の小指の付け根を持ち、手のひら側から手首まで全体を握りしめます。同時に５～10秒かけて息を吐き、吐き切ったら右手を離します。

一緒に行えば効果アップ！

プロセス **押しモミ**

2・左手から先に刺激。心臓起因なら・薬指。ストレスなら中指を

手のひら側から左手の薬指を押しモミします。特にポイントの３ヶ所は30秒ずつ押し続けます。症状が落ち着いてきたら右手も同様に。精神的な要因の場合は中指を押しモミします。

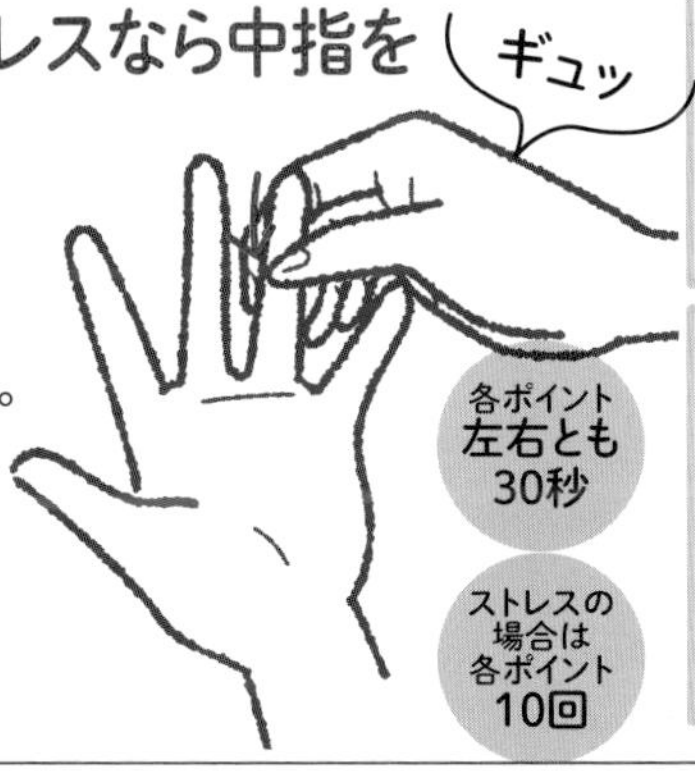

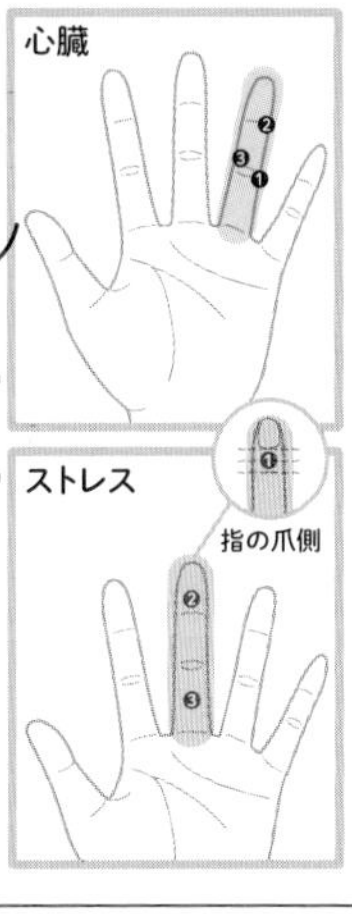

内科的な悩み
㉜

心と自律神経

多汗症（手汗）

☑ニギニギ①
☑指先つまみ

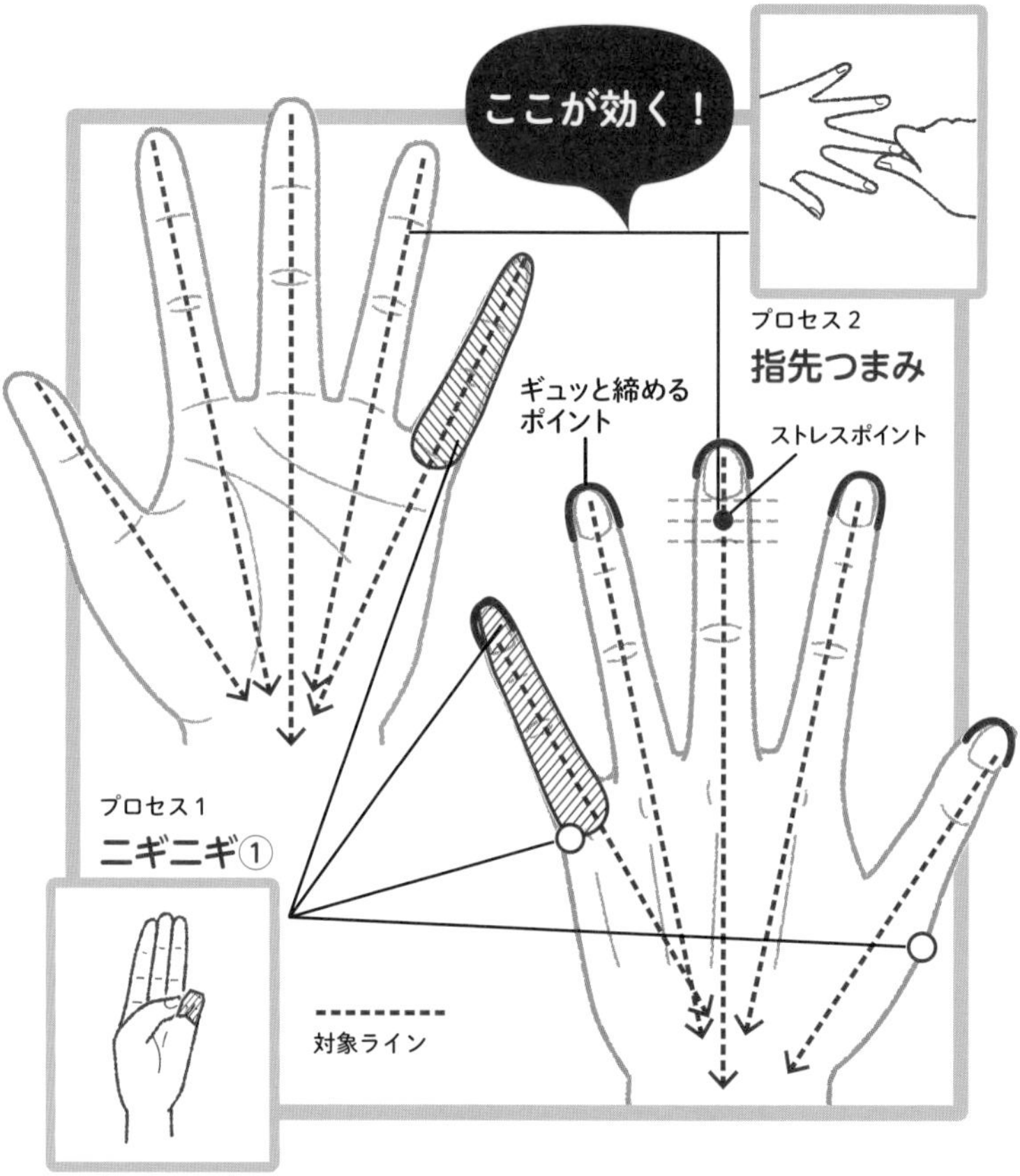

すべての指の指先を強くつまみもみ

全身に汗をかく場合は、臓器に何か病気が隠れている可能性があるので、必ず受診しましょう。ここで紹介するのは手汗のように、部分的にかく汗の対処方法です。まずはニギニギ運動①で肩を落として、長く息を吐くことを意識し、リラックスしましょう。手の甲側から、すべての指先をつまみ、じっくりもみます。中指の爪下のストレスポイントだけは、30秒ほど押しましょう。対象ラインは手首方向に軽くマッサージしてください。

プロセス　ニギニギ❶

1・小指を曲げて親指で押さえ・手の甲側から握る

左手の手のひらを自分のほうに向け、中指が体の中心線のところにくるようにして、小指を曲げて親指で押さえ、大きく息を吸います。

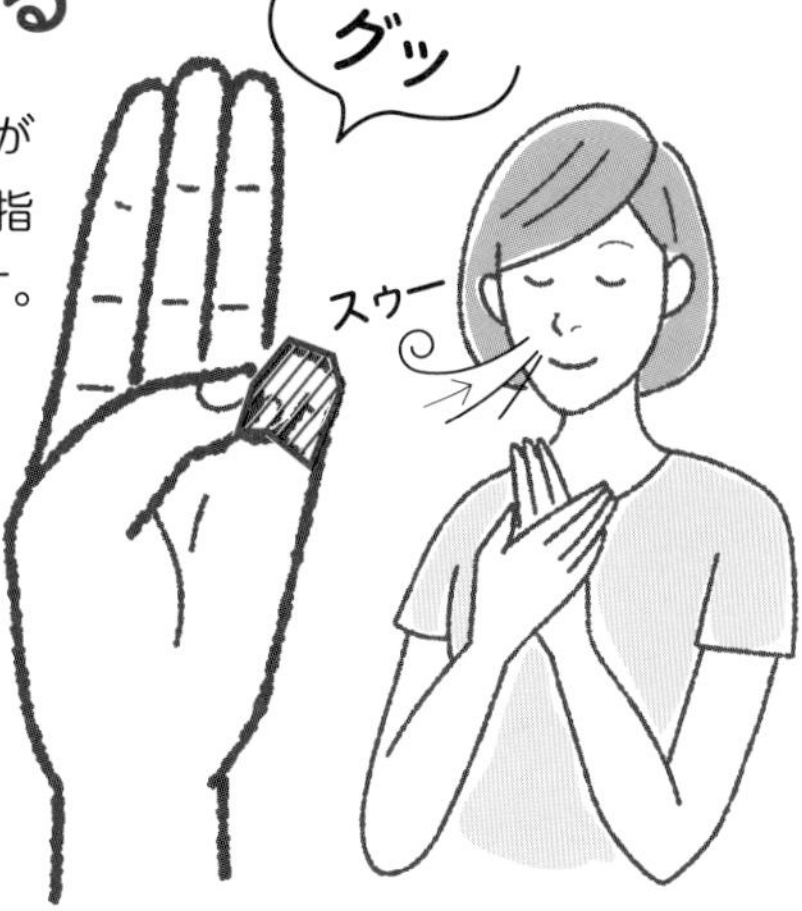

左右
10回

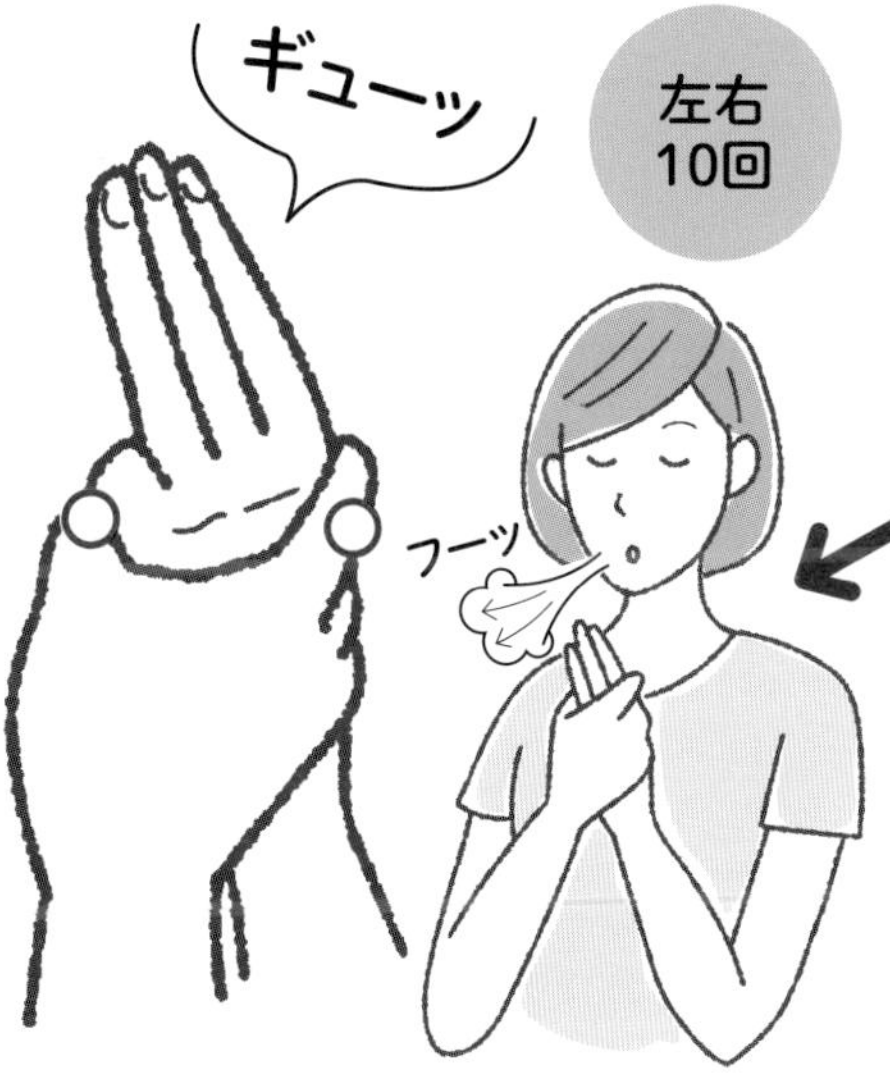

右手の親指で左手の小指の付け根を、右手の４指で左手の親指の付け根を持ち、手の甲側から手首まで全体を握りしめます。同時に５～10秒かけて息を吐き、吐き切ったら右手を離します。

一緒に行えば効果アップ！

プロセス　指先つまみ

2・すべての指の指先をつまんでもむ・中指のストレスポイントは押す

すべての指の指先を１本ずつ親指と人差し指でつまみ、強くもんで刺激します。中指の爪下にあるストレスポイントは30秒ほど押します。対象ラインはマッサージを。

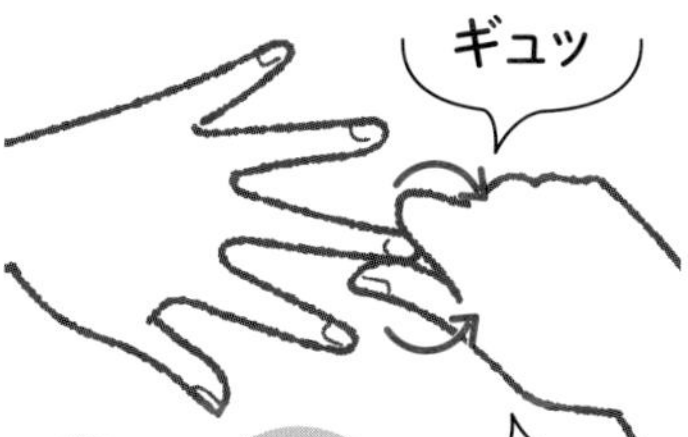

各指先
10秒

ストレス
ポイント
左右30秒

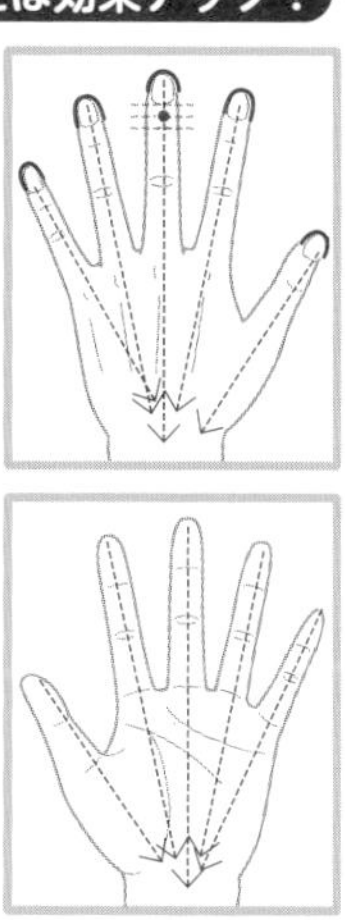

内科的な悩み

33

心と自律神経

ストレス解消

☑ ニギニギ①
☑ 指先つまみ

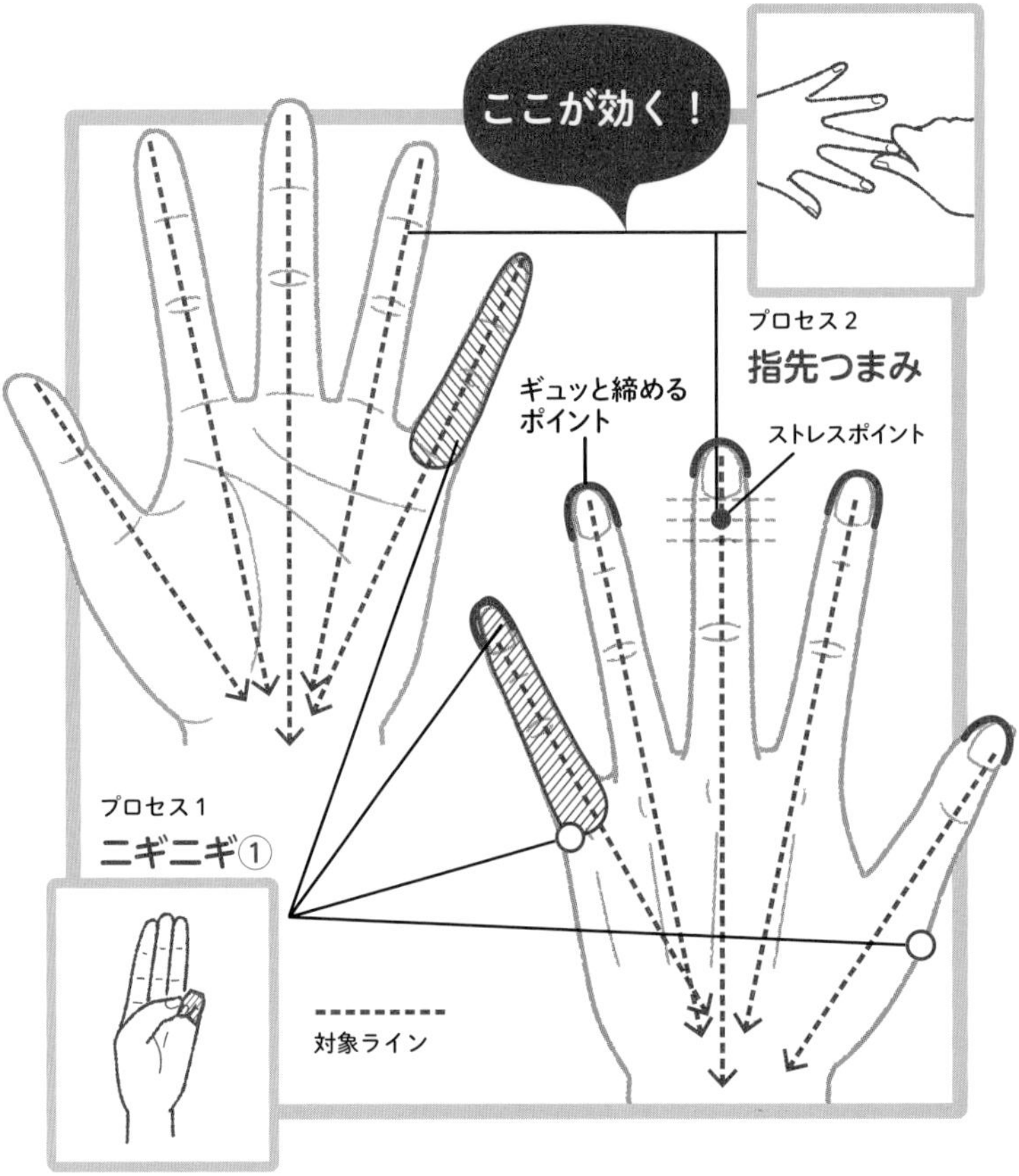

交感神経の緊張をやわらげる

ストレスを感じるのは脳です。脳にたまったストレスというネガティブなエネルギーを外部に分散し、減らしていきます。交感神経の緊張をやわらげるために、ストレスポイントを指先つまみで刺激するのは多汗症と同じですが、手の甲側と手のひら側の対象ラインをマッサージするのもいいでしょう。ニギニギ運動①もしっかり肩を落として、息を吐きながら行うと、意外に後々までストレスを引きずらないようになります。

プロセス　ニギニギ❶

1・小指を曲げて親指で押さえ
・手の甲側から握る

左手の手のひらを自分のほうに向け、中指が体の中心線のところにくるようにして、小指を曲げて親指で押さえ、大きく息を吸います。

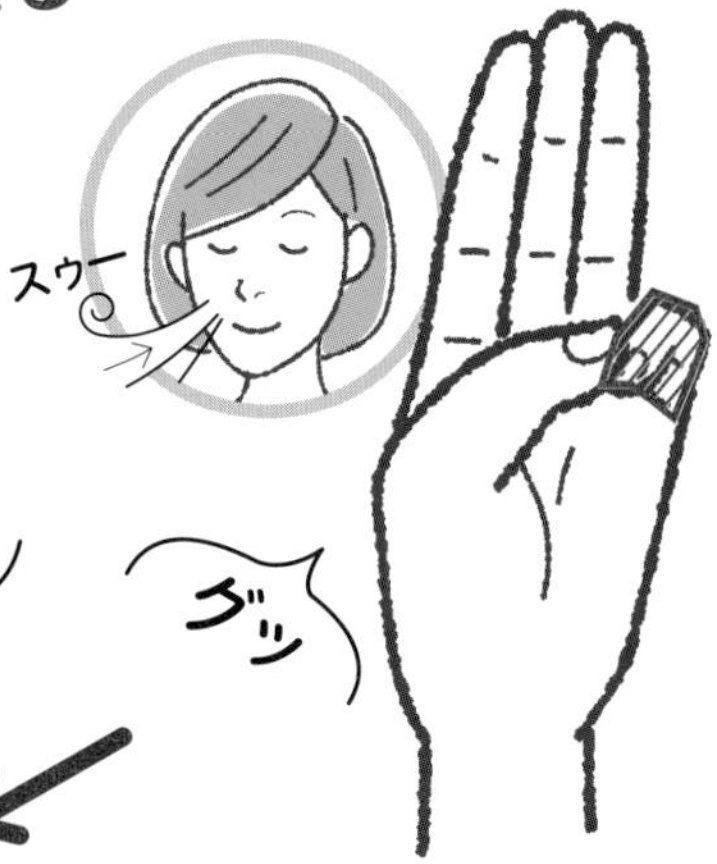

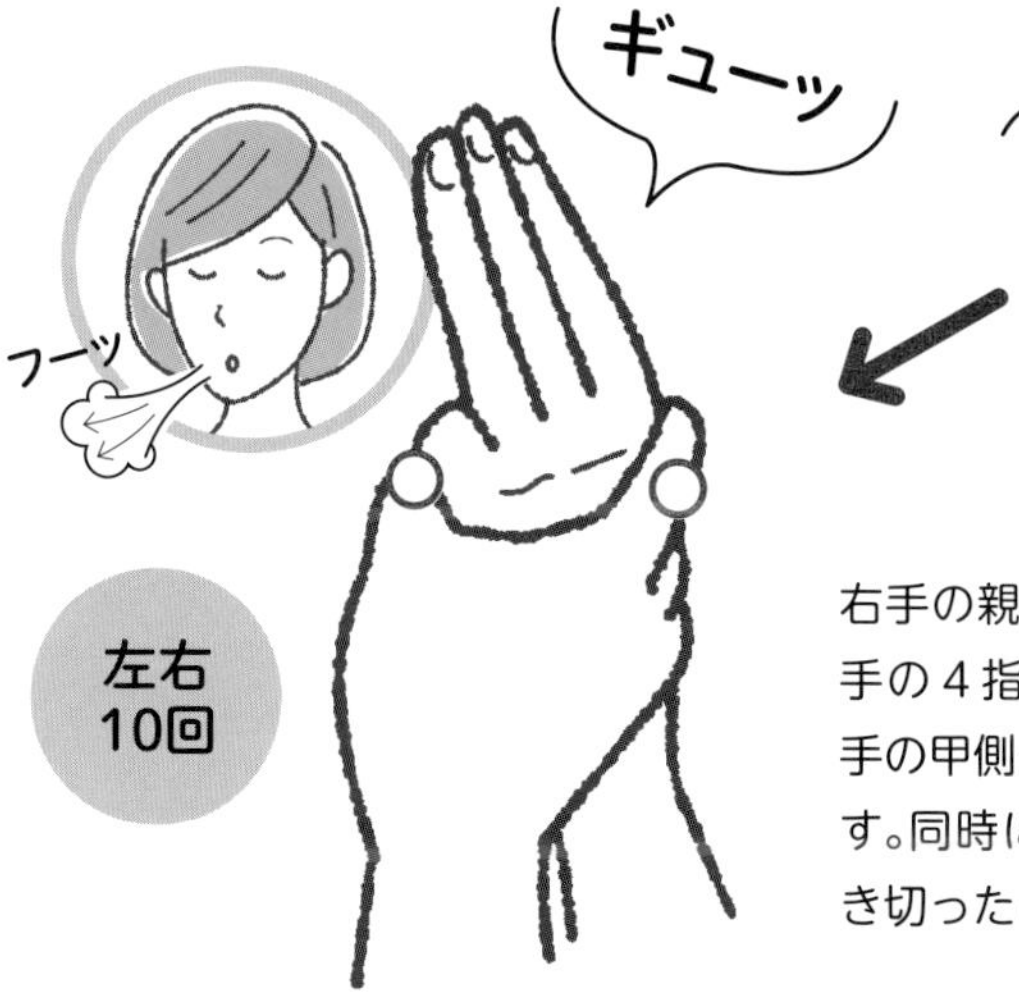

右手の親指で左手の小指の付け根を、右手の４指で左手の親指の付け根を持ち、手の甲側から手首まで全体を握りしめます。同時に５～10秒かけて息を吐き、吐き切ったら右手を離します。

一緒に行えば効果アップ！

プロセス　指先つまみ

2・すべての指の指先をつまんでもむ
・中指のストレスポイントは押す

すべての指を１本ずつ親指と人差し指でつまみ、刺激します。中指の爪下にあるストレスポイントは30秒ほど押します。手の甲側、手のひら側を指先から手首に向けて軽くマッサージ。

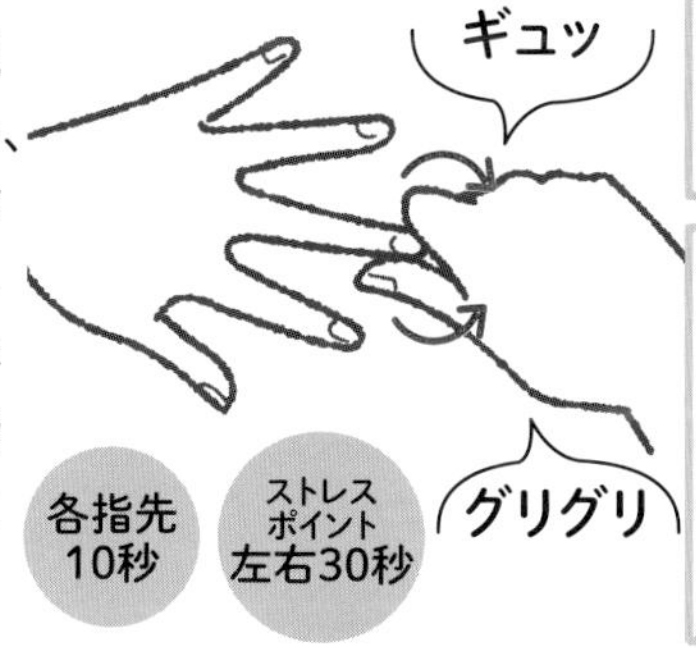

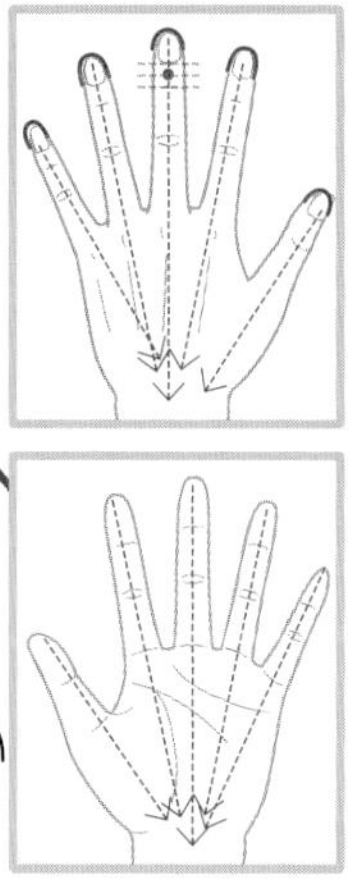

内科的な悩み
㉞
全身

疲れやすい・慢性疲労

☑ ニギニギ①
☑ 指先つまみ
☑ 押しモミ

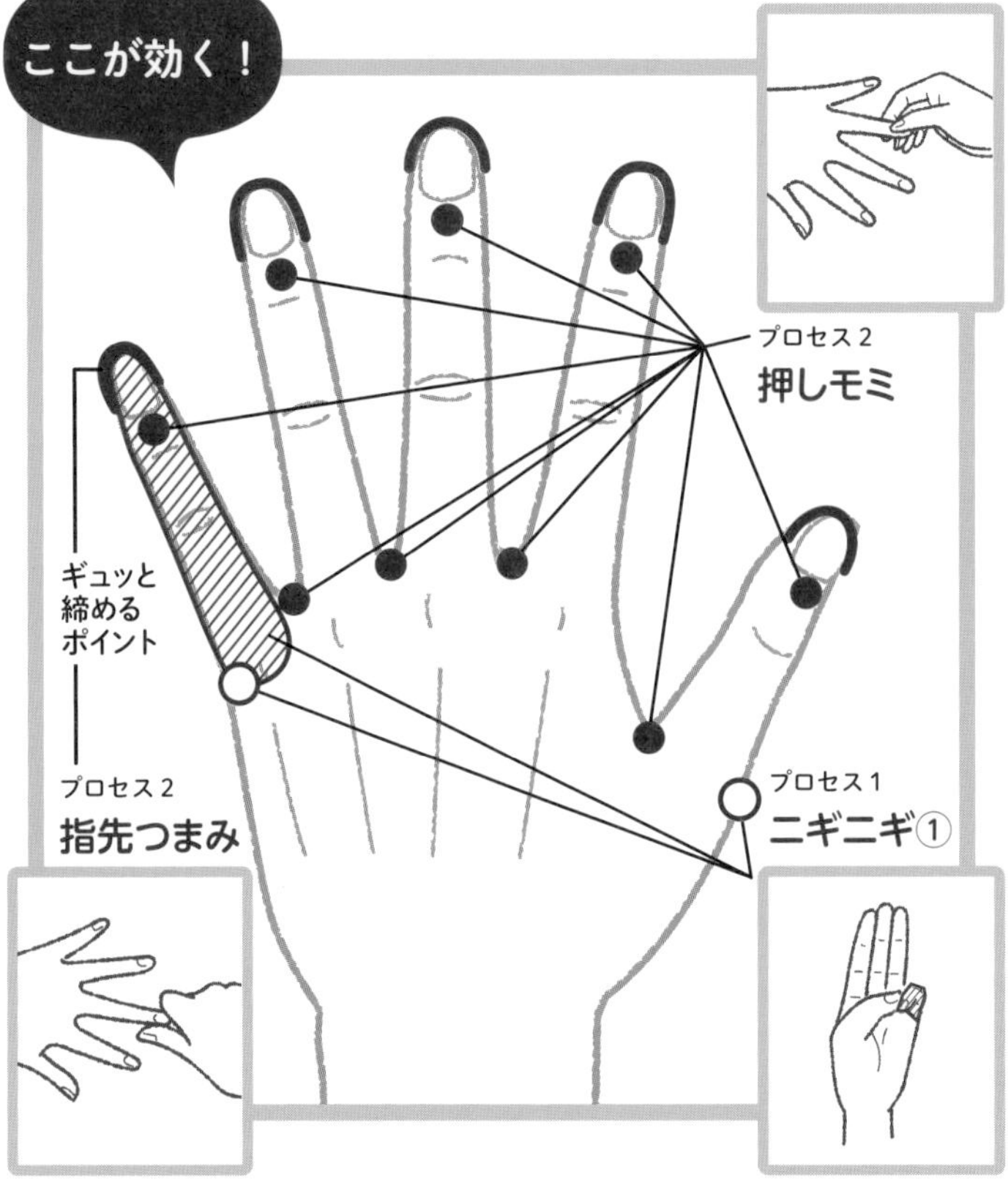

各指の指先と爪下、指の付け根を刺激

体力をつけるためには「3・2・1フィンガーストレッチ」一択ですが、継続して続けることが重要です。今現在の疲れを取りたいという場合は、ニギニギ運動①を行います。次に各指の指先を指先つまみでギュッと締めます。その後、爪の下と指の付け根をそれぞれつまんで押しモミします。

プロセス ニギニギ❶

1 ・小指を曲げて親指で押さえ ・手の甲側から握る

左手の手のひらを自分のほうに向け、中指が体の中心線のところにくるようにして、小指を曲げて親指で押さえ、大きく息を吸います。

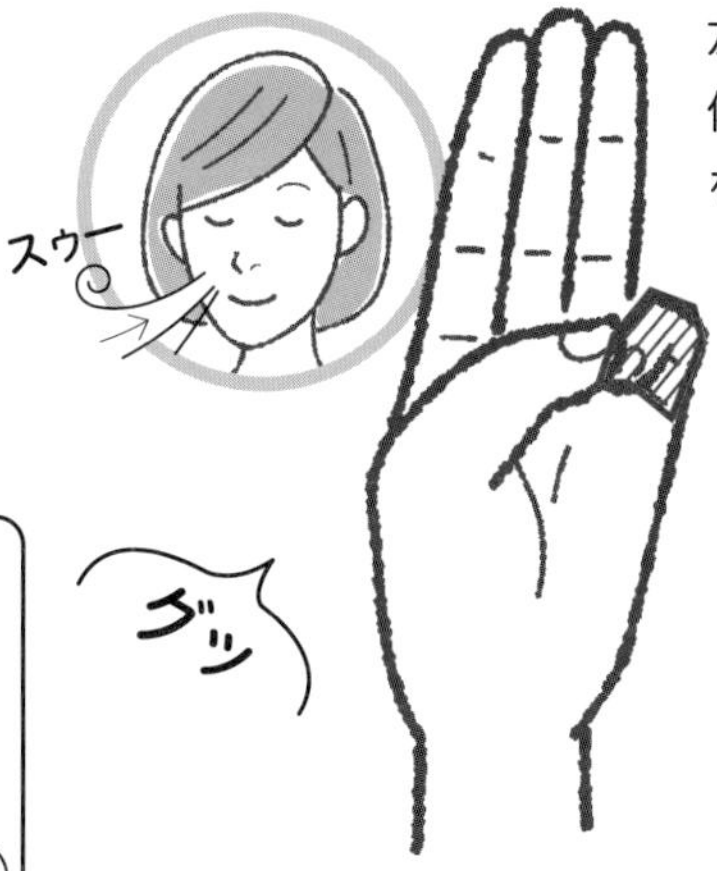

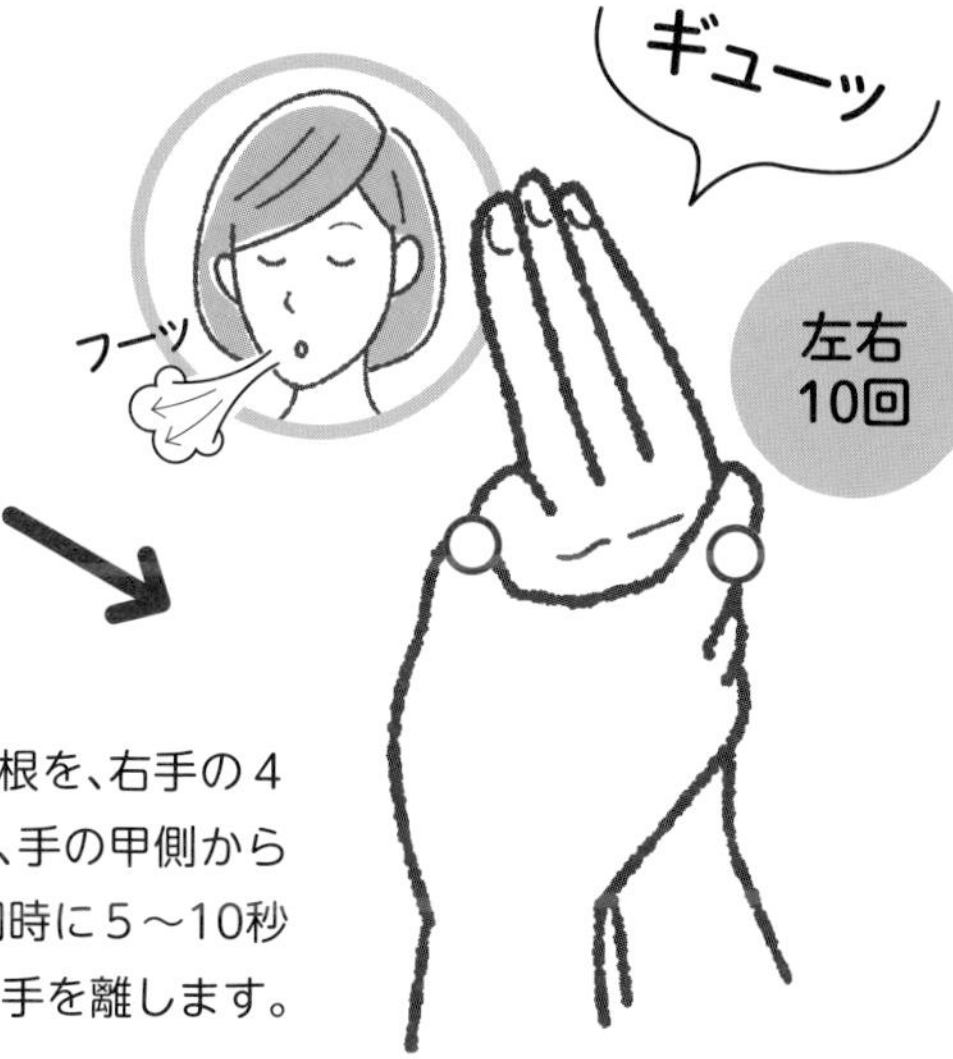

右手の親指で左手の小指の付け根を、右手の４指で左手の親指の付け根を持ち、手の甲側から手首まで全体を握りしめます。同時に５〜10秒かけて息を吐き、吐き切ったら右手を離します。

一緒に行えば効果アップ！

プロセス 指先つまみ・押しモミ

2 ・各指を指先つまみで刺激。 ・爪下と指の付け根は押しモミを

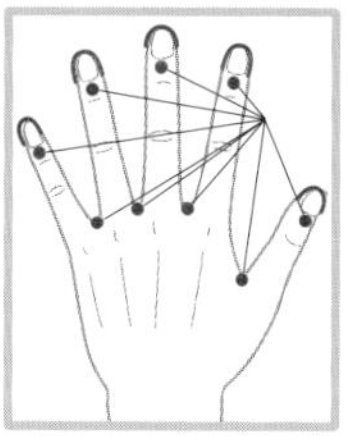

各指先を親指と人差し指でつまみ、ギュッと押します。爪下と指の付け根はそれぞれ押しモミで刺激します。左右とも行います。

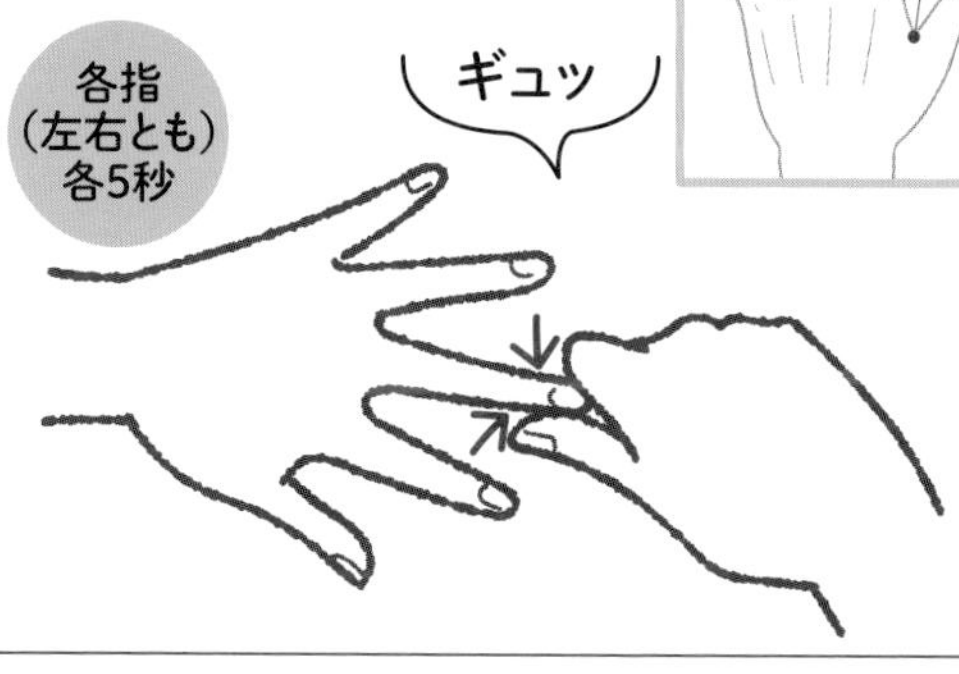

内科的な悩み

㉟

頭

もの忘れ

☑ ニギニギ①+③
☑ 指先つまみ

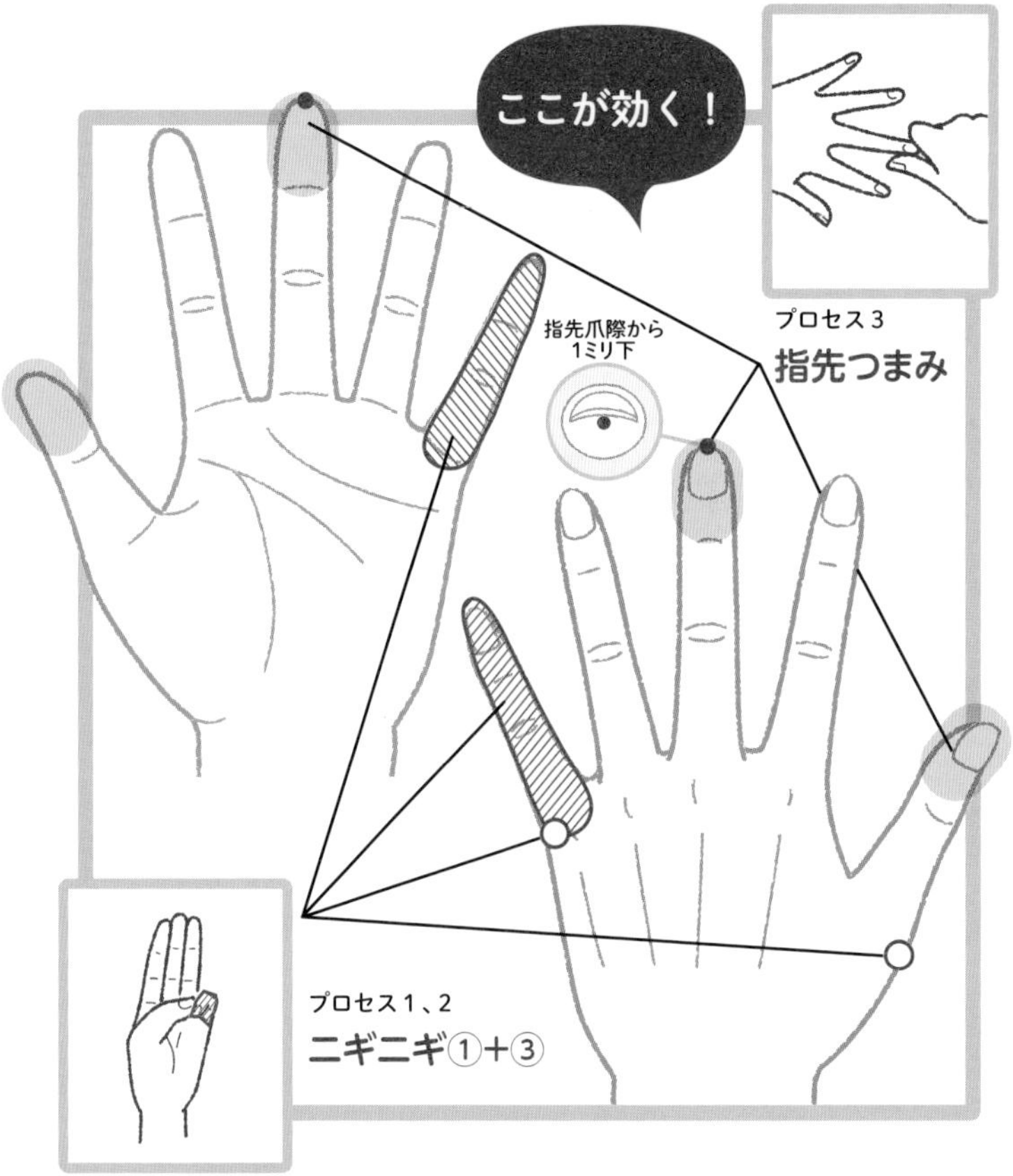

中指と親指の指先を刺激

もの忘れは健康な人でも加齢とともに進行していきます。原因についてもいろいろ考えられるため、ニギニギ運動は手の甲側から握る①と手のひら側から握る③の両方をやってみましょう。もの忘れの激しい方は、親指の先をもむときに、けっこうな痛みが出ますが、頑張って刺激してください。中指の先も同様につまんでもみます。入浴中やあいている時間に積極的に行うことを習慣にしてください。

プロセス　ニギニギ❶

1・小指を曲げて親指で押さえ・手の甲側から握る

左手の手のひらを自分のほうに向け、中指が体の中心線のところにくるようにして、小指を曲げて親指で押さえ、大きく息を吸います。

右手の親指で左手の小指の付け根を、右手の４指で左手の親指の付け根を持ち、手の甲側から手首まで全体を握りしめます。同時に５〜10秒かけて息を吐き、吐き切ったら右手を離します。

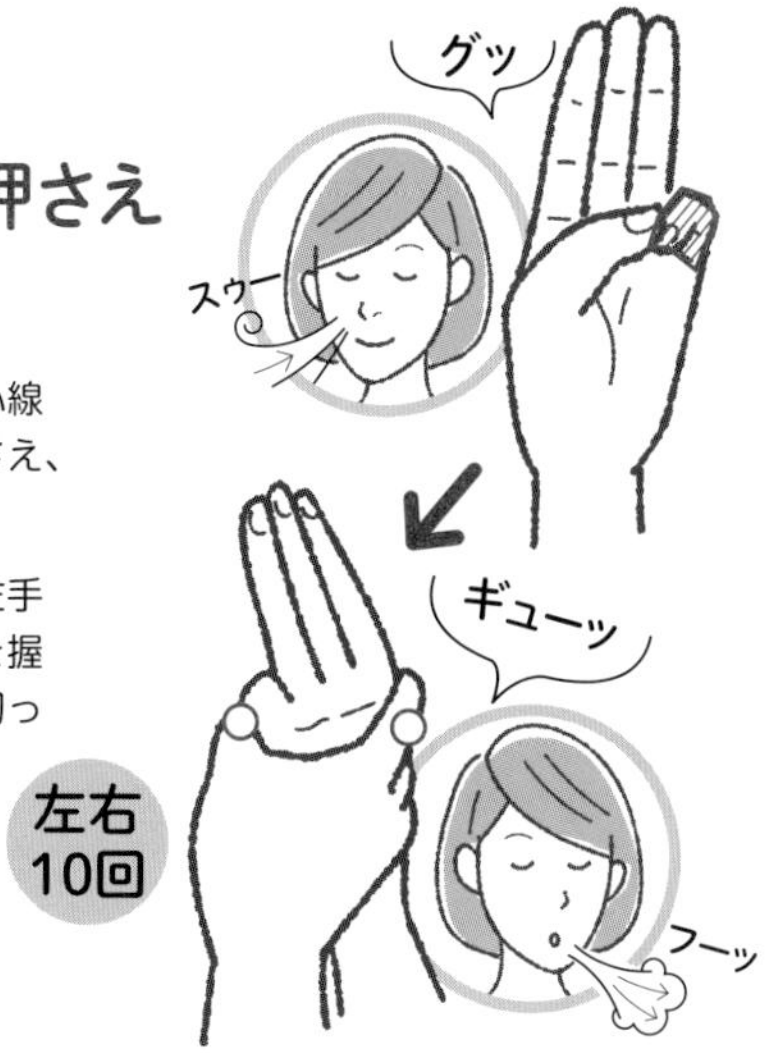

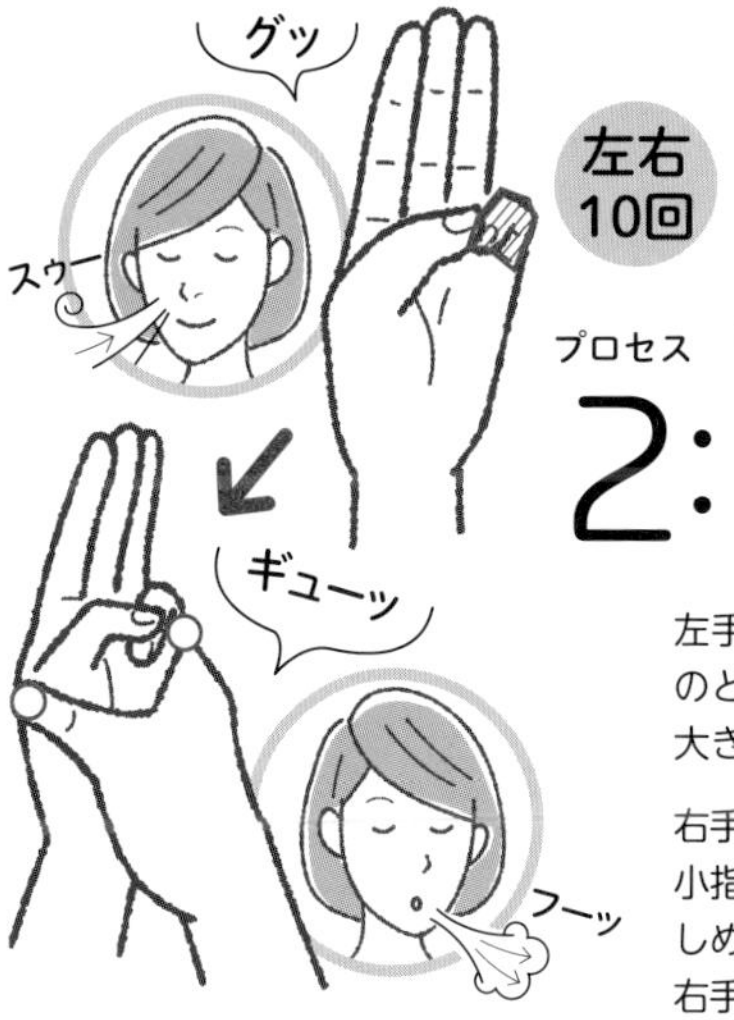

プロセス　ニギニギ❸

2・小指を曲げて親指で押さえ・手のひら側から握る

左手の手のひらを自分のほうに向け、中指が体の中心線のところにくるようにして、小指を曲げて親指で押さえ、大きく息を吸います。

右手の親指で左手の親指の付け根を、右手の４指で左手の小指の付け根を持ち、手のひら側から手首まで全体を握りしめます。同時に５〜10秒かけて息を吐き、吐き切ったら右手を離します。

一緒に行えば効果アップ！

プロセス　指先つまみ

3・親指と中指の先をつまんでもむ・痛みは少しガマンして

親指と中指、それぞれの先端を指先つまみで刺激します。特に中指の爪際から１ミリ下のところはすべての脳のトラブルに対応できるポイントです。

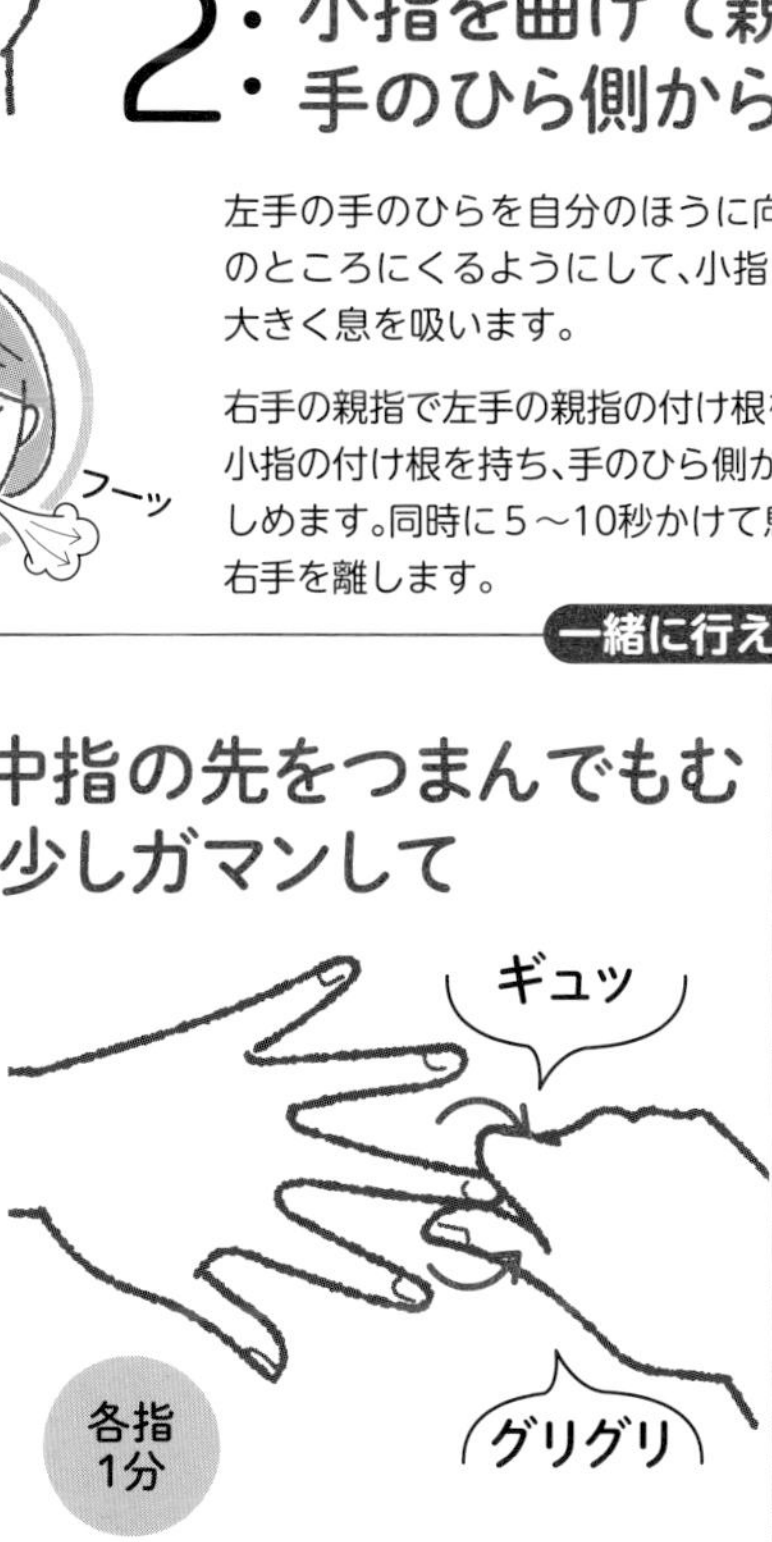

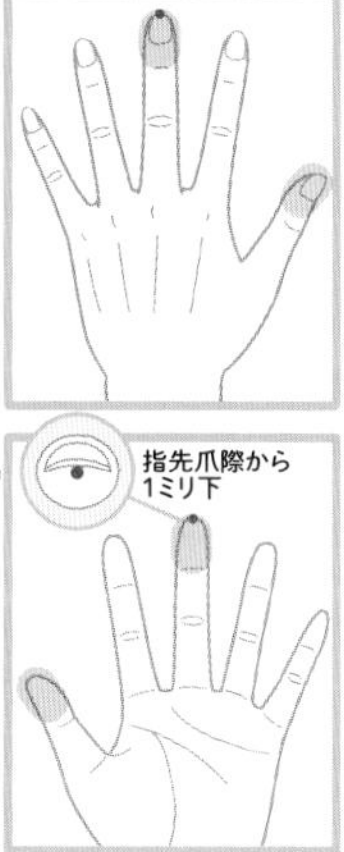

内科的な悩み
㊱
足

足のむくみ

☑ニギニギ①
☑指先つまみ

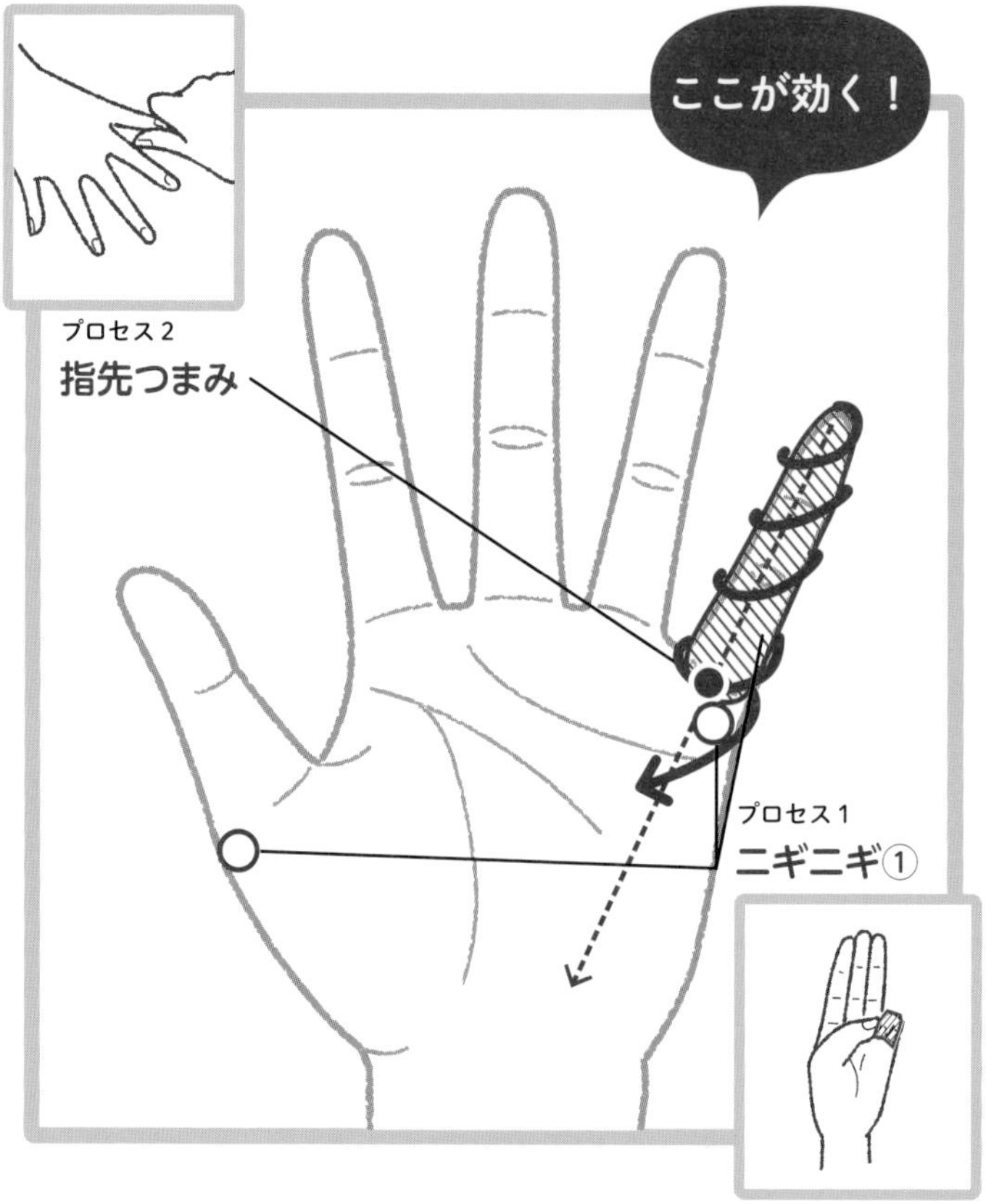

下肢に対応する小指を刺激

足に対応している小指を押さえたニギニギ運動①を行い、その後、小指全体をつまんでクルクルと刺激していきます。このとき必ず、指先から手首の方向に行いましょう。小指の付け根には痛むポイントがあります。ここを意識してほぐしていきます。

足のむくみの原因にも、さまざまな疾患が隠れている場合があります。なかなか改善しないときは医療機関で受診を。

プロセス　ニギニギ❶

1・小指を曲げて親指で押さえ ・手の甲側から握る

左手の手のひらを自分のほうに向け、中指が体の中心線のところにくるようにして、小指を曲げて親指で押さえ、大きく息を吸います。

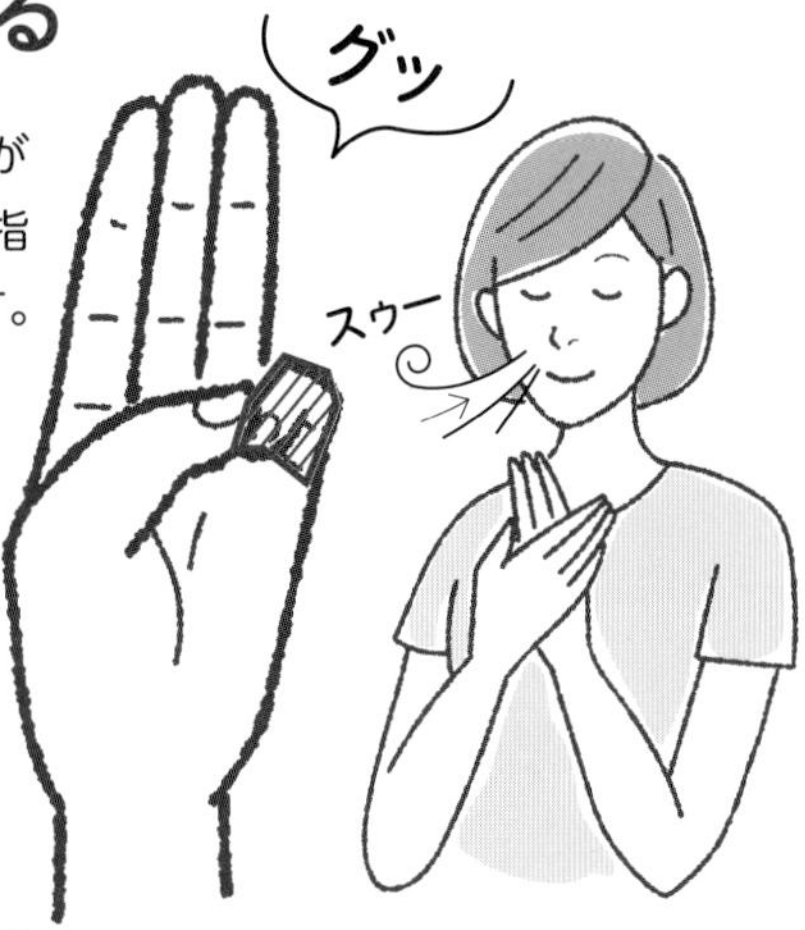

左右
10回

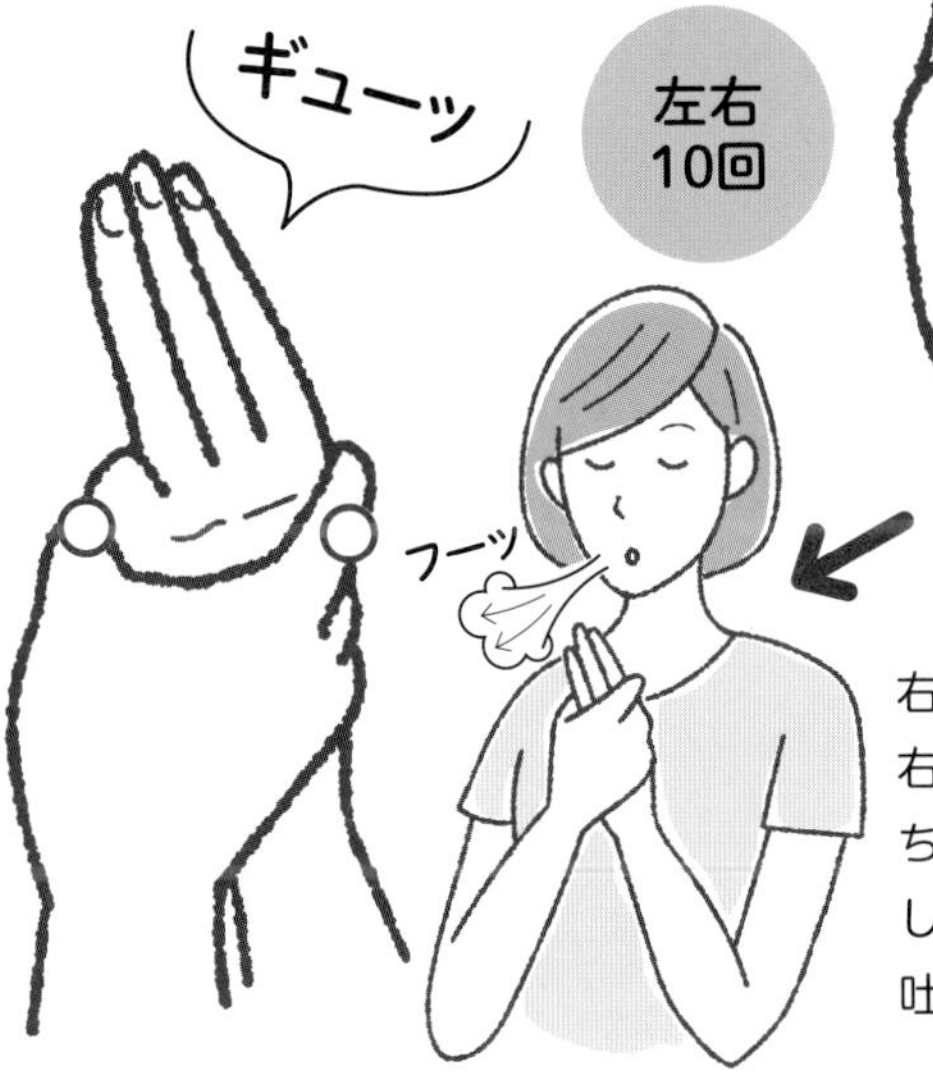

右手の親指で左手の小指の付け根を、右手の４指で左手の親指の付け根を持ち、手の甲側から手首まで全体を握りしめます。同時に５～10秒かけて息を吐き、吐き切ったら右手を離します。

一緒に行えば効果アップ！

プロセス　指先つまみ

2・小指の先から手首に向けて ・指先つまみでクルクル刺激

小指の先から手首に向けて、ていねいにじっくりもみほぐします。矢印の方向にクルクルとまわすようにします。小指の付け根に痛むポイントがあるので、ここを意識して。

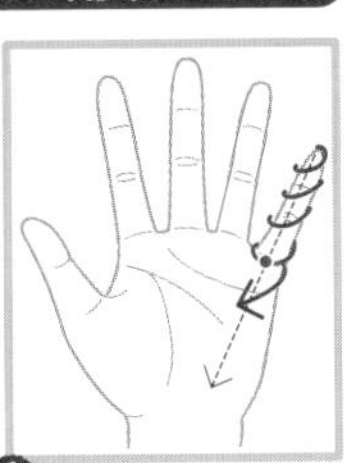

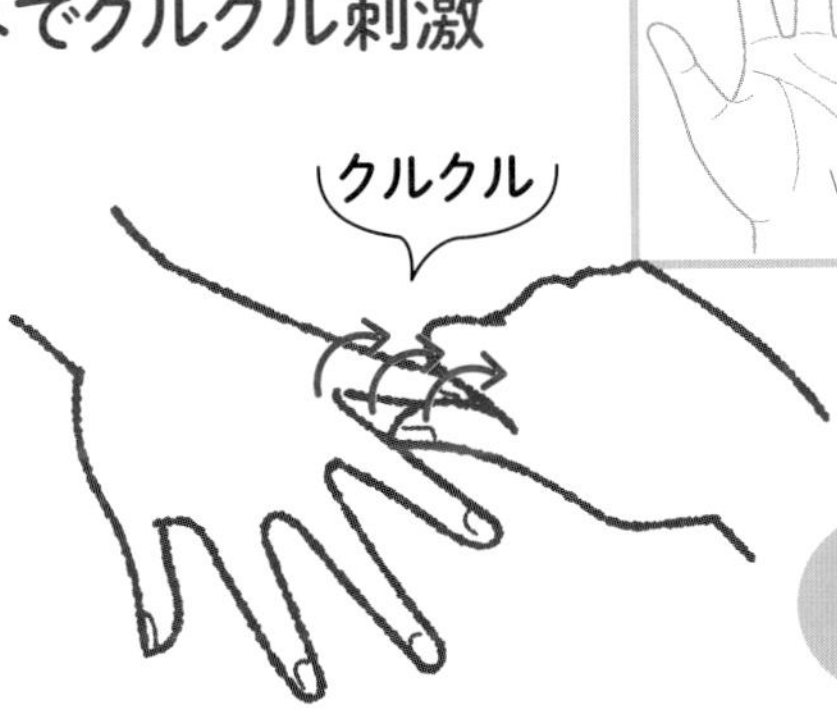

左右
20回

手指ほぐし 体験談

体験談 1　M・Nさん　45歳　改善した症状：胃腸が弱い・便秘

ニギニギ運動でセルフケアの効果がアップ

私はもともと胃腸が弱く、外食が続いたり、ストレスがたまったりすると、途端に便通が悪くなります。松岡先生の手指ほぐしを知ってからは、セルフケアのひとつとして、ストレスポイントや便秘に対応するポイントなどを押して、対処しています。ただ、それだけで調子が良くなるときと、そうでないときがあります。そうでないときは、ニギニギ運動や3・2・1フィンガーストレッチもプラスしています。胃腸の調子が良くないときは、腰のあたりにも、違和感が出ていることが多いからです。ニギニギ運動や3・2・1フィンガーストレッチで体のバランスを先に整えておくと、全体的にどの手指ほぐしもスムーズに効く気がしています。

体験談 2　S・Tさん　85歳　改善した症状：基礎体力アップ

3・2・1フィンガーストレッチで基礎体力がつきました

私の85歳になる母の話です。母は、右足が不自由です。3年前に右足の手術をした際に入院期間が長引き、不自由な足に装具をつけないと歩行できなくなりました。このとき、介護認定は「要介護2」でした。

リハビリを目的にデイサービスに通っていますが、リハビリできる基礎体力をつけているのは3・2・1フィンガーストレッチではないかと思います。母はばね指もあるので手もこわばりますが、時間があれば常に3・2・1フィンガーストレッチをしていて、指も軽くなると喜んでいます。1年経過し、介護認定は「要支援2」に。今も外出時は足の装具を利用していますが、家の中や短距離であれば装具なしで歩行できます。病院の帰りは散歩がてら1時間歩くこともあり、畑仕事まで楽しくこなしています。3・2・1フィンガーストレッチを始めてからは、入院前よりも元気になりました。

手指ほぐしを実践してみたら、長年悩んでいた症状がウソのように消えたという声が、筆者のもとに多数寄せられています。ここではそのほんの一部をご紹介します。

体験談 3

Y・Nさん　39歳　改善した症状：**生理痛**

手指ほぐしだけでつらい生理痛がなくなりました

高校生のころから生理痛がひどく、デパートのお手洗いで動けなくなったり、病院で点滴をしたりするほどでした。社会人になってからは、生理初日から3日目まで鎮痛剤を2時間に1回、飲むような生活でした。

そんなときに出合ったのが松岡先生の「手指ほぐし」です。寝る前や電車での移動中に手指ほぐしを続けていると、3ヶ月でまずPMS(月経前症候群)が改善しました。イライラやほてり、ニキビも減りました。「これは……？」と思い、生理時の鎮痛剤も3時間に1回、4時間に1回と減らしていくと、1年ほどで1日に1～2錠飲めば生活に支障がないレベルになりました。

手指ほぐしを始めて10年経った今は、生理中でも鎮痛剤を一切飲みません。そして、不妊治療3ヶ月で無事に出産もできました。

気づいたときに手指をほぐすだけという松岡先生の方法は、ズボラな私にぴったりでした。先生、ほんとうにありがとうございました。

体験談 4

A・Yさん　55歳　改善した症状：**寝違え**

ポイント刺激で首がまわるように

知り合いの女性が朝起きたら、首が痛くて左右・うしろにまわらない、いわゆる「寝違え」になっていたそうです。あわてて整形外科に行ったものの、鎮痛剤を出されただけ。それを飲んでひどい痛みは少し解消しましたが、相変わらず首は動かせなかったそうです。

翌日、所用があって彼女の家を訪ねたら、とてもつらそうな様子。話を聴いて、私は松岡先生に教えていただいたポイントを、ひとつずつていねいに刺激していきました。それから少し経つと、首が左右に振れるようになってきました。2日後には彼女からすっかり治ったという感謝のメールがきました。寝違えは私も経験がありますが、いつ起こるかわからないし、事前に予防できるものかどうか……。いざというときに備えて、手指ほぐしを知っておくことは大切だと改めて感じました。

手指ほぐしQ&A

Q：手指ほぐしはいつやるといいですか？

A：いつでも何回でもOK

手指ほぐしを行う**時間帯や回数に決まりはありません**。移動中の電車やバスの中で、スマホを見るかわりに行ったり、お風呂で湯船につかっているときに行ったり。ただし、**夜間頻尿など、時間帯を考えたほうがいいものも**ありますので、**症状別のページで確認**してください。本書では目安の回数を記していますが、**それより多く行っても**かまいません。ただし、やりすぎて肩がこったり、皮膚を傷めないようにご注意を。**回数は少なくても、毎日続けることが重要**です。

Q：指示されているポイントを
ちゃんと刺激できているかどうかわかりません。

A：刺激して痛ければ大丈夫

本書ではその症状に対して刺激するエリアとポイントを紹介しています。**エリアはおおまかなところ、ポイントは筆者が長年の研究や治療で得た、まさに治療のツボとなるポイント**です。ただ、ポイントは小さいので、そこだけを的確に刺激するのは簡単ではないかもしれません。エリア内を丹念に刺激していき、本書のポイントの位置を参考に、**痛むポイントを探して刺激**してください。**逆に痛ければ、ポイントを刺激できている**と考えてください。

Q：手指ほぐしをすると、けっこう痛いです。

A：痛いのは対応ポイントを刺激しているから

痛みの感じ方は人それぞれ。少し刺激しただけでも跳び上がるほど痛がる人もいれば、あまり感じない人もいます。ただ、**手指ほぐしの特徴のひとつは、痛みをダイレクトに感じられる**ということです。体のどこかに**不調があれば**、そこに**対応する手のエリアやポイントを刺激すると、必ず痛みがあります**。むしろ、痛いことで、その不調がわかるのです。不調がひどければひどいほど激痛になります。**最初は激痛でも、効果が出てくると少しずつ痛みもやわらいできます**ので、少しガマンして続けてください。

Q：なかなか効果が実感できません。

A：続けることが大切。やり方の見直しも

慢性化していたり、症状が重い場合は、改善するまでに時間がかかることがあります。気長に続けてみてください。**刺激をしても痛みを感じない**ようであれば、**エリアやポイントがずれている可能性**があります。もう一度やり方を確認して、正しく行うようにしてみましょう。

おわりに

「歩く好奇心」を自認している私も、いつの間にか80歳が射程圏内に入ってきました。私には先天性の心臓病があり、父親から肺結核に感染し、幼児期はずっと肺結核患者でした。その後も病気とは縁が切れず、心肺停止も経験し、「病気のデパート」「職業病人」などと自虐していました。実はがんサバイバーでもあります。

私が手を刺激するこの方法に出合っていなければ、とっくの昔に寝たきりになっていたか、黄泉の国の住人になっていたでしょう。よくぞここまで生きてきたと思います。

鍼灸師になって中国各地を研修してまわったのは「生まれてから一度も健康だったことがない自分でも、**いつか健康に生まれ変われる**技術を学べる日がくるのだろうか?」そんな想いが強かったからです。手指鍼に出合うまでは、評判の名医の鍼治療を定期的に受けながらも、病気との縁は切れませんでした。本書に書いてある内容は「病気のデパート」だった**自分自身が、手の刺激によって健康を得るまでの、闘いの記録**でもあります。

本書は、私のように病気や体の不調に悩む人には必読書としていただきたいのですが、そうでなくても、寿命が長くなればなるほど、老化という名の難敵との闘いは続きます。

どんな敵との闘いも、戦場は**手だけですから、少なくとも半月は頑張ってみてください**。思うような結果が得られない場合は、もう一度、じっくり読みかえして再チャレンジしてみてください。

「天は、自ら助くる者を助く」、**セルフケアのおまじない**です。

どうか本書で、ひとりでも多くの人が、健康で心おだやかな時間を過ごせますように。

2023年12月

松岡佳余子

【著者】
アジアン・ハンドセラピー協会代表、鍼灸師
松岡佳余子 (まつおか・かよこ)

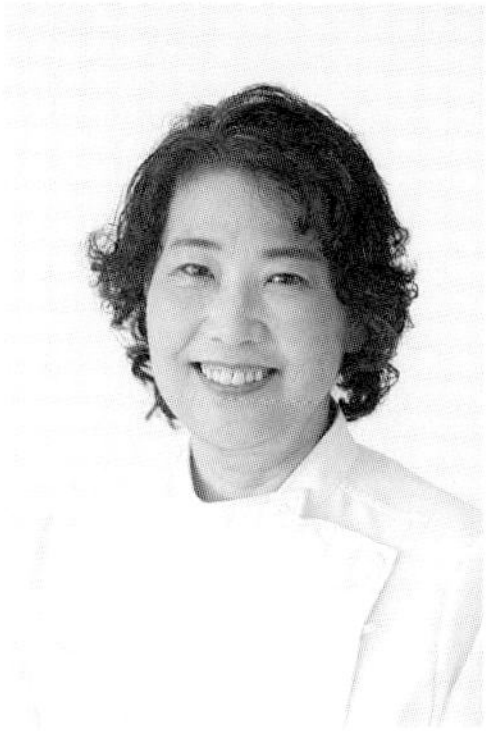

1948年、和歌山県生まれ。電気鍼による治療「良導絡」の開発者・中谷義雄医師の内弟子として、鍼灸修業をスタートし、キャリアは50年を超える。本場中国の上海、北京、瀋陽、鞍山の中医薬大学、中医学院にて研鑽を積み、鍼灸をさらに発展させた手指鍼で、高い効果を上げる。
20年以上前からツボ関連のホームページ、ツボ探検隊 (tubotankentai.com)を立ち上げ、セルフケアメソッドを発信。誰にでも簡単にできる効果の高いメソッドで評価が高く、その発想力、考案力の豊かさにも定評がある。現在は、最新療法の研究と後進の指導に当たっている。
『即効! 耳ほぐし』(小社刊)、『輪ゴム健康法』(自由国民社)、『巻けば即やせ! 「手のひらバンド」ダイエット』(マキノ出版)、『体と心を整える　指もみ』(主婦の友社)、『手もみ力　～押すたびにぽかぽか健康～』(ワニブックス)など著書多数。
●アジアン・ハンドセラピー協会　https://asian-hand.jp

STAFF
デザイン・図版イラスト／コヤタカズミ
イラスト／ Bikke
ライター／中川和子
編集／成田すず江(株式会社テンカウント)、成田泉(有限会社ラップ)
校正／ディクション株式会社

本書の内容に関するお問い合わせは、お手紙かメール(jitsuyou@kawade.co.jp)にて承ります。恐縮ですが、お電話でのお問い合わせはご遠慮くださいますようお願いいたします

からだの痛み、不調、たちまち改善!
即効!　手指ほぐし

2023年12月20日　初版印刷
2023年12月30日　初版発行

著　　者　松岡佳余子
発 行 者　小野寺優
発 行 所　株式会社河出書房新社
〒151-0051
東京都渋谷区千駄ヶ谷2-32-2
電話　03-3404-1201(営業)
03-3404-8611(編集)
https://www.kawade.co.jp/

印刷・製本　三松堂株式会社

Printed in Japan
ISBN978-4-309-29364-6